药学专业认证制度研究

徐晓媛　著

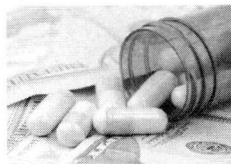

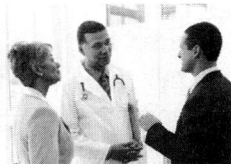

中国医药科技出版社

内 容 提 要

本书详细介绍了美国、澳大利亚和日本三个国家药学教育的历史、现状以及专业认证制度体系，基于对国外药学专业认证制度研究基础上梳理了中国药学教育发展的历史和现状，提出了中国药学专业认证制度设计的框架并进行了试点。

本书可作为举办药学类专业的院校办学的参照，为研究中国药学教育、中国专业认证制度的学者、学生提供研读参考。

图书在版编目（CIP）数据

药学专业认证制度研究／徐晓媛著. —北京：中国医药科技出版社，2013.11

ISBN 978 - 7 - 5067 - 6453 - 7

Ⅰ.①药…　Ⅱ.①徐…　Ⅲ.①药物学 - 专业 - 认证 - 研究

Ⅳ.①R9

中国版本图书馆 CIP 数据核字（2013）第 245781 号

美术编辑　陈君杞
版式设计　郭小平

出版　中国医药科技出版社

地址　北京市海淀区文慧园北路甲 22 号

邮编　100082

电话　发行：010 - 62227427　邮购：010 - 62236938

网址　www.cmstp.com

规格　710×1020mm $^1/_{16}$

印张　20

字数　302 千字

版次　2013 年 11 月第 1 版

印次　2013 年 11 月第 1 次印刷

印刷　北京友谊印刷有限公司

经销　全国各地新华书店

书号　ISBN 978 - 7 - 5067 - 6453 - 7

定价　49.00 元

本社图书如存在印装质量问题请与本社联系调换

前言

专业认证作为保证教育质量的一项重要手段，已得到各国政府和社会公众的认可。近十年来，国内高校药学专业办学点和招生规模扩展迅猛，已受到教育管理部门和社会各界的高度关注，为提高药学专业的办学质量，构建完善的质量保障体系，促进高等药学教育的国际交流，十分有必要在我国开展药学专业认证。本书从药学专业认证的制度层面、标准层面及其操作层面进行研究。

专业认证在中国还刚刚起步，药学专业认证尚未全面开展，借鉴国外经验就显得尤为重要。因此，本书重点选择了已经开展专业认证的美国、澳大利亚、日本三个国家进行研究，在美国一章中主要介绍美国高等教育认证体系的各个历史阶段发展过程；并以美国高等教育的认证机构针对高等院校和专业开展的认证活动以及美国高等教育认证理事会和美国教育部针对这些认证机构开展的认可活动为出发点，着重分析了美国现阶段高等教育认证体系的现状和特点；重点对美国药学教育专业认证方案及认证标准作了详细的介绍，美国的院校认证和专业认证并行的质量保障制度以及认证和对认证机构认可并行的制度、学术自由和对学校自治的充分尊重的认证制度文化、充分发挥中介组织在认证制度中的作用对我国认证制度建设都具有重要的借鉴意义。在澳大利亚一章中介绍了澳大利亚高等教育质量保证体系及外部评价制度、澳大利亚的高等药学教育、澳大利亚药学专业认证，澳大利亚药学专业认证制度中对过程的重视的形成性评价的特点以及认证标准设计中对办学条件、核心课程等指标的具体要求值得中国借鉴；日本在药学人才培养模式发展的轨迹上和中国有很大的相似性，因此研究分析日本药学教育改革的趋势对研究中国药学教育尤其是药学人才培养发展战略有着十分重要的意义，日本目前正在开展全国范围内的药学教育的改革，因此在日本一章中，除了对日本正着手对 6 年制药学教育进行第三者评价的方案进行研究外，还重点介绍了日本目前正在进行的 6 年制药学改革的情况。日本药学人才培养方向转型及学制改革的方案值得中国借鉴。

在对国外药学专业认证的政策背景、认证标准及认证程序的研究基础上，本书梳理了中国高等药学教育发展的历史，对中国药学专业认证实施的背景、国情进行了研究。要科学制定中国的药学专业认证方案必须采用科学的方法，本书采用要素分析法对影响药学专业办学质量的七个要素即专业教育目标、专业设置、办学条件、师资队伍、课程体系、教学管理与质量监控及学生培养和质量进行了分析，在吸收国外专业认证经验的基础上设计中国药学专业认证的方案及认证标准，并用"多因素分析法"对中国的药学专业认证标准的指标选择及权重进行了研究。本书利用 AHP 层次分析模型，通过对全国药学院校的院校长的问卷调查，得出专业认证标准的一级指标，二级指标的内容和权重。

本书用第一手的数据资料总结分析了在中国已经实施的三所高校药学专业试点认证的情况，对方案及指标设计的科学性和可操作性进行了分析。在最后提出构建具有中国特色的药学专业认证制度在专业认证领域的选择、专业认证标准的设计、专业认证与执业药师制度的衔接等方面的建议。本书在构建中国的药学专业认证制度方面提出以下建议：一，通过对国内外经济发展水平与药学人才培养目标定位的比较分析，提出我国必须转变药学人才培养目标定位，从主要培养为医药工业服务的药物研发、生产和质量监控的人才转变为培养为医药工业服务和为药品流通使用服务的药学服务型人才相结合的转变，建议在中国尽快设立药 Pharm. D 学位制度；二，专业认证实施的领域选择应结合国家已经建立执业资格的领域，不宜扩展太快；三，充分发挥行业协会等中介组织和社会团体在专业认证中的作用，加强专业认证的组织建设；四，专业认证标准设计应从关注办学条件到重视学习成果的转变，加强对学校自评的要求，通过过程性评价达到改进的目标；五，专业认证程序应该坚持实事求是摒弃形式主义的原则和坚持尊重被认证学校办学自主权和学术自由的原则；六，专业认证决策应体现宽严相济的原则；七，专业认证在与我国执业药师制度的衔接上应体现中国国情，建议尽快健全我国执业制度的法律法规、协调解决我国医疗机构中药学技术人员的执业准入问题，理顺执业药师管理体系，积极探讨我国的药学专业认证制度与执业药师制度的衔接。

编者

2013 年 6 月

目录

第一章　绪　　论

第一节　问题的提出与研究的意义

一、问题的提出

随着高等教育国际化和大众化的发展，高等教育的质量保障问题开始成为社会关注的热点，各种质量保障机制相继出台。其中受联合国教科文组织、经济合作与发展组织等重要国际组织及越来越多国家推崇的是被称为"高等教育认证"（accreditation of higher education）的质量保障机制。

近十多年来，高等教育评估在世界范围内受到高度重视并得到充分发展，其中专业评估或专业认证作为保证教育质量的一项重要手段，已得到各国政府和社会公众的认可。美国是认证制度的发源地。美国的认证制度已经有 150 多年的历史，是一种以自我评估和同行评估为基础的质量保障机制，同时也是美国高校自我管理的重要手段之一，美国的专业认证组织种类繁多，涉及法学、医学、工程等 47 个领域。在墨西哥从 1994 年开始，专门职业理事会开始在一些专业领域组建负责全国性课程认证准则的组织，就专业认证的条件、修业年限、课程安排及专业人员的资格证书等相互认可进行谈判和磋商，选择进行认证的有建筑学、保险、农业、商业、会计、牙医、工程、法律、医学、药学、护理、职业病疗法、心理学、物理疗法和兽医 15 个专业领域。香港的专业认证目前主要在工程和会计两个领域进行，分别由对口的两个专业团体香港工程师学会（Hong Kong Institution of Engineers，HKIE）和香港会计师工会（Hong Kong Society of Accountants，HKSA）接受政府授权具体执行。在印度，高等教育从体制上划分为普通教育和专业教育，1987 年，印度议会通过了《全印技术教育委员会法案》，授权该委员会建立一个全国认证委员会，根据它所制定的方针、规范和标准对技术教育机构或教学计划进行周期性的认证，目前主要是在工程教育领域。

　　我国从 20 世纪 90 年代末开始专业认证理论和实践的探索，目前还处于刚刚起步的阶段。我国已开展的专业认证主要在工程教育领域，由国家建设部主持开展的我国高校建筑工程专业评估工作始于 1993 年，主要委托全国高等学校建筑工程专业教育评估委员会进行认证工作。经过 10 多年的努力，积累了一些专业认证工作的经验并在认证结论互认方面取得了积极成果，但在其他专业领域如何实施专业认证制度还缺少系统的理论研究。原教育部部长周济在 2003 年 7 月国务院学位委员会第二十次会议上明确提出：要研究探讨学术性或行业性专业组织参与质量保证工作的可行性和可能的模式，并开展试点工作。2004 年 2 月，教育部发布《2003 - 2007 年教育振兴行动计划》，该行动计划第 22 条明确提出实施"高等学校教学质量与教学改革工程"，"规范和改进学科专业教学质量评估，逐步建立与人才资格认证和职业准入制度挂钩的专业评估制度。"2004 年，周济部长在高等教育教学评估中心成立大会的讲话中就提出"要大力推进专业教学评估工作，逐步探索将专业评估与专业认证、职业资格证书相结合的质量保障机制"。2007 年教育部教高 1 号文件《关于实施高等学校本科教学质量与教学改革工程的意见》中又再次提出"积极探索专业评估制度改革，重点推进工程技术、医学等领域的专业认证试点工作，逐步建立适应职业制度需要的专业认证体系"，将专业结构调整与专业认证作为质量工程的重要内容。可见专业认证制度已经引起了政府部门的重视，也为此项政策的制定和实施提供了良好的条件。但在我国，如何根据我国国情构建专业认证制度体系、如何实施专业认证制度以及在什么范围实施专业认证等方面的问题都有待进一步研究。目前国内关于药学教育专业认证制度的研究还是空白，到 2008 年之前没有任何文献涉及国外药学专业认证制度的研究。因此在构建中国的药学专业认证制度之前研究与分析国外药学专业认证制度十分迫切，在吸收美国、澳大利亚、日本专业认证制度精髓的同时如何体现中国国情，如何构建适合中国国情以及有中国特色的药学教育专业认证制度是本书研究的难点与创新点。

　　适逢作者所在单位为教育部药学类专业教学指导委员会主任单位，药学类专业教学指导委员会承担了教育部高等教育司"制定中国药学教育发展战略以及制定药学类专业认证方案，对药学专业进行试点认证"的工作，依托药学类专业教学指导委员会强大的专家组织，课题研究有了组织保障使课程研究得到了很多药学专家的指导和帮助。研究不仅在理论层面，同时能够及时将研究成果应用于实践，通过试点认证工作对研究的方案进行实证分析。

二、研究意义

由于我国在这方面没有任何经验积累，在具体实施过程中难免出现这样或那样的问题，因此借鉴西方发达国家的成功做法，就显得尤为必要。学习、理解和借鉴发达国家的有益经验，将其制度、理论进行引进、改造、发展和应用，对于中国市场经济条件下国家如何有效地对某些职业领域实行职业准入制度，如何形成良性自律机制以提高专业服务的质量而造福社会和公众有着重大的现实意义。另一方面，随着高等教育大众化进程的逐步推进，以及高等教育逐渐向社会中心地带移动，公众对高等教育质量的关注日趋强烈。上世纪90年代以来，高等教育质量保障运动席卷全球。而目前在我国的高等教育评估和质量保障体系构架中，对于社会需求结合最为紧密的专业办学质量问题没有给予应有的重视，对专业认证的意义和作用的认识和关照严重不足。

1. 本书试图利用高等教育质量管理和评估、专业认证的有关研究成果，通过对美国、澳大利亚、日本专业认证制度尤其是药学专业认证方案的研究，探讨药学专业认证制度的体系构建，研制中国药学专业认证方案。为其他专业认证制度体系的构建提供参考。

2. 探索、拓展高等教育研究和药学教育研究交叉的新领域

药学教育是高等教育中的一个小的分支，专业认证研究同样是高等教育研究中的重要内容，论文希望通过研究能够探索、拓展高等教育研究与药学教育研究交叉的新领域。高等药学教育在我国已经有100多年的历史，但由于缺少专业的研究队伍以及领域较窄的原因，缺少对高等药学教育的历史、发展趋势以及专业人才培养等问题的研究；专业认证在高等教育研究领域也是一个新的领域，有关专业认证的研究多集中在工程教育领域；对我国宏观专业认证制度研究相关的文献积累也很少。

研究意义可以包括两个大的方面，一是在我国开展专业认证的意义，二是在我国开展药学专业认证的意义。在我国开展专业认证的意义有以下三点：

专业认证是执业注册资格制度的基础。目前，我们国家越来越多的行业开始实行执业注册资格制度。执业注册资格制度是政府机关对执业责任重大、社会通用性强、关系公共利益的专业技术人员实行的准入控制制度。在英美等一些发达国家，为了确保未来的专业人员在进入职业领域之前受过系统而规范的专业与职业训练，想要申请专业注册师资格的人员必须首先在经过专

业认证的院校学习并获得相应的专业学位。这些国家在医药、卫生、建筑设计、工程、规划、法律、师范等领域的专业，均实行专业认证制度。因此，专业认证制度是执行注册资格制度的基础。[1]

专业认证是高校专业教育的质量保障。专业发展的水平直接影响高校办学的整体水平。如何把好高等学校专业教育的质量关已成为社会、教育行政部门和各高等学校共同关注的话题。而专业认证将会把准高等教育发展的脉搏，对专业教育加以规范和指导，保证专业教育的质量，进而促进整体教育水平的提高。因此，搞好专业认证工作，对于高校专业建设和高校整体办学水平的提高有着十分重大的意义。

专业认证为国际同类专业学历互认、执业注册资格互认创造条件。经济和科技的全球化，加速了高等教育的国际化，也促进了人才的跨国服务和流动。这就要求跨国人才的专业学位和职业资格有国际认可的质量评估与认证作为保证。如何跨越现行复杂多变的各国教育体系，建立国际公认的质量标准和评估框架，实现国际间教育质量的互认，备受重视。因此，专业认证为国际同类专业学历互认、执业注册资格互认创造了有利的条件。

从药学教育专业认证制度的构建角度，在我国开展药学教育专业认证制度研究的意义主要体现在以下几点：

1. 有利于建立高等药学教育专业办学质量的保障体系

我国高等药学教育始于1906年的陆军军医学堂药科，迄今已有100多年的发展历史。改革开放以来，在党和政府的正确领导下，我国医药卫生事业得到迅速发展，对药学专业人才的需求日益增加，高等药学教育也进入了飞跃发展时期。药学类专业办学点的快速增长，及其与民众生命健康休戚相关的专业特点，都成为催生药学教育专业认证的现实因素。

从办学规模来看，近几年我国药学类专业办学点以平均每年15%～20%的速度快速增长。仅以药学专业为例，据统计2000年全国共有64个药学本科专业办学点，至2006年举办药学专业高校数已达到165所，增长了157.8%，其中仅2003至2004年药学专业办学点数量就增加了40%。从办学主体来看，药学类专业办学主体不断趋向多元化。除独立的药学院校外，还包括医学类院校、中医药类院校、综合性大学、理工、化工、工业、农业、商业类院校等多种类型的高校。2002年以后师范、林业、科技、民族、邮电类院校纷纷开始开设药学类专业。如何保证药学专业的办学质量已经成为社会与教育领域共同关心的问题，药学专业办学的标准和规范是什么，社会、行业、教育管理部门希望有一个标准来规范办学行为和保证专业人才的培养质量，众多药学类院校（系）尤其是新办药学类专业的院校在办专业的过程中也迫切需要有一个规范和标准可以遵循和借鉴。

2. 有利于药学教育与社会、市场的结合，根据社会、市场的需要办学

从国际高等教育发展的趋势看，多种社会力量在高等教育质量保证中发挥着越来越重要的作用。国际高等教育质量保障的实践表明，社会力量的参与能及时将社会对人才培养的要求、毕业生的就业状况及其他有关信息直接反馈给学校，使学校及时了解社会经济部门和社会发展对人才培养提出的要求，保证高等教育沿着社会需要的方向发展。因此，世界各国都十分重视吸收各种专业组织、社会团体、行业协会等社会力量参与质量保障与评估。开展药学专业认证有助于及时将医药行业对药学人才基本知识、技能和能力的要求以及行业对人才的需求状况及时反馈给教育主管部门以及药学院校，促进药学教育与社会和市场的结合，使高等学校根据社会和市场的需要办学。

3. 有利于高等药学教育的全球化发展以及为国际执业资格的认定做准备

我国加入世贸组织后，教育将不可避免地融入到国际教育大市场。借鉴教育认证制度，按照国际通用的标准开展专业认证，有利于我国教育和国际接轨，并参与到国际教育市场的竞争之中。此外，我国大多数执业资格不能够得到国际社会的认可，要想执业资格得到其他国家的认可，相关的专业必须符合对方国家的专业认证标准或实现专业认证结论的互认。例如我国最早开始的工程教育专业认证，根据"华盛顿协议"（Washington Accord），我国的工程学历要在美国、英国等获得从事初级工程工作的学术资格认可，必须加入"华盛顿协议"，成为会员。"华盛顿协议"（Washington Accord），1989 由来自美国、英国、加拿大、爱尔兰、澳大利亚、新西兰 6 个国家的民间工程专业团体发起和签署。该协议主要针对国际上本科工程学历（一般为四年）资格互认，确认由签约成员认证的工程学历基本相同，并建议毕业于任一签约成员认证的课程的人员均应被其他签约国（地区）视为已获得从事初级工程工作的学术资格。华盛顿协议会员国间彼此承认其通过认证的学系/学程，其影响深及各国工程教育质量的提升与教学机制的改革，因此已普遍受到重视。通过认证专业的大学毕业生可凭此优势扩大国际就业市场，故此协议也促进了全球工程人才流通。目前，在美国、澳大利亚、英国要取得执业药师资格也必须毕业于经过该国认证的专业方可申请执业资格，美国1932年成立的药学教育认证委员会即 ACPE（Accreditation council for pharmacy education），负责对药学教育进行认证。澳大利亚从 2002 年开始由 COPRA（The Council of Pharmacy Registering Authorities）负责对药学专业进行认证。

目前中国的高等药学教育与国外高等药学教育还存在着很多不同的地方，研究和制定药学专业认证制度是向国际证明中国药学教育质量的一种途径，也为国外学生选择中国药学教育，推进药学教育国际化提供了参考依据。同时，为将来中国药学专业毕业学生获得在国外从事药师工作的学术资格提供了参考依据。如果中国在药学专业认证领域能够与其他国家实现资格互认，将对促进中国高等药学教育走向世界提供很好的基础。

第二节　术语的使用与研究范围的界定

一、认证

（一）相关定义

新华汉语词典对认证的定义是："公证机关对当事人提出的文件经查实后给予证明。"[2]

按照国际标准化组织（ISO）和国际电工委员会（IEC）的定义，认证是指由国家认可的认证机构证明一个组织的产品、服务、管理体系符合相关标准、技术规范（TS）或其强制性要求的合格评定活动。[3]

在教育领域，所谓教育认证是指某个权威组织或机构对一所学校或学校的某一学科是否符合一定的教育质量标准的承认或评价，简单地说，就是资格认定。教育认证不仅对政府进行教育投资提供决策依据，还可以为学生择校、用人单位选择人才提供参考信息。[4]

本研究中的认证，对应于英语中的 accreditation，但其应用的范围主要限定在高等教育领域。以下本文中所使用的"认证"可以理解为"高等教育认证"的简称。

《国际高等教育百科全书》中提到："认证是由一个合法负责的机构或者协会对学校、学院、大学或者专业学习方案（课程）是否达到某既定资质和教育标准的公共性认定。认证通过初始的和阶段性的评估进行。认证过程的宗旨是，提供一个公认的、对教育机构或者教育方案质量的专业评估，并促进这些机构和方案不断改进和提升质量。"[5]

美国高等教育认证委员会主席伊顿博士指出："在美国认证是一个供高等教育界使用的，为了保障学院、大学、专业课程质量和质量改进的外部质量评议过程"。[6]

（二）认证出现的历史渊源

《国际高等教育百科全书》中指出，高等教育的质量保障机制几乎与欧洲大学同时出现，并随着高等教育的发展而发展。"高等教育认证"可以说是历史上出现的第四种机制。[7]

在欧洲近代大学发展中，出现的第一种质量保障机制是"教学开业证书"制度，出现在12世纪的法国，其内核是在学生完成学业后，要求学生通过考试，大学向毕业生授予学位证书或者"教学开业证书"（licencia docendi）。[8]

第二种质量保障机制是"入学考试"（entrance examination）。中世纪的大学希望以此来选择合格者进大学学习，从而实现控制高等教育质量的理想。经过几个世纪的发展，高等教育入学考试已经成为世界各国高等教育制度的重要组成部分。

上述两种质量控制机制都有两个明显的缺陷：这两种制度只是控制高等教育的"入口"或者"出口"，而缺少对教育过程的关注；都只针对学生，而未监控教育机构的资质，因此，也未能控制教育服务本身的品质。于是，既评价学生，又评价教育机构资质和办学过程的机制就在14世纪的牛津大学、剑桥大学应运而生了。第三种机制——"校外同行评审"（External Peer Examination）。这种机制要求：一个教育机构或者一项专业课程或者一位专家教授，如果要获得学术界的质量认定，就必须请其他大学的同行专家来评审。如果一所大学要获得高等教育界的公认，这所大学就要聘请若干位"校外评审人"，对其教育目标、课程计划、师资水平、设备条件、招生条件、学生作业和考试考卷进行评审。再由"校外评审人"通过学术和媒体渠道将评审结论告知同行和社会。19世纪中期，经过伦敦大学和英国政府的推动，"校外同行评审"机制首先成为英国、北美和英国殖民地高校获得完全的大学地位的必经程序，以后逐渐成为世界各国大学中博士学位、硕士学位论文质量评审、高等院校教师资格认定和大学科研成果鉴定的基本机制和办法。

"高等教育认证"，作为第四种重要的质量保障机制，诞生于19世纪末20世纪初的美国。19世纪后期，美国高等教育发展迅速，高等院校的毛入学率从不足0.5%，上升到1900年的2.3%，1930年又上升到7.2%。高等教育机构从单一的私立学院，发展到私立大学与州立大学并行，赠地学院与教会学院同在。原本单纯的大学本科教育也因社区学院和研究生院的出现，发展成为多层次的高等教育系统。同时，美国还面临着各州标准不一、办学质量参差不齐的问题。于是，社会和院校都开始关注质量保障问题。此时，美国的高等院校同时运用"校外同行评审"等多种质量保障机制，但高校发现"校外同行评审"过于依赖"校外评审人"个人的专业素养和道德，评议结果容易受非学术因素的影响；而且评审结果不稳定，难以在同类院校中作比较。为了通过某种学者公认、客观公正的评审使受评审的院校及其质量获得社会的认同，1885 年美国新英格兰地区的高等院校和中学率先行动。于是一种具有校外同行评审特点、得到本行业机构认同、获得社会认可的质量保障新机制—"高等教育认证" ［accreditation of higher education（institution or program）］就在美国高校诞生了。

（三）认证经历的三个发展阶段

从美国一个地区部分院校运用的质量保障机制发展成覆盖全美高校、世界仿效的质量保障制度，高等教育认证在美国和世界经历了三个发展阶段。

1. 从 1885 年到二次世界大战

美国新英格兰地区的高等教育率先发展，首先提出了高等教育质量保障的需求。1885 年，该地区的大中学校决定建立"新英格兰院校协会"（New England Association of Schools and Colleges，简称 NEASO）。它们期望通过相互合作和监测，保障成员院校的办学质量。随后具有类似宗旨的"中北部院校协会"、"南部院校协会"也纷纷建立。因此，美国许多学者将 1885 年确定为"高等教育认证"机制的诞生之年。[9]

然而，首先使用"认证（accreditation）"概念的是"中北部院校协会"。1905 年，该协会第一次认证本地区的院校，1909 年，它又率先公布了"教育认证标准"。1913 年，"中北部院校协会"公布了经过其认证的第一批"被认证院校"名单。当时"认证"的意义是：认定"这些院校能够为学生提供具有资质的教育"。[10]认证的实际影响还在于：使高校在社会上获得普遍认同和信任，也使它们在学生市场上获得更多更好的生源，认证还使那些中学的毕业生得到进大学的便利。

就在地区性认证机构相继诞生的同时，美国的专业教育团体也开始建立专业认证机制。首先关注专业认证的是医学界。1903 年前后，美国医学院校的代表多次召开会议，研究专业认证标准。1905 年，医学教育委员会开发出一套医学院校认证标准。1907 年，该委员会公布了按 10 类标准考察并获得认证的医学院校名单。1921年，美国律师协会也开始对法学院进行认证考察，并且公布了达到标准的法学院名单。20世纪30年代，另一些专业相继进行专业院校和课程认证，其中，有牙医、建筑、图书馆、教师教育等专业。

仔细观察高等教育认证机制形成的过程，可以发现，它与20世纪初期美国的科学管理主义的兴起有着密不可分的关系。科学管理主义使高等教育认证在保持欧洲"校外同行评审"优势的同时，通过精细化和制度化，保证了质量评审目标和过程本身的稳定性、专业性和公允性。而当时科学的工业管理模式和产品质量的保障则直接为教育认证提供了成功的佐证。

2. 二战后到20世纪80年代

二战以后，美国的高等教育认证得到两大发展。第一，教育认证覆盖了全美国。到1954年止，美国已经建立了六个地区性教育认证机构，将高等教育认证覆盖到全国每一个州。与此同时，美国建立了数十个全国性和专业性的高等教育认证机构，完善了地区性教育机构认证和专业性院校、课程认证的协作机制。美国成立了协调各认证组织的"中学后教育机构认证委员会"。

第二，美国联邦政府介入了教育认证，促使教育认证制度化、法定化和社会化。1952年，美国国会通过法案，批准联邦政府通过对这些民间、学术、专业、行会和地区性质的高等教育认证机构的评估、认可（recognition）和授权（empowerment），使美国的高等教育认证获得了法律和行政的权威性，使高等教育认证成为一种具有法律意义的质量保障制度。美国政府对高等教育认证的介入，主要通过两条渠道：第一条渠道是，对教育认证机构的评估和认可。1952年，美国联邦政府教育署首先认可了"新英格兰院校协会"及其下属的六个认证机构对各级各类教育机构的认证。第二条渠道是，联邦政府宣布，经过被"认可"的认证组织认证的教育机构，不管是公立还是私立，都有权接受政府的财政支持。学生可以申请政府的助学贷款，教师可以申请政府科研项目，院校可以承接政府的教育培训。

3. 20世纪90年代中期以来

20世纪90年代以来，美国的高等教育认证机构在数量发展的同时，走向联合与合作。1996年，"中学后教育机构认证委员会"改组为"全国高等教育认证委员会"（简称CHEA）。到2002年，美国共有六大地区性的高等院校认证机构和150多个全国性的或专业性的认证机构。这些认证机构认证了美国国内近6500所学历和非学历高等教育机构，20000多个专业课程。这些高等教育机构拥有1500万学生，聘用了270万教职员工，每年消耗2300亿美元教育资金。[11]

　　同时，美国联邦政府加强了对高等教育认证机构再评估和再授权的工作。譬如，从 1997 年到 2002 年，美国联邦政府教育部对教育认证组织进行了新一轮的评估、认可和授权。评估的主要内容是，检验各地方性认证机构是否修订了它们的认证标准和认证方法，检验教育认证机构是否按 21 世纪的国际竞争和知识发展要求，来修订认证标准和有关规定。到目前为止，获得"全国高等教育认证协会"和美国联邦政府教育部"认可"的有六个地区性的、19 个全国性的和 61 个专业性的专业认证组织。

　　另外，美国联邦政府和美国高等教育认证机构也加紧向国际组织和外国教育机构输出高等教育认证标准，尤其是加紧了对远程教育机构和营利性教育组织等非传统教育机构的认证；积极鼓励认证机构主动向外国大学提供各类教育认证服务。在此期间，美国的教育认证机构开始进行国际区域划分，力图占领国际教育质量认证市场。美国"全国高等教育认证委员会"公布的资料说，"西部院校协会"负责认证亚太国家和地区的教育机构，"新英格兰院校协会"负责认证欧洲、加拿大的教育机构，"南部院校协会"认证中南美洲的教育机构，"中北部院校协会"负责认证中东和北非的教育机构。

　　此外，欧洲、亚太地区的教育认证事业也在 20 世纪 90 年代迅速发展。在英国，认证（accreditation）是指经官方批准、认可，可授予学术和职业学位、证书的权利。认证对有意于开设专业和管理团体控制资格证书的教学计划或课程的高校而言是至关重要的。认证可以是针对某一具体教学计划的，也可以是针对一所高校的。认证的方法和范围差别较大，有的只是对代表行业标准的课程的认可，有的则是一系列复杂的、强制性的检查程序。前者如国家广播新闻记者协会，后者如医学总会。1995 年，德国在"大学校长协会"下设了"高等教育认证委员会"；1997 年，英国和欧洲的一些办学团体在西班牙设立了"欧洲国际学校认证机构"；1996 年，马来西亚政府颁布了《私立高等教育认证法》；2003 年，新加坡国家标准局也开始对私立高等院校进行质量认证。到 2003 年，欧洲已经有 14 个国家设立了各类高等教育认证机构 19 个。[12] 目前，高等教育认证已经受到经合组织、欧盟、世界大学联合会、世界贸易组织和联合国教科文组织的推荐，由高等教育认证机构出版的高等教育认证报告和专著正日渐增加。高等教育认证已经进入了北美洲、欧洲、亚洲、拉丁美洲、澳洲的越来越多的国家和高等教育机构。

二、专业认证

一般说来，认证分为院校认证和专业认证，前者是为了保证整所学校的教育质量，后者主要是为了保证某一专业教育的质量。

（一）专业认证的概念

专业认证，完整的英文表述是 specialized/professional programmatic accreditation，直译应该是"专门的/专业性的专业的认证"。其中第一个"专业"对应于 professional，第二个"专业"对应于 programmatic。简称"专业认证"，更多的取 professional 的含义。

专业认证包括专业最初开办时的初始认证，也包括在经过一段时间的办学后周期性地对专业教育的质量进行的再认证。华东师范大学的董秀华博士认为：理解专业认证的概念，必须把握以下几点：

第一，专业认证是高等教育质量保障体系的组成部分，是一个承认的过程，承认学校开设的专业性教学计划符合预设的合格标准；

第二，认证的对象是高校所开设的专业/教学计划（program），区别于以高等院校（institution）为对象的认证；并特别指向于为毕业生进入某些专门职业领域工作做准备的专业，区别于普通的文理教育专业；

第三，认证的主体主要由相关专业的协会组织或机构会同该专业领域的高等教育工作者共同出任。

（二）专业认证与院校认证的区别与联系

夏天阳认为，相对于院校认证（institutional accreditation）把高校作为一个整体进行全面的教育质量认证而言，专业认证是由专业性认证机构对专业性教育学院及专业性教育计划实施的专门性认证。由专门职业协会会同该专业领域的教育工作者一起进行，为其人才进入专门职业界工作的预备教育提供质量保证。[13]

COPA 的第一任主席肯尼斯·杨这样概括院校认证和专业认证的区别：院校认证，是把高等学校作为一个整体进行综合评估，注意力集中在院校作为一个整体的教育目标、过程和结果方面；通过院校认证是成为院校协会会员的基础；认证的工作由地区性认证机构和全国性认证机构承担。与院校认证不同，专业认证通常只针对院校的某一组成部分，即从事专业教育的学院、系科、教学计划等；不一定加入院校协会成为其会员；采用的标准和准则主要是与高校的专业实践要求相关联。[14]

专业认证突出和强调其是作为确保专业教育达到社会和专业的要求以最终保护公众免受不合格的专业实践所害的方法和措施，并且在越来越多的专业领域与从业证书的获取和许可证的颁发密切相关，因此它具有院校认证不可替代的特殊性之所在。

但是，专业认证和院校认证并不是互不相干的，两者在实施上存在相互补充的关系。在进行院校认证时，专业课程往往作为院校工作的组成部分受到检查，但不必过于详尽；而在实施专业认证时，高等学校的一般情况作为背景资料加以考虑，但并不要求做深入的处理。另外，专业认证通常以获得地区性认证机构和全国性认证机构实施的院校认证为前提。

（三）专业认证的实施主体及其认证程序

专业认证的对象主要是那些被公认为进入某特定专业或职业做准备的教育计划。笼统地说，专业认证是由专门职业协会会同该专业领域的教育工作者一起进行的。但在具体实施过程中，各专业认证机构的成员组成又各不相同。以美国为例，目前从成员构成情况看，基本可以把专业认证机构区分为下述三种或者四种类型：

第一类，完全由专业人员组成的专业协会组建的专业认证机构，其成员全部是个体开业者，如美国牙医学会、全国护士联合会以及美国物理疗法学会等；

第二类，由相关高等学校共同组成的联合体授权的专业认证机构，其成员是高等学校，如美国工商管理学院联合会、全国艺术与设计学院协会、全国音乐学院协会、全国舞蹈学院协会、全国戏剧学院协会等；

第三类，由专业协会和高校联合会共同组成的专业认证机构，其成员既有高等学校也有个体开业者，如美国家政教育协会。

第四种类型，是指由两个以上的机构联合设立专业认证机构。如美国法院协会与美国法学院协会相互协作共同对法学高等教育进行认证；美国医学协会与美国医学院协会联合设立了医学教育联系委员会；全国教育协会与师范教育学院协会联合建立全国师范教育认证委员会等等。

无论是哪种类型的专业认证组织，它们都基本上遵循如下六个步骤的专业认证基本程序：

（1）制订认证的标准：由认证机构和高等教育机构、许可证颁发机构、专业实践人员以及公众代表合作，确立用来评估专业教育质量的认证标准；

（2）自评：要求申请接受认证的专业学院或教学计划对照认证标准进行深入的自我评估，做出自我评析，找出自身的主要优缺点；

（3）现场评估：由认证机构选派资深的专业实践和专业教育专家组成检查小组，对学校做实地调查访问，按照既定的标准评估认证申请单位的工作；

（4）结果发布：认证机构对审批符合标准的专业学院或教学计划给予认证通过或预认证通过（preaccreditation），并将其列入认证专业名单予以发布；

（5）检查：认证机构在认证通过的有效期内对获得认证的专业进行检查，以确保其持续达到了认证机构的认证标准；

（6）再认证：专业认证机构周期性地重访，调查并评估这些专业学院或教学计划，发现问题及时采取措施予以纠正。

第三节　研究方法和研究内容

一、研究方法

研究采用"文献分析法"，研究整理高等药学教育从 1906 年以来的发展历程；用"数据统计法"，统计目前全国设立药学专业的院校的地区分布、数量分布，预测未来社会发展对药学人才的需求。目前该部分研究工作已经基本完成。本书采用"比较研究法"，研究美国、澳大利亚、日本与中国高等药学教育在人才培养目标、课程设置等方面的异同，尤其是药师型人才培养的改革背景，分析中国药学服务型人才培养的途径以及药学专业学位设置的可行性。采用"专家访谈法"和"层次分析法"，在研究国外专业认证标准和实施方案的基础上，研究制定中国的药学专业认证标准，并在 3 所高校进行试点，考察方案的科学性和可操作性。

由于在中国对于药学专业认证的研究是空白，因此吸收借鉴国外经验就尤为重要。本书在对国外药学专业认证方案以及标准进行翻译的基础上，尽量对认证背后的各国药学教育总体情况、文化制度背景以及实施中的问题进行研究，使研究更加深入，才能更加批判地吸收国外认证制度的优点。

二、研究内容

本书共包括七章内容，在第一章中重点对研究的概念进行明晰，对课题研究现状进行综述，确定研究的方法以及总体框架。第二章主要介绍美国高等教育认证体系的各个历史阶段发展过程；然后以美国高等教育的认证机构针对高等院校和专业开展的认证活动以及美国高等教育认证理事会和美国教育部针对这些认证机构开展的认可活动为出发点，着重分析了美国现阶段高等教育认证体系的现状和特点；另外，本章重点对美国药学教育专业认证方案及认证标准作了详细的介绍，最后分析美国药学教育专业认证制度对我国的启示。第三章主要介绍澳大利亚高等教育质量保证体系及外部评价制度，澳大利亚的高等教育及药学教育，澳大利亚药学专业认证，分析澳大利亚药学专业认证对中国的启示。第四章介绍了日本目前正在进行的 6 年制药学改革的情况，日本与中国在药学人才培养模式的轨迹上有很多相似性，因此研究分析日本药学教育改革的趋势对制定中国药学教育尤其是药学人才培养发展战略有着十分重要的意义。另外日本正着手对 6 年制药学教育进行第三者评价，本书对日本 6 年制药学专业评价方案进行了分析与研究。第五章主要梳理了中国高等药学教育发展的历史，对中国药学专业认证实施的背景、国情进行了研究。第六章对药学专业要素进行了分析，在吸收国外专业认证经验的基础上设计中国药学专业认证的方案及认证标准，并用"多因素分析法"，对中国的药学专业认证标准的指标选择及权重进行了研究。第七章 利用作者所在单位的优势，总结分析了在中国已经实施的三所高校药学专业试点认证的情况，对方案及指标设计的科学性和可操作性进行了分析，提出构建具有中国特色的药学专业认证制度的建议。

研究的技术路线见图 1 - 1。

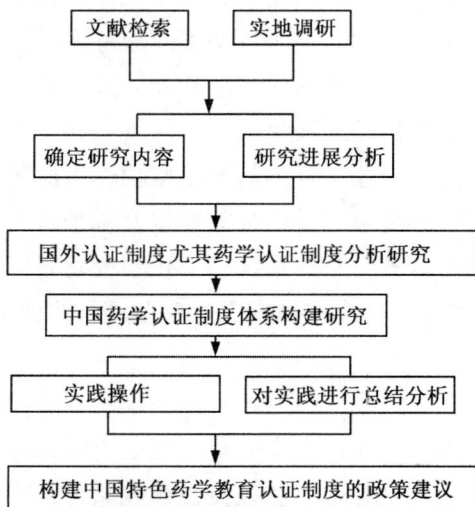

图 1 - 1   研究的技术路线图

第四节 专业认证及药学教育专业认证研究综述

在我国，教育认证研究作为教育学上的一个较新的领域，在九十年代之前所受到的关注并不多，涉及专业认证或专业评估的研究则更少，仅有几篇重要文献。1988年教育部高教二司曾编著了《高等学校工科类专业的评估》，对加拿大和美国高等教育工科类专业认证的情况进行了介绍和分析。近20年来，高等教育质量保证研究随着本科评估的常态化开展，已成为教育研究的热点和亮点；而专业认证也随之蓬勃发展，特别是其中的工程教育专业认证逐渐走向成熟。[15]

1995年以来，同济大学毕家驹教授作为工程教育专业认证和工程师注册制度的积极倡导者，发表了一系列介绍国外工程教育专业认证情况的文章，并提出了关于在我国开展工程教育专业评估（认证）工作的建议，及我国工程教育与国际接轨的基本设想。

北京航空航天大学高等教育研究所韩晓燕博士和张彦通教授等在《高等工程教育专业认证研究综述》中对国内工程教育专业认证的研究情况进行了比较系统地梳理，该研究课题为全国教育科学"十五"规划国家重点课题。该文认为从2000年之后，国内关于工程教育专业认证方面的文章开始逐渐增多，主要介绍了国外当前工程教育认证的基本做法（涉及的国家主要包括美国、英国、法国、德国、加拿大，近年来增加了韩国和日本），介绍国外主要发达国家的工程教育专业认证制度在制度沿革、组织机构、认证过程、认证标准等方面的情况，并在此基础上提出了一些对我国工程教育认证制度的建议。

武汉理工大学高等教育研究所的范爱华在《关于我国高校专业认证的研究综述》中指出：当前我国对高校专业认证的研究还十分不足，主要是研究人员与专题研究的数量不多，文献资料基本是以编译、介绍为主，缺乏有深度的理论探讨。关于专业认证的研究通常是以专业认证的范例出现在研究高等教育认证的相关文献中，多数研究与论述只是将专业认证作为认证制度不可分割的组成部分加以分析和说明，直接针对专业认证问题进行专题研究的文献数量相当有限，因此，相关研究往往显得深度不够并缺乏系统性。这些足以说明我国高等教育专业认证理论研究的薄弱。

华东师范大学教育科学研究院董秀华的博士论文《就业市场准入与高校

专业质量认证制度研究》，是国内首篇专门研究专业认证制度的博士论文。该文以专业认证与市场准入之间的联系为切入点，对专业认证进行了较为全面地分析，对美国、英国、加拿大、澳大利亚、墨西哥、印度等国的专业认证状况进行了介绍，对我国高校专业认证体系进行了较为深入地研究。

北京师范大学的王建成撰写的《美国高等教育认证制度研究》一书是国内为数不多的关于高等教育认证制度研究的专著，该书从美国教育认证制度的历史发展、成因分析、正式规则和非正式规则的分析、实施机制与功能价值分析等方面入手，对美国高校认证和专业认证两个高等教育认证主要环节进行了较为详细地阐述，比较系统地对美国专业认证的概念、成因、认证标准、基本程序、制度文化和功能价值等进行了研究，并以此反观中国高等教育质量保证体系，得出了一些具有普适性的结论。

北京航空航天大学郑晓齐教授等主编了《世界高等教育评估丛书》共 3 册，分别为《亚太地区高等教育质量保障体系研究》、《欧洲高等教育质量保障体系研究》、《北美地区高等教育质量保障体系研究》，以日本、英国和美国等国为重点介绍了国外高等教育质量保障体系，书中对美国的专业认证制度做了简要的介绍。

2009 年 9 月，以"专业认证"为篇名检索中国期刊全文数据库，共搜索到论文 108 篇；其中以"高等教育、专业认证"为篇名的文章 23 篇，以"工程教育、专业认证"为篇名的文章有 46 篇，以"药学、专业认证"为篇名的文章有 4 篇，黄泽龙的《从全国药学本科专业试点评估谈专业认证》、徐晓媛的《澳大利亚和新西兰药学专业认证体系研究》，殷红的《以 ISO 9000 认证的理念构建药学专业毕业实习质量控制体系的思考》、金戈的《如何使解剖生理学的教学适应药学专业认证》。

美国等国家各大认证机构都在其网站上提供了一些关于认证的研究资料，但这些资料主要是关于认证的一般宣传材料和实施认证的具体规则、程序等，没有比较系统的理论研究资料。美国关于认证制度研究的专著中，《理解认证——关于评价教育质量的理论和实践的现代观点》被认为是权威之作。该书的编著者称"每一个与美国高等教育有关联的人都应该读这本书"。其中对认证是什么，高校的角色，认证机构，认证的受益人、使用者和特别利益，认证的实践发展等部分进行了认真的解读。在药学专业认证方面，本文在美国部分主要参考了美国药学教育认证委员会（Accreditation Council for Pharmacy Education）的工作网站（http：//www.acpe‑accredit.org）、美国临床药学院校协会（American College of Clinical Pharmacy）的工作网站（http：//www.accp.com）和《美国药学教育》杂志（《American Journal of Pharmacy Education》）相关的文章所提供的认证资料和相关信息，新西兰和澳大利亚部分主要参考了新西兰和澳大利亚药学院校认证委员会（New Zealand and Australian Pharmacy Schools Accreditation Committee）的工作网站和澳大利亚药房注册委员会（The Council of Pharmacy Registering Authorities）的工作网站（http：//www. histpharm. org）上提供的相关资料，日本部分主要参考了2007年安徽教育出版社出版的由徐国兴主编的《日本高等教育评价制度研究》和日本的社团法人日本药学会网站公布的数据资料（http：//www. pharm. or. jp）。

综观国外对专业认证的研究，多就专业认证面临的问题与挑战、具体做法等方面进行分析，着重解决认证中产生的实际问题。药学教育专业认证的研究也主要是认证实践的研究。国内对专业认证的研究，大多集中在对美国等西方发达国家专业认证体系和认证制度的介绍和引入，而且主要集中在工程教育专业认证领域，关于药学教育专业认证的研究完全是一个新的领域。

第二章　美国高等教育认证体系及药学教育专业认证制度

第一节　美国高等教育认证体系的各个历史阶段发展过程

一、美国高等教育概况

美国的高等教育是世界上公认水平最高的。在 2008 年上海交大发布的世界大学学术 500 强的排名当中，可称得上"世界顶尖大学"的前 20 位中美国的高校占 17 位，前 100 位中有 54 位是美国的高校。2008 年美国大学生在校人数 1800 万人，留学生 62 万多人，是世界上接收留学生最多的国家。

（一）高等教育的类型

第一类为研究院大学。以基础性、学术性研究著称，设有庞大的研究生院，能授予博士学位，其中最著名的有哈佛、普林斯顿、斯坦福、麻省理工、加州理工、霍普金斯、加州伯克利、康乃尔等 20 多所。在这些大学的周围，形成一个个集教学、科研、开发和新兴工业为一体的高新技术产业中心。教学与生产互相渗透、互相融通，形成合力，使创新思维－科研成果－新产业新产品三者的转换链迅速畅通，高效转化为高经济效益，成为新的经济增长点，进而推动整个社会产业经济结构的更新换代。

第二类为本科大学。以 4 年制为主的综合大学及学院，如文理学院、理工学院、工商管理学院、林业、矿业、农业、新闻、建筑、家政等学院，多为州立大学，培养目标为中级科技、学术及专业人才，修满 4 年授予学士学位。

第三类为社区学院。包括 2 年制的普及学院和技术专科学院，招收高中毕业生中成绩较低和同等学历的学生，毕业时授予协士（副学士）学位。社区学院的任务除为社会各行业对口培养专业熟练劳动技工与职员外（在美国当工人求职也要专业文凭），还为那些想继续升入本科大学的学生架起一道桥梁，可考入本科大学三年级续读。

第四类为开放大学。也称为"无墙大学"，包括广播函授大学、暑期大学、夜间或业余大学、实验大学、自由大学等，使大学向社会各阶层，各年龄层次敞开大门，经标准考试及格者均可获得学位。

这四类大学组成一个完整的高教体系，不可缺一。四者间的比例及其变化正反映了经济、文化、政治的发展对教育提出的市场需求变化，并在竞争中进行着自动调节。

（二）高等教育的服务

高校的服务方式主要有以下几种。

（1）顺应社会需求的变化及时调整教学内容与科研方向，造就社会急需的各层次专业人才，使各用人单位获得竞争优势与效益。

（2）与企业合作研究开发新项目新产品，使双方及社会受益。

（3）为政府服务，承担国防科研、基础研究或提供调查论证，为国家制定政策提供依据和新思维。

（4）举办成人教育，开展多种形式的长短期培训，帮助社会、企业、职工、各级教师提高文化更新知识。

（三）高等教育的科研

大学是美国科研的主要基地，承担了全国60%以上的基础研究任务。到1996年，美国在半个世纪里诺贝尔奖获得者超过120人，其中90%集中在大学里。大学的科研机构主要有以下形式：

（1）研究中心或研究所、实验室。分大学自办，与企业及其他大学合办，政府投资官办，主要进行尖端理论研究与实验，国防研究和跨学科重大前瞻性项目研究。

（2）工业或农业实验站。这是工科和农科大学的主要应用研究机构，全国有60多个大型农科实验站，其中58个设于大学，主要由各级政府提供课题研究经费，其中附设许多农技推广站负责推广。大学常与工业企业签订承包科研任务，或联合攻关，以取得企业资助。

（四）高等教育的教学

现今美国大学本科生已从重视专才教育转为重视通才教育，大学一、二年级必修基础课程，三、四年级也以修专业基础课程为主，真正的专业课常为选修，通常在硕士和博士阶段才进行比较专业的专才教育。据美国教育部统计，目前大学设置的专业有 24 类，按授予学士学位的多少排序是：商业和管理，教育，社会科学，工程，医卫，生物科学，心理学，艺术，人文科学，公共事务和服务，跨学科研究，通讯，理科，农业和自然资源，家政，数学，计算机信息科学，外语，建筑和环境，神学，区域问题研究，法律，图书馆学，军事科学。2 年制的专业多属职业分类，分工程学科和非工程学科两大类。

　　教育方法实行必修与选修相结合的较为自由的因材施教方法，以调动学生的积极性和兴趣特长。开设大量的选修课以及时反映最新科技成果。一般实行学分制，每种课一学期（15 周）每周上一小时定为 1 学分，要求学生每学期修满 15 - 16 个学分。取得协士学位要 60 - 64 个学分；学士学位要 120 - 128 个学分。对于非全日制学生，可以延长年限，以修满学分为主，这就为半工半读创造了条件。美国高校一年分两个学期或三个学期，少数分 4 个学期，其学分计算办法不同。硕士研究生必须修满 30 个学分，交一篇硕士论文，通过笔试和答辩。博士要经由 3 位以上教授组成的指导小组指导制订学习计划，选定博士论文，攻读指导小组建议的必修课程，完成有创见性的博士论文才能获得学位。

（五）高等院校的学科专业的特点

　　首先，美国学科管理形式上具有松散性特点，充分尊重高校学科建设的自主权，为高校学科设置提供更自由的空间。美国属地方分权制国家，各州高校都有相对独立的学科专业设置选择权，国家只提供一个供参考选用的学科专业目录（CIP - 2000 学科专业设置目录），各个高校可以通过该目录选择开设的学科专业，同时还可以通过某些非官方的鉴定机构来补充、确定本校的学科与专业。

　　其次，美国高校学科专业设置具有开放性特点。从 CIP - 2000 目录中可以看出，美国高校学科专业设置呈开放性设置的特点——单独设置了"交叉学科"门类，为交叉学科、新兴学科的发展预留了空间，凡是即将成为独立学科且尚不够资格的"准学科"都可以位列其中。这种做法本身增强了学科分类管理的灵活性和适应性，也符合跨学科群之间交叉发展和学科分化 - 综合发展的总体发展趋势的要求。

　　最后，美国 CIP 把学科专业分成 3 个层级，学科编码分别用 2 位数代码（如 01）、4 位数代码（如 01.02）、6 位数代码（如 01.02.03）表示。2 位数代码表示关系密切的一群学科，即学科群，共 38 个。[16]

二、美国高等教育认证制度的发展历程

（一）院校认证机构和专业认证机构的发展

19世纪下半叶，美国有大量高校建立起来，其速度超过了全世界人类历史上的任何一个时期。虽然数量增加迅速，但是其中有许多"高等教育机构"达不到大学的标准，有些甚至达不到今日美国高中的标准。各种机构——师范学院，赠地学院，妇女学院，黑人学院，研究型大学以及其他各种专门机构纷纷建立起来。而人们却无法给出一个最基本的定义——什么是大学？高等教育机构快速增长、失去控制，其质量却无法得到保证，这促使公众急切希望设立一套评价高等教育质量的标准。首先采取措施的是那些质量相对较好的高校：他们要求政府进行评价，以限制那些质量较差的高等教育机构的竞争。19世纪70年代，美国教育局曾为解决这一问题而努力；但这些努力却没有达到预期的效果。[17] 正如当时美国政府决定不去过多干预经济发展，美国联邦政府决定：高校若希望建立高等教育评价体系，他们就得自己努力。自那时起，高等教育认证机构就以两种不同的方式——院校认证机构和专业认证机构——独立发展。

1. 院校认证机构的发展

院校认证机构最早建立是在新英格兰地区。1884年，麻省古典及高中教师联合会的成员携手哈佛大学，建立了新英格兰院校协会（New England Association of Schools and Colleges）；这标志着院校认证机构的开始。1913年，中北部院校协会首先采取措施，为其成员院校提供认证服务。自1885年至1924年，美国建立了6个地区性院校认证机构，提供认证服务；它们是现在的八个地区性院校认证机构的基础。按其建立的先后顺序，这6认证机构分别是：①新英格兰院校协会，1885；②中部院校协会，1887；③南部院校协会，1895；④中北部院校协会，1895；⑤西北地区院校协会，1917年；⑥西部院校协会，1923。这些机构还代言其成员共同关心的问题。[18]

2. 专业认证机构的发展

专业认证是由专业领域内的教育工作者联同职业协会开展的认证各种专业或专业学院，如法学院，医学院，工程学院等的活动。这种认证活动最早在医学领域内开展。1847年，美国医学协会成立了一个委员会以确保医学教育的质量，这个委员会是专业认证机构的雏形。1905年，美国医学协会设立了一套医学院认证标准。这是美国第一套医学院认证标准，对医学教育认证

和医学界的影响极大。1906～1907 年，医学教育委员会——附属于美国医学协会，与美国医学院协会联合公布了一批高等医学院校名单。按它们的标准，这些院校能提供质量较高的医学教育，教育出的学生具备了从事医学工作的基础。这一行动促使医学院不断提高入学标准和教学水平；它也为关闭那些无法提供适当的医学教育或培养出的学生不合格的医学院奠定了基础。此后，专业认证就逐渐在法学教育，音乐教育，教育学教育，药学教育和商学教育等领域发展起来。现在美国共有 62 个专业认定机构。

（二）管理认证机构的全国性非政府组织的发展

自认证活动开始之日起至 1940 年，各认证机构倾向于独立运作，很少沟通合作。他们的活动不受任何政府或非政府组织的监督。因而，尽管其间认证机构取得了很多的成就，仍有很多亟待解决的问题。如：如何规范认证机构的认证活动？如何有效地协调它们的工作，使之达到更好的效果？

1. 全国认证委员会（NCA）和全国地区性认证机构委员会（NCRAA）

如要解决上述问题，美国就需要一个能够有效地监督管理所有认证机构的组织。这种组织——全国认证委员会和全国地区性认证机构委员会——直到 1949 才建立。前者担心认证机构过多，试图削减其数目，把认证活动纳入地区性认证机构的工作范围。NCA 没能达到它的目的，但它制定的标准却被大部分认证机构接受，这是非常具有积极意义的。而后者旨在促进认证机构间的合作，制定共同认证政策、认证程序。它每年都会公布一份通过认证机构认证的院校名单。

2. 高等教育认证委员会（COPA）

1964 年，美国又建立了一个全国性组织——高等教育区域委员会联盟（FRACHE）。1975 年，NCA 和 FRACHE 合并成为高等教育认证委员会（CO-PA）；它是全国性的非政府组织，旨在统一协调所有认证机构的认证活动。COPA 设立了一套认证标准，任何没有通过这套标准的认证机构都得不到 CO-PA 和其他认证机构的认可。当认证机构与其认证的院校出现纠纷时，COPA 充当仲裁员的角色。自 1975 年至 1990 年代初，COPA 的工作开展得很成功。但是，1990 年代初认证工作因高校学生的联邦政府贷款问题陷入困境，COPA 没能解决这一问题而不得不在 1993 年解体。

3. COPA 解体后时期

1993 年 COPA 解体后，以它为依托的三个组织——高等教育认证认可委员会（CORPA），全国高等教育院校认证决策委员会（NPB），专业认证协会

（ASPA）——相继成立。

CORPA 是由 COPA 一个特别委员会成立的临时性组织，接管 COPA 评估认证机构并决定是否授予其认可地位的职能。

NPB 的主要任务是研究美国高等教育认证体系所面临的问题，并提出如何在未来建立高等教育认证体系的可行性方案。1994 至 1995 年间，NPB 提出了两份关于未来美国高等教育认证体系的特别报告。但是，这两份报告激起了高等教育领域人士的强烈抗议。NPB 没能完成它的历史使命而失去了存在的意义。

ASPA 是一个非营利组织，它的职能是领导专业认证工作。

4. 高等教育认证委员会（CHEA）

COPA 解体后不久，美国就开始努力重新统一高等教育认证的工作。1994 年，24 所大学校长组成了一个团体；1996 年，这一团体提出建立高等教育认证委员会（CHEA）的建议，同时向 2990 所大学和学院的校长寄送了选出理事会成员的选票。这是美国高等教育历史上的首次全国高校公投。CHEA 于 1996 年继承了 CORPA 的职能并于 1997 年合并了 ASPA。自此，CHEA 就开始了对美国高等教育认证工作的全面监管。[19]

CHEA 是一个非政府组织；与前几个拥有类似职能的组织相比，它享有的权利更广更大更清晰。它旨在为学生及其家庭，高校，办学团体，各级政府以及雇主提供服务，通过认可高等教育认证机构来保证并促进高等教育教学质量，推动高校的自我监管。

（三）美国现行高等教育认证体系

经历百年发展之后，美国现在拥有世界上最成熟、最完善的高等教育认证体系。总的来说，美国高等教育的认证体系分为认证和认可两个层次。前者是认证机构开展的决定是否授予高等院校认证地位（accredited status）的活动，并给高等院校提出提高教学质量的意见；而后者则是美国高等教育认证理事会（CHEA）和美国教育部（USDE）开展的决定是否授予认证机构认可地位（recognized status）的活动，并协调它们的工作。[20]

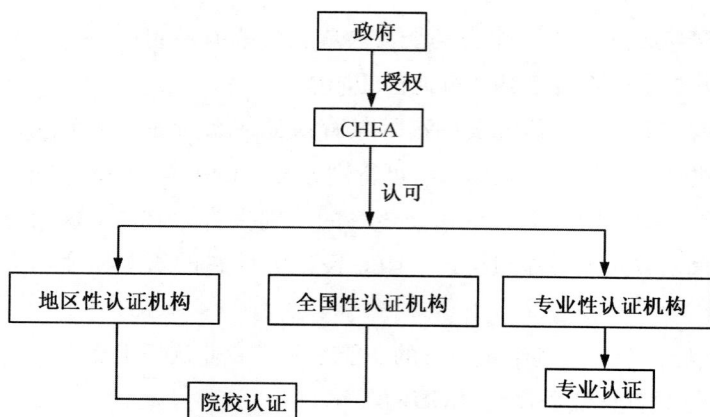

政府

授权

CHEA

认可

地区性认证机构　　全国性认证机构　　专业性认证机构

院校认证　　　　　　　　专业认证

图 2 - 1　院校认证与专业认证的关系

资料来源：陈伟. 美国高等教育认证制度及其对我国的启示 [EB/OL].

http：//gradschool. ustc. edu. cn/ylb/zzjb/yjsjj/2004_ 1/content/pg1. htm

第二节　美国现阶段高等教育认证体系的现状和特点

一、专业认证

认证一词在不同的国家有不同的定义。根据 CHEA 的定义，在美国，认证是指高等教育为保证和提高教育质量而进行的外部审查活动。认证活动旨在保护公众健康和生命安全，服务公众利益。这一活动由民间非营利性组织开展。这一复杂的非政府活动反映了美国倡导学术自由、抗议政府干涉的多元化的高等教育体系。这一体系的权威性获得了美国联邦政府、州政府，甚至整个社会的承认。联邦政府依靠认证活动来保证和提高高等院校和各种专业的教学质量，并以认证结果为依据给高校和各种专业提供联邦政府资金，给学生提供联邦政府贷款。尽管州政府有授予高等院校和各种专业办学的权利，但若这些高等院校和专业通不过认证，它们的教学质量就无法获得社会的承认，它们也无法获得联邦政府资金，它们的学生也无法获得联邦政府贷款。大部分州政府明文规定，只有那些通过了认证的高校和专业的毕业生才能进入法律、医学、药学、工程师等领域工作。现在美国的高等教育认证机构，不仅在国内开展各种认证活动，它们的业务扩大到了美国以外的 96 个国家，包括中国。这就是说，美国高等教育认证制度已经为世界上大多数国家承认。

（一）认证机构的类型

美国现在有四种类型的认证机构：地区性认证机构，神学院校认证机构，非政府职业性院校认证机构，专业认证机构。前三者只开展院校认证活动，而第四个则只开展专业认证活动。

1. 院校认证机构

地区性认证机构主要认证公有的或私人非营利性、有学位授予权的高等院校。现在，在美国共有八个地区性认证机构，其中中北部院校协会（NCA）是最大的一个。这 8 个地区性认证机构共认证 2986 所高等院校——1552 所公有院校，1381 所私有非营利院校，83 所私有营利性院校——在读学生超过1700 万。

神学院校认证机构是全国性的认证机构，主要认证非营利性、有学位授予权的宗教教育院校。美国现在有神学院校认证机构 4 所，共认证 412 所私有、非营利性的神学院校，在读学生约 14.0 万。

非政府职业性院校认证机构，主要是给营利性的、以职业为导向的高等院校提供认证服务。美国现在有非政府职业性院校认证机构 7 所，其中有 2所获得了 CHEA 和 USDE（美国教育部）的认可，而其余 5 所只获得了 USDE的认可，共认证 3416 所高等院校，在读学生有 270 万。这些院校中，有 236所是公立的，127 所是私立非营利性的，另 3053 所是私立营利性的。[21]

表 2－1　美国院校获得 CHEA 和 USDE 的认可情况

Items / Types	Recognized by			Accredited institutions				students
	CHEA	USDE	Total	Public	Private Non－profit	Private For－profit	Total	
Regional	8	8	8	1522	1381	83	2986	> 17M
Faith－based	4	4	4	0	412	0	412	≈140T
Private career	2	7	7	236	127	3053	3416	> 2.7M
Total	14	19	19	1758	1920	3136	6814	> 19.8M

数据来源：摘自 CHEA 官方网站 2006 的认证报告

2. 专业认证机构

专业认证机构认证特定专业和专业性学院，如法律、药学、工程学、医学等；目前，美国有 62 个专业认证机构，认证 1851 个专业和专业性学院，在读学生 260 多万。

（二）认证步骤

通常情况下，认证活动的周期不超过十年。已获得认证地位的院校和专业，如果不能通过认证机构新一轮认证，那它的认证地位就会被剥夺；在这些被剥夺认证地位的院校和专业提高质量证明自己达到了认证标准之前，认证机构不会再次授予它们认证地位。认证活动进行主要分 4 个步骤：自我评估，同行审查，实地考察，认证机构做决定。

1．自我评估

在这一步骤中，院校和专业自我审查并评估教学质量、教学效益和师资配备合理性等；整理其教学和科研成就，然后参照认证机构的认证标准写一份总结报告。这份报告将交给下一步的审查人员。

2．同行审查

在这一步骤中，被审查的院校和专业的学术和行政同行将审查自我评估的总结报告；这些人员是后两步的实地考察人员及认证机构委员会的主要成员。

3．实地考察

在这一步骤中，认证机构派出实地考察小组对院校和专业进行考察；考察的内容有：教师，学生和学校其他工作人员的情况；院校和专业的工作效率；课程的合理性等。小组所有成员都是志愿人员，一般没有报酬或补偿。

4．认证组织做决定

在完成上述三步骤之后，认证机构中的决策委员会决定是否授予第一次参加认证的院校和专业认证地位以及是否再次授予或剥夺已参加且通过认证的院校和专业认证地位。

总的来说，认证机构的认证活动是受到各级政府，高等院校和公众高度信任的，是参照标准来进行，依照标准来决定是否授予院校和专业认证地位的活动。

二、认可制度

在美国，院校和专业认证工作是由非政府非营利性的认证机构而不是政府机构开展的。这不可避免地产生了一些问题：认证机构如何向教育界，学生，家长，保证它们能胜任认证工作，然后得到他们的信任和尊重？认证机构如何向在高等教育领域投入大量资金的政府、基金会和个人保证，它们能有效地保证和提高教育质量？

（一）认可的基本情况

为了成功解决上述问题认证机构必须定期开展自我评估并拥有一个内部申诉体系；但这还不够；美国还设立了 CHEA 和 USDE（表 2 - 2）；这两个组织都可以开展对认证机构的认可活动，但它们是有区别的。在这里，"认可"是指 CHEA 和 USDE 针对认证机构开展的定期外部审查——审查认证机构的工作质量和工作效益等情况。认证活动是非政府性的；而认可活动不同，政府部门部分地参与了认可活动。美国政府通过 USDE 来对认证机构发挥影响。

表 2 - 2　美国认证机构被 CHEA 和 USDE 认可的情况

CHEA/USDE Accrediting agencies	Recognized by CHEA/USDE			
	CHEA only	USDE only	Both	Total
Institutional	0	5	14	19
Programmatic	21	16	25	62

数据来源：CHEA 官方网站 2006 年的资料。

（二）CHEA 与 USDE 的不同

在美国，针对认证机构的认可活动主要有 CHEA 和 USDE 开展，但二者有很多不同之处，主要表现在以下四方面：

1. 二者与政府的关系

CHEA 是非营利性的民间组织，它只需对公众负责而无须对政府负责；而 USDE 是美国联邦政府一个组成部分，它必须同时对公众和政府负责。

虽然认证活动是非政府的，但认可活动并非如此；它涉及到政府的工作。这是认证和认可的一个鲜明的差别。

2. 二者的目标和标准不同

在为了实现不同的目标，这两个组织制定了不同的认可标准。

以下六条 CHEA 的认可标准，摘录自 CHEA 官方网站上的文章（Judith 2006）。

标准 1：提高学术质量——认证机构应明确界定学术质量；明确制订质量标准及决定高等院校和专业是否达到标准的基本程序；

标准 2：问责——认证机构应设立标准要求高等院校和专业提供有关学术

质量和学生成就的一致可信的资料和信息，以增强公众对高等教育的信心，促进其投资；

标准3：鼓励自我评估和革新计划——认证机构应鼓励高等院校和专业的自我评估和革新计划；

标准4：决策程序要公正、合理——认证机构应实行合理公正的政策和程序，包括有效的收支平衡；

标准5：对认证实践进行不断地反思——认证机构应对其认证活动进行不断的自我评估；

标准6：拥有足够的资源——认证机构应拥有并维持足够稳定的资源。

CHEA 的认可标准侧重于认证机构能否保证和提高院校和专业的学术水平。CHEA 的目标主要是保证认证机构有助于保证和提高学术质量；它通过认可在学术上授予认证机构的合法性，帮助巩固它们以及通过它们认证的院校和专业在全国高等教育领域的地位。

以下十条是 USDE 的认可标准，摘录自 CHEA 的官方网站上的文章（Judith 2006）。

标准1：认证机构所认证的高等院校和专业的学生完成课程，通过国家执业考试及就业水平、比率等情况；

标准2：认证机构所认证的高等院校和专业的课程设置；

标准3：认证机构所认证的高等院校和专业的师资；

标准4：认证机构所认证的高等院校和专业的教学设施，设备和供应品；

标准5：认证机构所认证的高等院校和专业的财政和行政能力；

标准6：认证机构所认证的高等院校和专业的学生援助服务；

标准7：认证机构所认证的高等院校和专业的招生入学、校历、出版物、等级和广告等情况；

标准8：认证机构所认证的高等院校和专业所能授予的学位或证书情况；

标准9：认证机构所认证的高等院校和专业接收到的学生投诉记录及投诉途径；

标准10：认证机构所认证的高等院校和专业遵守 Title IV of the Act 法案所规定的责任的情况。

USDE 的认可标准侧重于认证机构所认证的院校和专业运行情况是否良好，是否够资格获得联邦政府资金，它们的学生是否够资格获得联邦政府的贷款。这就是说，如果认证机构未能得到 USDE 的认可，那么这些机构认证所认证的院校和专业就不能得到联邦政府资金，它们的学生也不能获得联邦政府的贷款。USDE 的目标是保证认证机构有助于维持接受联邦政府资金的高等院校和各种专业的有效运行。

3. 二者活动资金的来源不同

CHEA 是一个民间组织，独立于联邦政府和州政府；这也反映在它的活动资金上。它每年向它开展认可活动的认证机构收取一定的费用，而不接受政府的资金援助。

而 USDE 的资金来自于美国国会的财政预算。

4. 二者认可活动的周期不同

CHEA 开展认可活动的周期是 10 年，但期间会有两个中期报告；而 US-DE 则每 5 年针对认证机构开展一次认可活动。

第三节　美国高等药学教育及专业认证制度

一、美国高等药学教育的现状及发展趋势

（一）美国高等药学教育院校设置

美国高等药学教育主要以培养临床药师为目的，所以 PharmD（Doctor of Pharmacy）是学生的主体。其主要办学场所设置于综合大学或医科大学内，或独立设置的药学院或药学校（College of Pharmacy 或 School of Pharmacy）。按照主要管理者与投资者的不同，这些药学院（校）分为公立或私立两大类。据统计，美国目前有近 130 所高等药学院校，其中除 4 所独立药学院外，其他绝大多数药学院设置于综合大学或医科大学内（占学院总数的 95%）。4 所独立药学院属私立，而大部分综合大学药学院属公立（占综合大学的 65%）。美国高等药学院排名靠前的高校如下：

表 2-3　美国高等药学院校排名前九名院校名单

大学	英文名	所在州
加州大学旧金山分校	University of California—San Francisco	加利福尼亚州
北卡罗来纳大学教堂山分校	University of North Carolina—Chapel Hill	北卡罗来纳州
明尼苏达大学	University of Minnesota	明尼苏达州
德克萨斯大学奥斯汀分校	University of Texas—Austin	德克萨斯州

大学	英文名	所在州
肯塔基大学	University of Kentucky	肯塔基州
威斯康星大学麦迪逊分校	University of Wisconsin—adison	威斯康星州
俄亥俄州立大学	Ohio State University	俄亥俄州
普渡大学	Purdue University	印第安纳州
密西根大学安妮堡分校	University of Michigan—nn Arbor	密歇根州

数据来源：http：//www.usnewsuniversitydirectory.com/graduate – schools/health/pharmacy.aspx

（二）学位、专业和学制设置

1. 美国药学教育学制的发展历史

美国的药学教学体制经历了曲折而复杂的发展历程，从 20 世纪 20 年代的 3 年制 Ph.G.（Pharmacy Grade）大专学位，到 30 年代出现了 4 年制理学学士（B.S.，Bachelor of Science）本科学位，随着临床药学的兴起和发展，形成了 60 年代的 5 年制 B.S. 本科学位，到了 70 年代，开始了可选的二年制"后 B.S. 药学"项目（Post – B.S.，PharmD program），这时要成为一名临床药师，必须在学校学习 7 年（其中加入了部分临床实习工作）。20 世纪 90 年代提出药学监护（Pharmacy Care）的概念，使得社会对临床药师的需求空前增长，缩短学制、增加临床训练的呼声日益高涨。从 2000 年开始，改革为 6 ~ 8 年的一贯制 PharmD 专业学位项目（entry level PharmD degree program），于是在当代形成了 post – B.S. PharmD 学位和 entry level PharmD 学位并存的学院培养模式。

社会对临床药师人才需求的急迫性和广泛性决定了药学教育的取向，美国教育部规定 2000 年以后美国所有药学院校都实行药学专业学位（PharmD，Doctor of Pharmacy）培养项目。据美国药学院协会（AACP）最新统计，2009 年秋，美国将有 114 所药学院提供药学博士（PharmD）教育作为第一级专业学位培养计划，17 所药学院提供药学博士（PharmD）教育作为理学学士学位后培养计划；68 所药学院提供理学硕士或哲学博士水平的药学研究生培养计划。2007 ~ 2008 学年，共有 10500 人被授予作为第一级药学专业学位的 PharmD 学位，627 人被授予学士学位后 PharmD 学位，仅有 468 人被授予哲学博士学位，732 人被授予理学硕士学位。2001 年以来，注册攻读 PharmD 专业学位的学生数连续 8 年持续攀升，年增长率 2001 年秋为 4.1%，2002 年秋为 8.4%，2003 年秋为 10.7%，2004 年秋为 5.1%，2005 年秋为 6.0%，2006

年秋为 4.4%，2007 年秋为 4.3%，2008 年秋为 3.9%。至 2008 年秋季，将 PharmD 学位作为第一级专业学位入学攻读的学生人数达 52685 人，将其作为学士后学位入学攻读的学生人数为 3037 人，而同期仅有 3803 名学生注册攻读全日制研究生培养计划（攻读 Ph.D 学位 2909 人，理学硕士学位 894 人）。[22]由此可见 PharmD 专业学位培养计划占美国药学教育总规模的 90% 以上。而两年前，2007 年 7 月，全美共有 99 所药学院校通过美国教育部药学教育鉴定委员会的认证可以实行专业学位项目，有 127 所药学院校授予 PharmD 学位，而仅有 65 所药学院校授予其他药学专业如药理、药剂、药化等的理学硕士或理学博士学位。2006 年秋季就有近 5 万人就读 PharmD 专业学位，而仅有不到 3000 人和 1000 人就读 Ph.D. 和 M.S. 学位。从学位授予来看，2005 ~ 2006 年度，有 9500 余人获得了 PharmD 学位，仅有 440 余人和 640 余人获得了 Ph.D. 和 M.S. 学位。由此可知，大部分药学院校已经集中到 PharmD 专业学位人才的培养，Ph.D. 和 M.S. 研究生相对较少。单纯以本科为目标的专业教育在 2005 年已基本消失。

表 2-4 不同年份 PharmD 和其他学位的授予情况对比

类型	06 年入学数量（人）	08 年入学数量（人）	06 年毕业生数量（人）	08 年毕业生数量（人）	2007 年授予该学位的院校数量（所）	2009 年授予该学位的院校数量（所）
PharmD	50000	55722	9500	11127	127	131
Ph.D.	3000	2909	440	468	65	68
M.S.	1000	894	640	732		
B.S.	2004 年以后全面取消					

2. PharmD 培养模式的学制与课程设置

Entry level PharmD 学制在美国实际上是 6 ~ 8 年，前 2 ~ 4 年称为 pre-pharmacy program，招收 2 ~ 4 年制的学生，来源大多是高中毕业生，一般每年接近 1000 人接受该教育，学习数学、化学、生物学、统计学、解剖学、生理学、生态学等基础课程，其中有 40% ~ 50% 可获得 B.S. 学位。学生完成学业、最后通过药学院校准入考试（PCAT，Pharmacy College Admission Test）后，可进入 entry level PharmD degree program 再接受 3 年的带有少量 EPPE 课程的教育和 1 年的 APPE 临床训练，最终获得 PharmD 专业学位。重点教学内容集中在后 4 年的 Pharmacy Year（PY1 - PY4），PY1 主要学习生理学、生物

First Professional Degrees Conferred
1997-2010(projected)

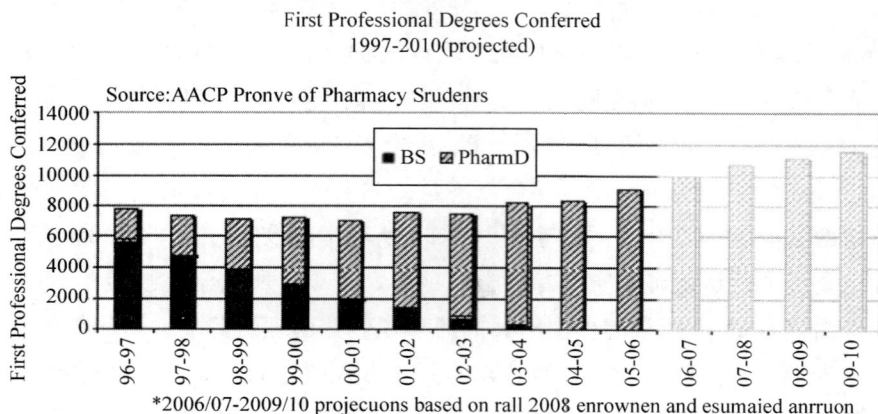

图 2 - 2　美国药学学士学位教育与 PharmD 教育注册的学生人数

化学、药理学和 OTC 等医学与药学基础课程，并有药学实验教学，主要是制剂、调剂与身体检查。在 PY1 和 PY2 学年之间，学生参加为期 4 周的专业必修药学实践课程 EPPE，通过该课程可以初步了解患者药学服务提供、调剂、药政法规、药品经营等知识，其中 75% 时间为患者药学服务和调剂、25% 时间为相关工作表格的填写和阅读 EPPE 手册。PY2 主要课程是统计学、药理学、药物治疗学、伦理与法律等，同样有药学实验教学，在 PY2 和 PY3 学年之间，可选择学习 IPPE（Introductory Pharmacy Practice Experience，有时放在 PY1 学年中）。PY3 主要学习药物治疗学、药理学、药学实践等临床药学专业课程，同样有实验室教学。进入 PY4 后，学生全程投入为期 10 个月的 APPE 临床训练课程，在不同的实践地点接受不同的指导老师（instructor）的培训，主要内容是 Hosptical Pharmacy，Community Pharmacy，Medicine Slective，Ambulatory Care 和 Speciality Population. 学生可以参与专科或多学科的查房、参加会议和讨论、监护患者、与患者交流等活动。[23]

二、美国药学教育的人才培养目标及改革动态

（一）培养目标

美国药学院协会（AACP）2000 年发表的白皮书对药学教育的未来作了不少预测和建议，强调药学教育必须关注病人和病人保健，还指出药学教育和药师最后工作的实际环境是有区别的。该白皮书建议药学教育应强调培养

学生具有解决问题、独立思考、沟通交流以及自学等方面的能力。因此，今天的药师必须成为一个自主的、有明确目的的学习者，能通过发现问题、解决问题、独立思考、终身学习和临床推理等复杂的学习过程，有效地为病人服务，以提高他们的生活质量。美国药学教育改革委员会一贯敦促各药学院系对药学教育实施改革，以适应药学保健作为药学教育之使命的要求，建议学校对主修课程实施改革，使授课过程能以学生为中心，激发学生自学，从而达到独立自学、发挥个性的目的。该白皮书认为，药学院系在药学教育领域要对课程作较大的改革才能适应这样的变化。美国许多药学院系采取了以问题为基础的学习，结合药学教育，使未来的药师能面对药学职业的要求，胜任保证病人保健质量的挑战。

近年来，许多专家对现行的 PharmD 项目提出了改进的设想，在继续保持 6~8 年弹性学制不变的情况下，认为教学目标和内容应随着时代的发展和社会的需要而做出相应调整。

2007 年 7 月 14~18 日在美国 Florida 州的 Orlando 迪斯尼度假区举办了美国药学院协会 2007 年度大会（AACP 2007 Annual Meeting）。年会上，提出未来美国药学教育的目标：①培养能提供以患者为中心的药学监护的研究生；②参与患者、其他卫生保健提供者和未来药师的教育；③开展科研；④为社区提供服务和指导。

关于未来药学教育的课程内容，会议提出了 2029 年药学课程模式（Model pharmacy curriculum），认为以下课程应加入到教学内容中去。主要增加的课程为遗传学、生物系统学、蛋白质组学药物设计、全球卫生记录、电子职员（e – Clerkship）、纳米药剂学（Nanopharmaceutics）、治疗成像（Pherapeutic imaging）、计算机辅助药物设计、生物监控（Biomonitoring）、电子医学记录（EMR，electrotinic medical record）与风险模拟（Risk simulation）以及临床前风险评估（Pre – clinical assessment）等。会议还设专题小组讨论了 PharmD 项目的质量保证措施、药学职业继续教育新编号制度等。

（二）后 PharmD—PGY 教育的推行

当然，美国药学教育的改革完善步伐远不止这些，目前逐渐流行的后 PharmD—PGY 教育就是一个很好的补充。

PharmD 学生取得学位后进入 PGY（postgraduate year）继续教育体系，地点由本人选择并提出申请，每人都有全国统一的编号，跟随带教老师（preceptor）在临床做住院实习药师（Resident），一般是 1 年，最多 2 年。如果已经获得执业药师资格，可以行使药师的权力。这期间，有科研（在指导教师指导下进行课题研究）、有教学（协助指导学生）、有业务学习（每周固定时间参加药剂科集体学习和住院实习药师专业学习），实行继续教育学分制。肯塔基州的肯塔基大学药学院是美国最早、也是规模最大的 PGY 继续教育基地，开始于 1967 年，主要场所是该大学的医学中心、肿瘤医院、儿童医院和退伍军人医院等。现在的 PGY 教育第 1 年属普通培训，轮转几个临床专业科室，可成为通科临床药师，可以很好地承担社区药学服务工作；第 2 年属专科培训，固定在一个临床专业科室，成长为专科临床药师，大多数可在临床医院第一线工作。

接受 PGY 教育的 PharmD 在经济上会有很大的损失，通常平均年薪为 4 万美元，比起一般的药师收入（平均年薪 11 万美元）相去甚远。显然，减少就业压力、获得将来更多的工作选择和工作机会，以及比一般药师更少的工作时间（不用每天工作 12 小时）吸引了部分 PharmD 投身 PGY。虽然截止到 2007 年，ACPE 已批准了 400 余个地点提供继续教育，但目前每年仍然仅有 10% ~ 20% 的 PharmD 选择参加 PGY 继续教育，绝大多数 PharmD 选择了毕业后直接参加工作。当然，参加 PGY 教育还有一个好处，就是容易通过 BCPS（Board – certified pharmacotherapy specialist）考试并获得认证（PGY resident 通过率一般约 50%，无 PGY 经历的药师很难获得该认证）。所以在美国，如果在 PharmD 后面再加上 BCPS，就比一般的 PharmD 有了更多的荣誉和资历证明。

（三）大力推进药师的继续教育

随着 PGY 培训的普及，药师人员的教育背景也出现了分化，药师中有的药师只有 PharmD 学位，有的药师有 PharmD 学位加 1 年的 PGY 经历，有的药师有 PharmD 学位加 2 年的 PGY 经历，极少数老的药师没有 PharmD 学位但获得了相关的 BCPS 类资格认证。随着 PharmD 的增多，药师行业的就业竞争渐趋激烈，再加上药学实践和药学服务工作内容日新月异、复杂多变，仅有 PharmD 学位和执业药师资格已经不能完全适应临床药师的工作需求。所以 ACPE 计划将在 2020 年开始强制实行 PGY 继续教育，欲逐渐将其作为美国临床药师职业资格准入培训。

三、美国高等药学教育专业认证制度

(一) 高等药学教育专业认证的背景及组织机构

美国的专业认证的首例开创于医学领域。1906－1907 年，美国医学会下属医学教育委员会与美国医学院协会联手公布了第一批医学院名单，这些医学院经鉴定被承认能为医学专门职业提供适当的预备教育。此举一方面促使其他医学院不断提高入学标准、改进教学；另一方面也为停办一些被医学会视为不能提供适当教育与训练的医学院埋下了伏笔。在上世纪 20 年代结束之前，专业认证在法律、林学、园林建筑、图书馆科学、音乐、护理、验光配镜和师范等专业建立起来，并继续扩展到许多其他专业中去。美国的专业性认证机构名目繁多，各组织覆盖的学科范围大小不一。目前被 CHEA 认可的专业认证机构约有 44 所，分布在医药卫生、工程、人文、社会科学、农业等领域，例如 ABET（工程和技术认证委员会）、AACSB International（国际商学院联合会）、ACEJMC（新闻学与大众传媒教育认证委员会）、APA（美国心理学协会）、ACF（美国营养学协会）、ACPE（药学教育认证委员会）等。

美国药学教育认证委员会（ACPE）是国家药学专业项目的认证机构，并提供药学的继续教育项目的认证。ACPE（2003 年以前称美国药学教育委员会）于 1932 年成立，目的是给予药学专业学位项目认证，1975 年其范围扩展包含了提供药学继续教育的认证。ACPE 的职责就是确保药学教育的质量并推动其发展。自 1952 年认证项目开始，ACPE 相继得到了美国教育部的认可，并于 2004 年四月获得了高等教育认证委员会的认可。国家药房董事会规定：在美国毕业于通过认证的药学学位项目的人才可参加北美药师资格证考试（NAPLEX）。

ACPE 是一个独立自主的机构，其董事会由美国药学院协会（AACP），美国药剂师协会（AphA），国家药房董事协会（NABP）指派，每个协会可指派三名，国家教育委员会也指派一名。到 2007 年 1 月 14 日，美国完全通过药学学位教育认证的院校有 87 个，5 所院校处于预备状态，9 所院校处于预备前的申请状态。从 1970 年到 2008 年 AACP 认证的院校数量见图 2－3。

表 2 - 5　美国药学教育认证委员会 2003～2007 年认证活动情况

年度	全程的现场考察	有针对性的现场考察	中期报告	新的认证项目
2003 - 2004	14	11	42	8
2004 - 2005	13	14	43	9
2005 - 2006	12	11	39	15
2006 - 2007	17	11	41	17

Colleges and Schools of Pharmacy with
ACPE-Accredited Degreee Programs*

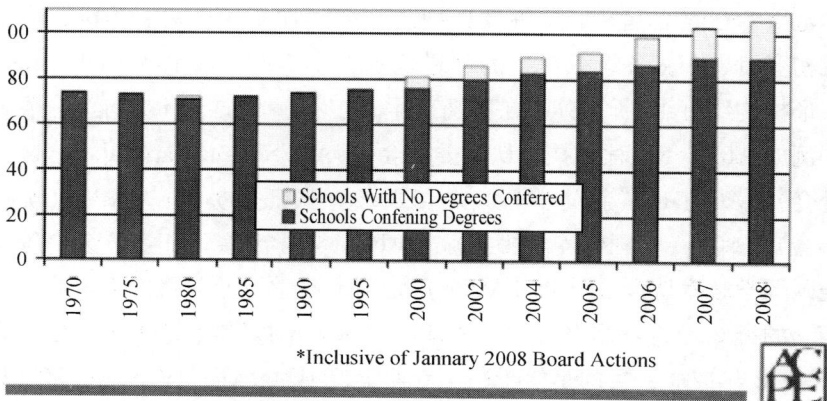

*Inclusive of Jannary 2008 Board Actions

图 2 - 3　从 1970 年到 2008 年 ACPE 认证的院校数量（深色为药学学位项目认证情况）

资料来源：www. acpe - accredit. org

（二）专业认证标准

1. 认证标准和认证指南

经过几十年的辩论，PharmD 学位作为执业基本资格的过渡在 ACPE 于 1997 年 6 月 14 日采纳了药学专业项目认证标准与指南时启动。新标准的实施需要从 2000～2001 学年的专业课程的转变开始，于 2004～2005 学年最后一名 ACPE 认证的药学项目的学士毕业时完成过渡。很多药学院都能很好地提前转变并采纳药学博士药学专业项目认证标准与指南，而且所有的项目都在实施期限内完成。

标准和指南由正文和附录两大部分组成。正文部分是标准和指南，附录部分主要是理论课和实践课的详细指导。正文共有 30 个标准，每个标准又有若干条指南，标准是概括性的要求，指南是对标准的进一步解释，以便于理解和执行。30 个标准被分成 6 个部分[24]：

第一部分：使命、计划编制和评价标准

标准 1：学校的使命和目标

标准 2：战略计划

标准 3：使命和目标完成情况的评价

第二部分：组织和管理标准

标准 4：教学机构认证

标准 5：药学院和所属大学的关系

标准 6：药学院和校内外其他机构的关系

标准 7：药学院内部的组织和管理

标准 8：药学院院长的资质和责任

第三部分：课程标准

标准 9：课程的目标

标准 10：课程的设置、讲授和改进

标准 11：教与学的方法

标准 12：职业能力和教学结果

标准 13：课程核心———知识，技能，态度和价值观

标准 14：课程核心———药学实践

标准 15：学习成绩和课程效果的评估

第四部分：学生标准

标准 16：学生服务组织

标准 17：入学标准、政策和程序

标准 18：学分互认和课程免修

标准 19：学生成长进步

标准 20：学生申诉政策

标准 21：培养计划信息

标准 22：学生参与事务

标准 23：职业行为及和谐关系

第五部分：师资标准

标准 24：数量

标准 25：质量

标准 26：教学人员业务水平提高及表现

第六部分：教学设施和资源标准

标准27：一般硬件设施

标准28：实践场所

标准29：图书馆和教育资源

标准30：资金来源

2．课程标准

为保证 PharmD 的培养质量，该标准中对课程标准的规定最为详细，这里主要介绍课程标准的部分重要内容。[25]

课程的目标

（1）必须使学生不论将来在何地工作都具有提供最佳药物治疗、确保病人安全的能力；必须满足执业药师的教育要求；必须符合获得所在学校学位的要求。

（2）使学生获得的知识必须在以下各项达到应有的标准：科学；职业技能、态度和价值观；整合应用知识的能力；适应未来药学实践变化的能力。

课程的设置、传授和改进

（1）药学院的教师必须负责设置、组织、传授和改进课程。必须说明课程的预期结果，课程必须不断改进，注意课程之间的顺序、内容的整合、教学方法和学习方法的选择及评估。所有不同方向的课程都必须包括必修、选修和实践课，都要使学生具备应有的职业能力。

（2）专业课程至少4年，或同等课时数或学分。专业课程必须包括提供科学基础的课堂教学、初级药学实践（不少于整个学程的5%）、高级药学实践（不少于整个学程的25%）。

职业能力和教学结果

通过 PharmD 教育，毕业生必须具有以下能力。

（1）通过与病人、医生以及卫生保健团队的其他成员的合作给病人提供服务。该能力建立在以下基础上：合理的治疗原则；相关的法律、伦理、社会、文化、经济和职业问题；技术；可以影响治疗效果的生物医学、药学、社会/行为/管理学和临床科学的进展。

（2）通过与病人、医生、其他医务人员、管理人员和辅助人员的合作，管理和使用卫生资源以促进公众健康；提出和评价药物治疗方案，调整药物治疗方案使之安全、准确和及时；改善药物使用的结果。

（3）通过与病人、社会团体、高危人群及其他医务人员的合作促进健康、预防疾病。必须根据这些职业能力的要求设置课程。必须使毕业生有能力成为自我激励的终身学习者以适应未来的职业要求。

职业能力的具体要求

毕业生毕业时必须具有独立工作的基本知识、技能、态度和价值观，所以，药学院必须保证毕业生具有以下能力：

（1）提供以病人为中心的服务。设计、实施、监测、评价和调整个体化的药学服务方案，与此同时，注意健康素养、文化差异和行为社会心理问题，服务方案应有依据。对一个成功的以病人为中心的药学服务进行全程管理。

（2）提供针对不同人群的服务。要有建立和实施针对不同群体的、有依据的疾病管理方案的能力。管理方案应建立在如下基础上：对流行病学和药物经济学资料的分析，药品使用标准，药品使用综述，危险降低策略。

（3）管理人力、物力、医疗、信息和技术资源。给病人提供服务时应确保高效率，使用以上资源要考虑成本效益。

（4）管理药物使用系统。利用不同个体或群体的资料、质量改进策略、药品安全和差错减少计划及科研，将药物使用引起的问题减到最少，获得理想的治疗效果；协助药物使用和卫生政策的制订；参与策划药品付费政策。

（5）促进保健、疾病预防服务的获得及对卫生政策的了解。利用特殊群体的资料、质量改进策略、信息学和科研，发现和解决公共卫生问题、协助制订卫生政策。

（6）能够与病人、医生、护士、其他医务人员、政策制订者、社区居民以及管理和辅助人员沟通合作，与他们组成团队共同为病人服务。

（7）通过检索文献为病人及其家庭成员、其他医务人员提供药学信息和咨询。

（8）在药物信息学领域显示出专家级的水准。

（9）依据法律的、伦理的、社会的、经济的和职业的指南履行职责。

（10）通过发现和分析新问题、新药品、新服务模式来保持专业能力。

3．课程核心

（1）知识、技能、态度和价值观

为使学生有符合上述职业能力需要的牢固的科学基础，PharmD课程必须包括以下课程群：生物医学、药学科学、社会/行为/管理科学和临床科学。知识、实践技能、职业态度和价值观必须贯穿上述课程以及后面提到的药学实践的始终。

课程核心的指南：

（a）4 大课程群的课程必须有适当的深度、广度、质量、上课时间安排、先后顺序和侧重点；要有适当的评估方式。

（b）课程的补充指南（附录Ⅰ）

标准有 3 个附录，分别为药房从业人员的共同职责——2015 年药房实践的前景、ACPE 利益相关者建议的课程基础和有关药房实践经验的附加指导。从 2003～2006 年标准修订的过程中，标准列出了对药师来说是最重要的科学基础课及其内容（因篇幅有限只列出课程名称）。

生物医学基础课程：解剖和生理，病理/病生理，微生物，免疫，生化/生物技术，分子生物学/遗传学，生物统计。

药学科学课程：药物化学，药理，生药/膳食补充剂/草药/其他疗法，毒理，生物分析/临床化学，药剂/生物药剂，药代动力学/临床药代动力学，药物基因组学/遗传学，普通制剂/肠外营养/肠内营养。

社会/行为/管理科学课程：卫生保健系统，经济学/药物经济学，实践管理，药物流行病学，药事管理和法规，药学服务史，职业道德规范，职业沟通技能，药学实践的社会和行为要求。

临床科学课程：药学实践和药学服务，药品调配和分发系统，药物治疗学，特殊群体的药学服务，药物信息，药物安全，文献评价和科研设计，病人评估的实验室指标。

表 2-6　各学科的核心课程

基础生物科学	解剖学和生理学、病理学/病理生理学、微生物学、免疫学、生物化学、分子生物学、生物统计学
药学科学	药物化学、药理学、生药学、毒理学、生物分析、生物药学、药物代谢动力学、药学基因学、
社会/行为/管理科学	医疗服务系统、药物经济学、管理实践、药物流行病学、药事法规、药学史、伦理学、职业交流、社会与行为方面的实践
临床科学	药房实践及药师医疗服务、治疗方案的事实、药物治疗、药物信息、药物治疗的安全性、文献评价与研究方法、患者评估实验

（2）课程核心—药学实践

（a）为了达到所要求的职业能力，药学院必须提供连续性的药学实践，包括必修的和选修的，从初级的到高级的，必须有适当的深度和广度，实践时间必须适当。

（b）药学实践必须结合、应用、强化和提高在其他课程中所获得的知识、技能、正确态度和价值观。药学实践过程中学生、指导老师、实践单位的责任及药学实践的目标必须明确。学生的表现、特点、与病人或其他医务人员交流药物相关问题的程度是否适当、预期目标达到的程度，凡是需要的地方都必须记录在案并进行评估。

（c）药学实践必须包括在各种实践场所与各种病人的直接沟通及与其他医务人员的合作。

（三）认证的实施及发展趋势

1. 认证实施中专家重点关注的指标

在美国 ACPE 的报告中指出在认证的重点访问中经常要考察的标准有战略计划、任务和目标的成果评估、课程发展、讲授和改进、药学实践经验等，被重点访问的指标评价结果如表：

表 2-7　美国 ACPE 年报中对美国药学专业认证重点访问的指标的评价结果

	满足	满足，追加监控	部分满足	不满足
2 战略计划	2	4	0	0
3 任务和目标的成果评估	0	6	1	0
10 课程发展、讲授和改进	3	6	1	0
14 课程核心——药学实践经验	1	2	4	0
15 学生学业的评估	1	9	0	0
17 入学标准、政策和程序	2	6	0	0
27 实物设施	3	4	0	0
28 实践设施	1	6	1	0
30 财政资源	2	4	1	0

资料来源：美国药学教育杂志［EB/OL］. http：//www. ajpe. org

药学实践经验的培养是经常不能被认证专家认可的标准，尤其是实践教学的师资，在 2007 年的报告中指出：有很多没有 PharmD 学位和上岗培训的新教员被招募到教师队伍中，认证专家对很多研究能力很强的科学家而非药师被招聘到教学岗位表示担忧。

2. 发展趋势

AACP 目前重点推进的药学教育评估服务项目（PEAS）正在建设中。目标是完善认证的工具，最近就在通过心理测量分析从学生、毕业生、教职员和导师那里收集信息。这些工具很可能包括学生和教职工的文件系统，同学互教评估工具和课程计划及课程的能力与结果的计划工具。

参加专业认证的专家每人平均为 2.5 所学院服务，他们呼吁能有标准化的工具帮助他们能够稳定地对学生进行评估。学生同样期待认证组织能够用全国性的先进的工具来对他们的导师进行培训和评估。

PEAS 的中心是一套在线桌面分析管理系统。这套系统能够使教职员和管理人员收集分析到满足药学教育认证委员会 ACPE 要求的年度报告所需的纵向数据。AACP 希望全面补充 AACP 的公共研究数据，包括财政和教职员薪金数据，每年都通过 PEAS 进行管理。同时，ACPE 委托的教职员、校友、导师和毕业生的调查会通过 PEAS 进行评估和跟踪。通过这套系统，进一步的完善学术团体，让那些肩负着建立或者领导学术评估活动重任的人可以互相分享项目的评估和不断进步的经验，工具，和策略。[26]

第四节　美国药学教育及其专业认证制度对我国的启示

一、认证制度建设

（一）院校评估和专业认证并行的质量保障体系

从美国的经验中，我们知道院校认证和专业认证是不同的，有不同的目的，却同等重要。学校认证与专业认证相互补充。学校认证注重学校整体、保证基础教育和教学管理、教学资源和条件的质量，它虽然也考察学校所设置的专业，但一所大学往往有几十个以上的专业，院校认证并不注重也无法考察到具体专业的水平。专业认证则注重有关职业的外部具体要求，保证专业人才的培养质量。专业认证机构和相关专业协会、职业性团体联系紧密。美国多数州政府规定：要进入法律、医生、药剂师、牙科等领域工作的毕业生要申请开业执照必须毕业于通过认证的专业。这使专业认证注重专业特点包括专业培养所必备的教学资源。中国的高等院校本科教学评估的开展已有20 多年的历史，在院校认证方面积累了相对丰富的经验。而专业认证却仍处于试点阶段，而且局限于工程教育、药学教育、临床医学教育和中医学教育这 4 个领域。因此，在专业认证方面，中国应该学习美国经验，加快专业认证制度的建设和推进专业认证的发展，构建院校评估与专业认证并行的高等教育外部质量保障体系。[27]

（二）认证与认可制度并行

我国的教育质量保证是由政府主导的，今后很长时期也将是继续以政府主导为主。但应该重视发展中介组织的作用，变政府单一评估向政府评估与中介组织评估相结合的模式，建设一批非政府、非营利性的专门的认证中介组织开展独立的认证活动。政府主要通过立法、拨款、对认证机构的认可来加强对认证的宏观指导、管理和监督。避免了"既当运动员，又当裁判员"的情况。在认证制度建设上可以参考美国 USDE 和 CHEA 的做法，通过对认证机构的认可规范认证机构的活动，对认证机构进行管理、监督和把关，通过立法或行政法规明确认证的责、权、利，提高认证活动的透明度，帮助社会公众对认证机构及其认证活动的独立、公正、权威树立信心。

为了保证认证机构的非营利性和良性运作，美国有一套非常严密的社会问责制度和评估制度来保证认证机构的公信力。除了对认证机构的认可制度外，美国政府监督认证机构，保证其非营利特征。美国认证机构一般按照美国税法 501（C）（3）规定申请登记为享有免税待遇的组织。美国国税局每年会抽查一些重点的免税机构进行审计，对严重违反规定的免税机构将取消他们的免税资格。美国媒体和公众的监督和评估是规范认证机构行为非常关键的一道防线。由于媒体的普及范围广、影响大，因此媒体对认证组织具有很强的威慑作用。美国认证机构必须对公众公布其认证标准和决策程序，邀请公众代表参与认证活动和决策听证、设立投诉热线和网站听取监督、举报意见等措施，主动接受媒体和公众监督。在我国认证制度的设计和执行中，加强对认证机构和认证活动的监督，增加认证决策的透明度，从制度设计上，避免"暗箱操作"和"潜规则"，保证认证的公正性、科学性和客观性。

做好认证制度建设，必须健全教育评估以及专业认证方面的法律和行政法规，目前的《中华人民共和国教育法》、《中华人民共和国高等教育法》以及《普通高等学校教育评估暂行规定》等法律、法规中都未对教育认证的组织和认证评估活动的法律地位作出明确的界定。目前我国亟待出台法律、法规明确认证的组织及认证活动的法律依据。

二、认证制度文化建设

与美国教育认证制度相适应的认证制度文化——主要表现为对学术自由和学校自治的尊重、个人主义价值观及其强调平等、民主的价值观和实用主义价值观及其指导下的兼收并蓄和崇尚创新。中国的传统文化是"大一统"的思想，在两千多年的文化教育中，形成了对教育实行统一集权管理的思想与制度。在新中国成立以后，在计划经济体制下，对高等教育实行统一领导和分级管理的方式。虽然在改革开放以后，根据教育体制改革要求，政府开始逐步转变职能，由微观管理向宏观管理，扩大高校的自主权，但是高等教育的竞争机制并未形成，长期以来的"大一统"的观念也不可能在短时间内得到改变，因此，目前在中国实行专业认证制度会遇到很多困难。首先，政府要放手把"认证"的工作交由中介组织去做，通过管理和监督，提高认证的合理、公正和透明度，使得认证结论令人信服，认证效果更加显著；其次，加强对认证的宣传和正确的评估文化建设，使高校的师生认识到认证的重要意义，形成将认证作为自我质量保证的重要手段，重视自我评价、积极参加认证的态度；最后，通过将认证与职业准入的衔接提高高校参加认证的积极性和主动性。

三、中介组织在国家教育质量保障体系中的作用

美国的高等教育质量保障体系中中介机构发挥了重大的作用，可以说在美国，认证机构和联邦政府、州政府之间从不同角度共同管理教育质量问题，构成美国高等教育质量保障体系中的三大主题——"问责三角"。州政府具有颁发执业执照和学位授予权；联邦政府提供学生助学贷款和研究基金，两者都经常依赖认证机构所提供可接受的教育质量信息。三者在高等教育质量管理上建立了相对独立与相互合作的关系。高等教育中介机构在构建高等教育质量保障体系中具有导向、缓冲器和桥梁的作用。[28]

建立有中国特色的高等教育质量监控体系以及专业认证制度，政府要转变职能，变以往的直接管理为宏观管理，将一些事务性、专业性的职能转移出去，依托于教育评估专业机构，充分发挥中介机构的作用。国家必须制定和完善法律法规，一方面加强对中介机构的管理，认真对其进行资格认定、登记、监督和检查；另一方面通过立法保障中介组织在社会上的法律地位，维护良好的市场秩序。

实施专业认证的中介机构也要发挥好"缓冲器"的职能，必须做到以下几点：①必须有十分广泛的社会参与度与社会代表性。要调动各方的积极性参与专业认证。从美国 AACP 和 ACPE 的成员构成上我们可以看出其代表的范围是很广泛的，包括高校的、行业协会的、社会公众的等。②必须有一支权

威的专业认证的队伍。认证质量的高低在很大程度上取决于认证人员的素质。能否有一批高质量的专业认证评估人员，将直接关系到认证机构的发展前景以及社会认可度。从美国的经验看，认证机构一般采取"小机构、大网络"的做法，即专职人员控制在最低水准，同时尽可能建立较大网络的行业专家群。行业专家都是自愿报名参加认证活动，这些专家在被选拔时，已经达到了其所在行业领域的"专业水准"，或是行业专家或是教育管理专家。当行业专家将认证看作一种高水平的学术活动，并对其职业发展具有相当重要的作用时，就会积极主动的参与认证。同时，认证机构必须明确目标，加强自身建设，有严格的质量意识，注重职业道德建设，提供高质量的认证服务，做好政府的咨询工作并为相关领域的高等教育的改革和发展提供各种科学的论证，通过高水平的工作树立品牌和声誉。③认证机构要理顺和政府、学校之间的关系。[29]认证机构要明确自己的社会服务机构的地位，通过提供优质的服务为政府和高校服务。认证机构不能成为政府的"官办机构"。

四、根据经济发展水平合理制定药师型人才培养规划

从学制设置等角度分析，我国大部分药学院校的药学专业培养模式与美国 20 世纪 30 年代比较相似，即以 4 年制 B. S. 模式（Bachelor of Science）为主。人才培养目标主要是培养制药型人才。因此，从这个角度来看，我国的临床药学教育与美国区别还是很大的。

目前中国药学服务市场不像美国那么发达，从人均国民医疗费用以及医疗费用占 GDP 的比值来说，中国的每 10 万人口的执业药师数量与目前中国的医疗消费水平是相当的，2005 年美国人均医疗费用占人均 GDP 的 16.2%，每十万人药剂师数量为 78 人；而同期中国的相关数字则分别仅为 4.7% 和 9.9 人。[30]但是考虑到中国目前的经济状况以及药品流通企业数量非常大的国情，我国执业药师的缺口是很大的。按照国家药品监督管理局于 2001 年 8 月下发的《国家执业药师资格制度 2001 年 - 2005 年工作规划》，2005 年底，执业药师人数要达到 15 万。但实际上到 2005 年我国执业药师的数量只有 12.9507 万。[31]分析原因，执业药师报考数量的下降，一部分因为执业药师的地位还没有得到社会充分的认可，另一方面，在我国医疗机构中，按照卫生部《卫生技术人员职务试行条例》规定，取得药学专业技术职务任职资格即可，由于没有法律地位，所以医疗机构不重视执业药师，对取得执业药师资格的人员在待遇上与其他药师没有什么不同，甚至有的医疗机构就不承认执业药师

的资格。在医疗机构中的执业药师的职责得不到体现，权益没有任何有力、硬性的保障，不能充分发挥执业药师应有的作用。从药学教育的角度，我国在规划发展药师数量的同时需要关注执业药师队伍的质量，关注执业药师的继续教育。中国的医药卫生体制改革在 2009 年 4 月 6 日已拉开帷幕，医药分家已成定势；另一方面，随着人均 GDP 的增加，对高水平医药保健等服务的需求也将激增。这两方面因素势必会影响中国药师地位的确立和强化，对药师的市场需求也不可避免地大大增加。原国家食品药品监督管理局执业药师资格认证中心继续教育处处长丁晋垣在《中国医药报》发表了我国执业药师队伍发展战略线路图，2010 年执业药师队伍素质进一步提升，执业药师队伍规模达到近 20 万人，东、中部省会城市城区药房、药店强制配备使用执业药师；到 2015 年，执业药师队伍整体素质明显提升，执业药师队伍规模达到 50 万人，所有省会城市城区药房、药店强制配备、使用执业药师。[32] 应对我国执业药师的发展战略，无论是决策层，还是教育界、学术界，都应该对这个问题有一个清醒的认识，并尽量做到未雨绸缪。[33] 高等药学院校应该主动积极调整课程体系，借鉴美国在培养药师型人才方面的经验，积极转变观念，改革过去主要为药品生产、研发服务的培养目标定位，积极改革药学教育的培养模式，加大社会服务型药学人才的培养，建立我国临床药学人才培养体系，使之与医药改革进程的加快相呼应，与卫生服务需求的增长相衔接。

表 2 - 8　美国药师数量与经济发展水平的关系

年份	人均 GDP（美元）	人均国民医疗费用（美元）	国民医疗费用占 GDP 的比重	每十万人口药剂师数量（人）
1960	2919	152.76	5.2%	51
1970	5070	366.25	7.2%	47
1980	12276	1119.33	9.1%	62
1990	23200	2867.69	12.4%	73
2000	34785	4809.97	13.8%	75
2005	42076	6810.53	16.2%	78

数据来源：庞挺，我国药学服务型人才需求预测研究博士论文，2008 年

表 2 - 9　中国药师数量与经济发展水平的关系

年份	人均 GDP（元）	人均国民医疗费用（元）	国民医疗费用占 GDP 的比重	每十万人口执业药师数量（人）
1980	463	14. 50	3.1%	0
1990	1644	63. 30	3.9%	0
2000	7858	361. 80	4.6%	2. 09（执业药师 26434 人，人口 126743 万人）
2005	13985	662. 20	4.7%	9. 90（执业药师 129507 人，人口 130756 万人）

数据来源：国家统计局统计年鉴、国家执业药师考试中心。

第三章　澳大利亚药学教育及
专业认证制度

第一节　澳大利亚高等教育质量保证
体系及外部评价制度

一、澳大利亚高等教育概况

（一）澳大利亚的高等教育

澳大利亚有将近2100万人口，大陆面积基本与美国相当，有六个州（新南威尔士州，昆士兰州，南澳大利亚州，塔斯马尼亚州，维多利亚州和西澳大利亚州）及一些管辖地（北部地区，澳大利亚首都地区及其他）组成。1850年在新南威尔士州建立了第一所澳洲大学——悉尼大学。三年后，维多利亚州建立了墨尔本大学。截至1912年，每个州都建立了一所大学。[34]澳大利亚高等教育系统是以公立大学为主，高等教育机构分为两大类：一类是具有自主认证权的大学（self-accrediting universities），这类大学是在联邦、州和地区立法的基础上建立起来的，其建立要得到州和地区认证机构的认证。获得认证后，学校有权自我认可所设置的课程，有权授予学位。另一类是无自主认证权的院校（nonself-accrediting institution），这类院校虽然得到了政府的允许建立，但所设课程必须接受外部机构的认证。澳大利亚有37所公立大学，3所拥有资格认证权的自主私立大学（Bond University，The University of Notre Dame Australia，Melbourne University Private），4所拥有资格认证权的其他高等教育机构和超过100所的其他机构（包括神学院和提供专门艺术研究课程的学院）。澳大利亚的高等教育在1995年高等教育毛入学率就已超过50%，达到71.7%，位居世界第3位，跨入高等教育普及化国家行列。[35]根据政府公报，2004年度澳大利亚的高校在读学生总数为94.5万，比1996年增加了49%。

（二）澳大利亚高等教育学位制度

澳大利亚的学位及文凭证书主要包括学士学位、荣誉学士学位、研究生证书、硕士学位和博士学位等。

学士学位证书（Bachelor）一般为大学颁发，澳大利亚的学士学位结构依据学习的课程领域和相关的院系而定，包括普通学士学位和荣誉学士学位。普通学士学位通常指学生在攻读研究生学位前必须获得的普通或基本学位，通常需要经过三年的全日制学习或相应时间的半脱产学习，部分学士学位要经过连续四年或更长的时间。荣誉学士学位一般要求四年的学习，学生必须在普通学士学位课程学习中取得优异成绩，增加的一年学习一般涉及在某一个课程的专业学习，包括研究和提交一篇论文。研究生证书（Graduate Certificate）和研究生文凭（Graduate/Postgraduate Diploma）：研究生证书和研究生文凭主要适用于特定专业的学习，如对本科课程中获得的知识和技能的扩展，或者在新的专业领域发展知识和技能。研究生证书一般需要一个学期的全日制学习，而研究生文凭则需要两个学期的全日制学习。完成学士学位的学生有申请资格。但有时，大学也会考虑那些具有相关工作经验但不具备学士学历的申请者。硕士学位（Master）：硕士学位一般需要在四年学习或获得荣誉学士学位后再学习一年，或者在获得3年制学位后再学习两年，但不同的学科领域要求不尽相同。去澳洲学习的中国学生学习时间跨度由一年到三年不等。有时，学生还可申请攻读双硕士学位，如商科类。另外，学校会根据学生的学科背景，对其就读时间及所修课程做出不同要求。如果学生的学科背景达不到学校的入学要求，那么学生在攻读硕士学位之前就要先完成研究生证书和研究生文凭课程，而对于学科背景一致的留学生则可能会根据该生原来所修课程减免其读硕士学位期间的相应必修课程。硕士学位基本上分为两种，以研究方式（by research）完成或以上课方式完成（by coursework）。此类硕士无需完成毕业论文，一般没有固定的导师，学习时间也相应比研究型硕士短。博士学位（Doctor）：在澳大利亚，最常见的博士学位为哲学博士，主要涉及对相关知识领域的文献评论、实验或其他系统性方法的研究。此种学位一般要求在取得硕士学位或荣誉学士学位后再经过三年的全日制学习。[36]

二、澳大利亚高等教育的外部质量保证体系

根据 1990 年的澳大利亚《联邦公司法》，"大学"名称的合法使用必须得到联邦政府有关机构的批准。2000 年 3 月，教育、就业、培训和青年事务部（Ministerial Council on Employment Education，Training and Youth Affairs）决定在法律层面和具体注册的程序等方面加强对"大学"称号的保护，以保证大学设立的高标准。1901 年的澳大利亚联邦宪法规定，教育由各州负责。[37] 无论是公立大学还是私立大学，其建立都必须通过立法和有关规章规定，只有通过认可才能获得自治大学的地位。20 世纪末 21 世纪初，为了争取高等教育的海外市场和加强对高校的外部监督，澳大利亚建立了由联邦政府、州与地方政府、大学学历资格评定框架署、大学、大学质量保证署五方组成的高等教育质量保证体系。其中联邦政府负责向大学提供资金，公开调查报告以促进大学的质量；州和地方政府负责所属大学的资格认定；大学学历资格评定框架署负责大学的注册和学位颁发；大学负责自身的内部管理和质量保证并向联邦政府提交质量保证计划和研究计划；大学质量保证署负责开展外部质量检查，并提供最终检查报告。1999 年 10 月 18 日，澳大利亚政府通过了在联邦资助的大学中建立新的质量保证机制的决案，并于 2000 年 3 月澳大利亚联邦、州和地区教育部长签署了《高等教育批准程序的国家方案》，成立了澳大利亚质量管理机构——大学质量保证署（Australian Universities Quality Agency）。该机构是一个独立的、非营利性的全国性机构，在董事会的独立领导下独立于政府开展工作，负责评估与监督澳大利亚的高等教育院校，并提交质量评估报告。大学根据自愿的原则成为其会员，每五年对会员高等教育院校进行一次质量评审。AUQA 接受来自联邦、州和地区政府的资助，审核的费用由与审核相关的实体承担。AUQA 的董事会全体成员包括：5 个由高等教育机构的首席政府执行长官选举的成员（其中，4 个由包括大学在内的自评机构选出，另一个由高等教育的非自评提供者选出）；6 个由部长提名的成员（3 个由国家教育部长提名，3 个由州和地区高等教育部长提名）；一个首席执行长官。AUQA 董事会的董事长由联邦部长提名，其他的职位由董事会选举产生。[38]

目前，澳大利亚高等教育质量保证体制主要包括了澳大利亚学历资格评定框架署（Australian Qualifications Framework），大学、州和联邦政府以及澳大利亚大学质量保证总署（Australian University Quality Agency）的职责。其

中，AQF 为澳大利亚职业教育和培训及高等教育部门颁授基金提供了透明度。澳大利亚的大学由于享有高度自治权，因此具有鉴定自我计划的权利，并对其自身的学术标准与巩固质量保证程序负有主要责任。除了大学对自身需要评估外，一些院校还与相关的行业或专业团体保持着密切的关系，这些外部团体在保证澳大利亚高等教育质量中也扮演着不可或缺的角色，如会计学、工程、建筑、牙科学及药学领域等等。在澳大利亚，州和地方政府在保障高等教育质量方面同样需要承担相当责任，包括认可新大学、鉴定高等教育课程、澳大利亚海外高等教育机构的运作，以及留学生高等教育课程的认证等。州和地方政府还具有高等学校立法的权利。在国家层面上，联邦政府主要通过公布年度大学质量测评报告和改进计划，监控高等教育质量，以帮助学生选择合适的院校，并为国内及国际社会提供有关澳大利亚大学标准的必要保证。而澳大利亚大学质量保证总署的责任则是执行自我鉴定院校和州、地区鉴定主管机构 5 年一度的质量审计，提供审计报告等。

第二节　澳大利亚药学教育概况

一、澳大利亚高等药学教育院校设置

澳大利亚的药学教育已经有一百多年的历史。目前开设药学本科专业的院校有 16 所。其中，悉尼大学的药学教育已有 150 余年的历史，莫纳什大学（维多利亚药学院）药学系也有 120 余年的经历，为全澳较早建立药学院的大学。由于提供药学学位项目的学校和从事药学行业的毕业生的数量有了相当大的增长，在过去的 10 年里，澳大利亚药学教育的结构出现了重大变化。1997 年，在开展全国药学专业认证之前，有 6 所大学提供 6 种药学学士学位项目，每年将近有 485 名毕业生。2002 年，增长到了 9 所大学提供 9 种药学学士学位项目，毕业生达 720 人，而 2008 年，已经有 16 所大学提供 21 种药学学位（14 种药学学士学位和 7 种药学硕士学位）项目，毕业生有 1250 人。[39]

二、澳大利亚高等药学教育的学制

澳大利亚高等药学教育药学专业全日制学生可在三到四年内完成学业，与中国不同的是荣誉生学位（Honours Degree），这是介于本科生和博士生之间的一种学位教育。学生在完成本科学习任务的同时或之后，成绩优良者，在一定时间内（通常是一年，也有两年）主要从事科学实验与课题实践，通过论文答辩，方可获得此学位，并可以直接升任博士生继续攻读学位，而不需再通过考试。

澳大利亚大学提供的主要的药学学位是4年制的药学学士学位。从2003年开始，一些大学开始提供本科生药学硕士学位项目，为期两年共6个学期。顺利完成大学的学士或硕士学位项目后，毕业生必须在药房董事会批准的药师的监督下在实践地（通常为医院或者社区药房）完成将近12个月的实习（之前称作预备注册培训）。实习中包括监督实践和授课类研究生课程项目，这是在相关的州和区的注册机构（药房董事会）的管理下进行的，并且要对实习进行适当性的评价。这样一来，对于那些想要通过最普遍的注册之后获得4年制的学士学位的人来说，从入学到注册整个过程需要五年。

三、药学专业的招生情况

绝大多数的学生都是直接从高中进入药学专业学习的，也有一些学生是从其他大学转学过来的。一般会有超出计划数量的优秀学生申请进入药学专业。例如2008年莫纳什大学有1558名学生竞争大约200个名额。药学专业招收的学生数量和申请数量各有不同，有些比较多，较多的名校的招生规模在200~250人，而另外一些学校，特别是一些新校的招生规模就小得多。

对于那些高中毕业后申请进入药学学士学位项目的学生来说，高中最后一年的成绩是入学的一项关键指标。在澳大利亚的每个州，所有的学生都必须参加第12年的高中课程学习并参加每年统一组织的测试。学分的计算由每个州的中央考试委员会进行计算。所有参加第12年课程考试的学生根据学分和科目排出名次，再用一套复杂的方法计算出平均分。国际中学毕业会考在澳大利亚也予以承认，对成绩进行转换后同样参与排名。这种排名用来挑选进入大学学习的学生。

学生们通常会通过中央机构（维多利亚州有维多利州大学招生中心）申请所有的大学项目，每所大学有8个专业供其选择。12月中旬，当最后的第12年的考试结果出来后，学生的专业选择名单就定下来了。大学的导师就开始按规定名额从那些申请本项目本导师的学生中挑选学生，直到1月中旬为止。由于申请药学项目的学生的数量之多，挑选的时间之短，因此，主要是根据学生的全国同等高等教育入学排名（ENTER）的成绩作出决定的。学生在本科生医学和健康联合委员会测试（UMAT）或类似的统一考试，例如，大学入学特殊测试（STAT）中的成绩也可能成为某些大学的参考条件。UMAT的设计是为了评价考生逻辑推理能力和解决问题的技能水平，理解能力和非口头逻辑推理考核专门用来评价医学和一些健康科学学位项目的本科生，例如药学。STAT是一系列的相关的测试大学学习中必备的一系列能力的测试。STAT测试的是学生的理解给定事物的能力和批判性思维的能力，而不是学生的知识或学术水平。还有其他的从面试到提交个人档案的招生要求。

与澳大利亚其他的药学院相似的是，莫纳什大学药学学士学位项目是根据学生第12年在高中的化学、数学和英语的水平高低作出的。能够进入莫纳什大学的维多利亚州的申请者仅为占所有学生2%~3%的佼佼者。申请人也需要在UMAT中获得好成绩（20%的佼佼者）。虽然大部分的学生（大约为75%）都是在完成高中考试后进入药学学士学位项目学习的，也存在着其他的入学方式。有相当多的留学生是在完成自己国家的高中教育后进入药学本科学习的，还有一些学生是已经获得其他专业学位又转向药学学位的。

四、药学专业的课程设置

澳大利亚药学专业的课程设置以悉尼大学药学专业和南澳大学药学专业为例，对药学专业的课程设置介绍如下：

（一）悉尼大学药学专业课程设置

悉尼大学的药学专业的培养目标定位为专门为提供有效药学服务，培养具有核心技术、知识和有科研能力的药学人才。这个专业包括化学、物理、药剂、化学物质的药理属性等课程及这些课程在药学专业领域内的应用。大部分毕业生将成为药剂师服务于澳大利亚的社区卫生，提高人们使用药物的水平。

该专业要求4年全日制学习，一年有两个学期，一年招生一次。第一年主要学习基础课程，这一年开设生物、化学等基础药学课程，初步了解药学。剩下的三年都用来进行高级的生物药学，药学和专业化的临床药学研究。在后几年中，大部分时间都会用在社区和医院药房的临床实践上，从而积累一些宝贵的实践经验。悉尼大学给学生专门开设一些课程，用来补充基础的知识，如数学，化学，生物和物理，没有学过这些课程的同学在入学之前必需修这些基础课程。

悉尼大学药学本科专业的课程设置如下：

第一年主要开设基本课程。课程包括化学、药学基础原理、基础药学、物理药学和社会药学等课程。药学基础原理是对药学涉及的主要内容的一个介绍，包括健康服务系统中药物的作用和分布，剂型，药物来源和药物使用者。学生会接触到专业药学实践者应有的理念，了解到药学方面广阔的学科领域。基础药学重点介绍一些原理，这些原理将会在接下来的学年进一步展开并使用。物理药学，包括植物研究，药学评估，固体和液体间的分子力量，分散和溶解，酸碱药物和分离。社会药学包括两部分：医院药学和乡村药学。药学生在临床中通过讲座和调查工作学习药剂师的专业实践。主要内容包括对药剂师在卫生保健中的角色的介绍，药剂师与其他卫生保健专家和客户对专家的期望的关系。在专业药学背景下，可以培养研究文献技巧。通过专业间的实践可以提供一个对健康和疾病的较广的视角，鼓励把病人看做一个完整的人。主要学习驱使患者认知、影响、行为的心理过程的基本原则。

第二年的课程主要包括生理学和药理学，药物发现和设计，微生物学，剂型和配药，治疗原则和对药学实践的介绍，这里的药学实践主要涉及专业的工作，沟通技巧和一些治疗领域。

第三年的重点是论文写作，主要是关于神经学，皮肤病学，免疫学，肌骨骼学，胃肠道学，肾、泌尿和生殖系统及其他系统病理学。

第四年学生着手学习实践所需的管理和治疗、临床实践，综合的药学实践和学习较高级的药学知识。进行临床实践校外实习的同学主要是在一些较专业的卫生服务中心工作。乡村药学专业学生主要学习传染病和农村及偏远地区的护理，他们将在乡村进行他们的临床校外实习。

（二）南澳大学药学专业的课程设置

南澳大学的药学专业是澳大利亚历史最悠久的药学专业之一。4年的学习中，第一年主要学习接触广泛的学科训练，接下来的学年中学习一些较高级的药剂学，药物化学，药理学，药物治疗学和药学实践等课程。

1. 内容及结构

药学课程包括六部分内容，这些课程将在4年的学习中逐步展开。包括：科学原理，沟通和咨询技巧，药房实践，药物研发和剂型，疾病治疗和健康维护药物，研发技巧等。第一年主要学习药学科学原理的基本知识，第二年主要培养学生对于治疗疾病和药物作用原理的理解，第三年侧重强调临床方面的药物治疗课程，其是以第一和二年的课程为基础，进一步研究在临床背景下药物的使用，从而总结影响社区患者行为和药物使用方面的经验。第四年学习重点在药物研发和剂型，为药房实践技巧的进一步发展，综合之前学习的知识和技巧学生会对现在的药学实践有一个更好的理解，包括对药物相关研究有一个更好的判断和了解。

2．课程设置

表 3 - 1　澳大利亚药学专业课程设置及学分

课程名称	Units
第一年	
First Half（Study Period 1，2，or 3）前半年	
Chemistry 100 化学	4.5
Physiology P100 药理学	4.5
Health and Society 健康与社会	4.5
Pharmacy Practice 1A 药学实践	4.5
Second Half（Study Period 4，5，or 6）后半年	
Chemistry 101 化学	4.5
Physiology P101 药理学	4.5
Quantitative Methods in Health 卫生统计学	4.5
Pharmacy Practice 1B 药学实践	4.5
第二年	
First Half（Study Period 1，2，or 3）前半年	
Pharmacology and Pathophysiology 1 药理学和病理药理学	9
Dosage Form Design P1 剂型设计	4.5
Pharmacokinetics and Biopharmaceutics P 201 药物动力学和生物药剂学 1	4.5
Second Half（Study Period 4，5，or 6）后半年	
Pharmacology and Pathophysiology 2 药理学和病理药理学 2	9
Dosage Form Design P2 剂型设计 2	4.5
Pharmacy Practice 2 药学实践 2	4.5
第三年	
First Half（Study Period 1，2，or 3）前半年	
Pharmacotherapeutics Practice 1A 药物治疗实践	4.5
Pharmacotherapeutics Theory 1 药物治疗理论	4.5
Dosage Form Design P3 剂型设计	4.5
Quality Use of Medicines 药物使用质量	4.5
Second Half（Study Period 4，5，or 6）后半年	

课程名称	Units
Pharmacotherapeutics Practice 1B 药物治疗实践 2	4.5
Pharmacotherapeutics Theory 2 药物治疗理论 2	4.5
Dosage Form Design P4 剂型设计	4.5
BUGE Elective 选修课	4.5
Second Half（Study Period 4，5，or 6）with HONOURS	
Pharmacotherapeutics Practice 1B 药物治疗实践	4.5
Pharmacotherapeutics Theory 2 药物治疗理论	4.5
Dosage Form Design P4 剂型设计	4.5
Research and Evidence in Pharmacy 药学研究和发现	4.5
第四年	
First Half（Study Period 1，2，or 3）前半年	
Pharmacy Practice 3A 药学实践 3	4.5
Pharmacy Management Essentials 药学管理精要	4.5
Professional Placement 专业实习	9
Second Half（Study Period 4，5，or 6）后半年	
Pharmacy Practice 3B 药学实践	4.5
Advanced Topics in Pharmacy 药学高级主题	4.5
Practice Elective 实践选修课	4.5
Elective（approved courses）选修课	4.5
FOURTH YEAR with HONOURS	
First Half（Study Period 1，2，or 3）前半年	
Pharmacy Practice 3A 药学实践 A	4.5
Pharmacy Honours Project 药学荣誉项目	13.5
Second Half（Study Period 4，5，or 6）后半年	
Pharmacy Practice 3B 药学实践 B	4.5
Advanced Topics in Pharmacy 药学高级主题	4.5
Professional Placement 专业实习	9

五、药学专业毕业生的去向

澳大利亚拥有庞大的社区药品服务网络，据 2005 年统计，澳大利亚有 4922 家注册社区药店，14900 位社区执业药师。每千人平均拥有 0.73 个社区执业药师。许多公立医院自设药房，为住院患者提供药品服务。但私立医院通常不设药房，而是利用社区药房的服务。在澳大利亚，医疗服务和药学服务完全分家，无论专科医生还是全科医生均不允许售药，但可以向患者提供免费的急用药品。[40]

澳大利亚注册药师主要的从业地点是社区药房（67%）和医院的药房（30%）。还有少数的毕业生可能会进入制药产业，或者继续获取更高的学历后进入大学或科研机构进行研究工作，或在其他领域工作。在社区实践中，大部分的工作就是发放药品和初级医疗保健，越来越多的药师寻求获得药物审查资格证书。药师也受雇于其他的学术、政府组织。[41]

（一）社区药房

大部分的药学专业毕业生在获得药剂师资格后在社区药房工作。澳大利亚的药房法规定，所有的社区药房必须由药剂师掌管，因此很多药师都拥有自己的药房。很多药剂师也会做一些全职或兼职的管理者或主管药剂师。

社区药剂师负责提供和发放药品。药剂师的建议和意见在最大程度上发挥药物作用和减少药物副反应方面扮演重要的角色。澳大利亚社区药剂师正在成为卫生保健系统不可或缺的一部分。他们在卫生保健和卫生教育方面扮演着重要角色。药剂师有资格为小病建议或提供药物，也会给客户提供一系列医疗器械和治疗设备，如喷雾器和拐杖等，以及对如何正确使用这些仪器进行相关解释。

（二）医院药房

不管是在公立还是私立医院，医院药剂师像在社区工作的药剂师一样，他们也是负责发药和审核药物，同时辅助患者和相关保健专家以便很好地使用药物。医院药剂师也进行一些临床和应用研究，包括临床药物试验，药物使用研究，应用干预和药物经济学评估。越来越多的医院药剂师提供医院和社区相联系的服务来帮助病人控制和监视他们出院后所使用的药物。

医院药剂师与很多学科的专家一起工作，为患者提供最优护理。他们负责监管药物治疗，并监测和缩小药物间相互作用和副反应。许多医院药剂师都会选择一个治疗领域然后成为该领域的专家，如心血管，免疫学，血液病学，肿瘤学，儿科学，老年护理和抗凝血等。

（三）工业药学和研究

在澳大利亚药学本科毕业生只有很少数进入制药领域，如生产部门，市场营销部门等。药学专业的毕业生有潜力胜任于药物应用的任何一个阶段，从研发，到生产，到注册，临床评估，到产品的市场营销，最后到卫生保健专家。毕业生一般在获得研究性的高学历后成为制药工业领域高级职位的候选者。

澳大利亚的社区药师有许多新的从业选择，特别是在家庭药物审查（HMR）和居住药物管理审查（RMMR）领域，这都是由国家政府赞助的新的药房服务。养老院的居民和收容所或招待所住户可以参与RMMR。同样需要药物审查的个人可以在全科医生（GP）的批准下参加HMR。[42]

第三节　澳大利亚药学专业认证制度

一、澳大利亚药学专业认证的目的及机构

（一）澳大利亚药学专业认证的机构

在澳大利亚，由专业协会负责完成诸如会计师、工程学、建筑学、牙科医学和药剂学等专业的认证已成为一种公共的准则。专业认证的内容包括课程的框架结构、内容、专业水平和专业课程开设的课时等。

药学专业教育认证由COPRA（The Council of Pharmacy Registering Authorities）负责。COPRA是负责决定和管理认证过程的团体。它接受澳大利亚和新西兰药学院校认证委员会（New Zealand and Australian Pharmacy Schools Accreditation Committee，简称NAPSAC）的建议并根据认证结论建议作出最终决定。委员会的成员是各个澳大利亚的州和地方的药学注册权威。澳大利亚药学考试委员会和澳大利亚和新西兰药学院领导委员会为附属成员。因为新西兰药学委员会是合作成员，因此，新西兰和澳大利亚的药学专业认证的标准是一致的。COPRA每年2次集会，5月和10月的最后一个星期一和星期二。讨论通过当年认证院校的认证结论。药学专业认证的程序、标准和指南由NAPSAC制定。NAPSAC使用的标准是用来评估药学院提供的学位课程是否能够培养出合格的具备必需知识、技能和品质的毕业生。所以对成员的组成有严格的要求，NAPSAC的组成包括：委员会指派的2名委员和2名澳大利亚和新西兰药学院领导委员会或是继任委员会的提名人员、1名澳大利亚药学协会的提名人员、1名新西兰药学委员会的提名人员、1名澳大利亚医院药师委员会的提名人员、1名澳大利亚药房同业协会的提名人员、1名澳大利亚医疗部门顾问委员会的提名人员以及1名经常被委员会指派的其他人员。指派到

NAPSAC 的期限为 3 年。NAPSAC 的主席由委员会任命，期限为三年。成员和主席的任期没有届限规定。

（二）认证结论的使用

每年 COPRA 会有一个公告，公布经过认证的院校名单，这样让社会了解各个院校的专业办学水平。另外很重要的一个方面，澳大利亚和新西兰的药事法规定，所有州及地方的药事法目的都是通过确保药师能够提供专业、安全、有效的医疗服务来保障公众健康。所有的注册权威机构要求新的药学注册申请人完成经认证的药学学位课程。这就意味着只有通过认证的药学专业的毕业生才能申请注册药师。

在 NAPSAC 的认证指南中还指出，NAPSAC 的认证标准和结论也为其他国家的权威机构评价澳大利亚和新西兰药学教育的质量提供了评判依据。

二、澳大利亚及新西兰药学专业认证的现状

（一）已经被认证的院校情况

截至 2007 年 7 月 28 日，已经有 18 所院校参加了认证。[43] 名单见下表：

表 3－2　澳大利亚药学院及所属大学药学专业认证情况表

	药学院及所属大学	授予	认证级别
1	奥克兰大学药学院	药学学士	全面认证
2	堪培拉大学健康科学学院	药学硕士	临时认证
3	查尔斯达尔文大学	药学学士	预备批准
4	查尔斯特大学生物医学科学院	药学学士	全面认证
5	科廷科技大学药学院	药学学士	全面认证
6	格里菲斯大学药学院	药学科学学士/药学硕士	临时认证
7	詹姆斯库克大学药学和分子科学学院	药学学士	全面认证
8	拉筹伯大学药学和应用科学学院	药学学士	临时认证
9	莫纳什大学（维多利亚药学院）药学系	药学学士	全面认证
10	奥塔古大学药学院	药学学士	全面认证
11	昆士兰大学药学院	药学学士	全面认证
12	昆士兰科技大学生命科学院	药学学士	预备批准
13	南澳大利亚大学药学和医学院	药学学士 药学硕士	全面认证 临时批准

	药学院及所属大学	授予	认证级别
14	悉尼大学药学系	药学学士	全面认证
		药学硕士	临时认证
15	塔斯马尼亚大学药学院	药学学士	全面认证
16	西澳大利亚大学生物医学生物分子和化学科学院	药学硕士	临时认证
17	默多克大学药学院	药学硕士	临时认证
18	纽卡斯尔大学生物医学科学院	药学硕士	临时认证

（二）认证的过程

在认证的过程中，所有方面都有明确的职责。COPRA 负责认证的程序。尽管他们也会接受 NAPSAC 的建议，最终决定权在于 COPRA。由于澳方与新西兰的关系，新西兰药房委员会也是合作成员。除此之外，澳大利亚考试委员会和澳新药学院领导委员会也是附属单位，COPRA 一年举行两次会议。

NAPSAC 是 COPRA 的常设机构，主要负责认证标准和程序的发展，并考虑认证申请。他会在参考现场访问小组和独立的评估专家的报告后作出结论。NAPSAC 也是一年召开两次会议。

现场访问小组由 NAPSAC 建立，参与全面认证和临时认证，由三到四位在本科药学课程教学机构工作，熟悉当前专业实践要求的专家组成。NAPSAC 的课程标准采用的是英国药学学位课程教学大纲，这一大纲是由英国皇家药学协会制定并出版的，只是澳方作了些改动。它着重强调病人的重要性，涉及药物治疗的生物、环境、心理及社会的基础。由于澳大利亚的多民族性，课程还涉及一些特殊的病人需求。其他还涉及大范围的药物反应、药物成分和医疗产品。

整个认证过程可以分为三个阶段：预备批准，临时认证和全面认证。①预备批准是要授予首次开设可注册的药学学位课程的大学的。学校的申请应当在做招生宣传前提交。在第一批新生入学前学校应获得预备批准。②如果学院获得了预备批准，必须在第一学年末的时候向 NAPSAC 提交一份报告。报告必须说明申请上的事宜的进展，以及 NAPSAC 所想要了解的问题。在收到获得预备批准的学校的报告后，通常临时认证就开始了。在这个阶段，NAPSAC 的评估涉及两个方面：审查报告和在一学年后派出现场访问小组。学校必须遵守年报的要求。如果学校想要进入全面认证阶段，程序涉及：

NAPSAC 和学校就评估目的和形式达成协议，递交书面报告，现场访问小组进行评估，现场访问小组准备提交给 NAPSAC 的报告包括对照标准执行情况的反馈和建议。NAPSAC 就认证级别进行初步认定，最后提交由 COPRA 作出最后结论。临时认证将会持续到学院能够获得全面认证，或者由于学院出现重大失误而召回认证。③在学校的第一批毕业生在药师注册前经过一年的实践培训后，学校才有资格申请全面认证。学校和可注册课程都会在这个阶段得到认证。认证有效期为 5 年，NAPSAC 规定学校必须将它的认证级别告知公众与学生。

三、澳大利亚药学专业认证标准

（一）认证标准

COPRA 主要关注的是确保经认证的药学专业毕业生具备注册前专业技能。因此，标准关注的是教育成果、准入标准及培养过程。教育成果通过两个方面衡量：毕业生具备的基本素质和药学知识和技能。

标准可以用以下的示意图概括：

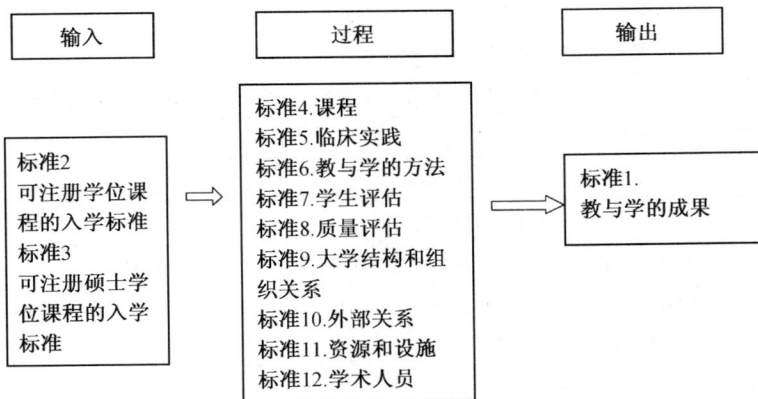

图 3 - 1 认证标准及其分布

1. 专业认证的输出端标准

标准 1. 教与学的成果。可注册药学学位课程必须培养出能够在注册前培训项目和在此期间获得澳大利亚和新西兰药房实践认可能力的，具有在监督指导下开展药学实践的必要知识、技能和素质的毕业生。衡量标准的两个方面具体要求如下表所示：

表 3 - 3　药学专业毕业生应具备的基本素质和专业知识技能

	交流	交流信息的能力，有效的论辩和分析
毕业生应具备的基本素质	批判性思维	逻辑分析问题的能力，考虑不同的选择和观点，作出全面的决定
	文化理解	文化多样性的理解，包括本土问题（新西兰学生，Waitangi 条约的框架内）和多文化主义
	道德	道德认识，道德标准和社会责任
	信息识别能力	对于获得、组织、和展示信息的信息识别力的认识，特别是通过计算机的活动
	学科间的观点	智力开放性和好奇心，当前知识的限度认识，学科间的联系
	终生学习	致力于终生学习，有应用知识，发展现有技能，适应环境变化，和学习新技能的能力
	计算能力	理解基本数学关系和进行计算，整理大量数据和评价，正确使用单位
	局限性的认识	认识在个人局限性内工作的需要的能力
	研究	通过认识什么时候需要信息及定位、找回、评估和有效应用开展研究的能力
	学识	最基本的获取和发展知识和理解能力的要求
	自策	自我管理活动的能力和独立工作的能力
	团队合作	能够作为团队领导和团队成员有效工作的能力
	工作技能	事业心、自信心、和个人的责任感
毕业生特殊的知识和技能	课程项目的实质事实、概念、原则、和理论知识的批判性理解。	
	应用知识和理解满足病人和其他医疗人员的需要的能力	
	清楚正确地进行的交流、批判性思维、信息识别和药学、临床及实验信息研究的能力。	
	正确计算用药剂量和剂量方案的能力	
	安全合理地临时准备有效的药物制剂的能力	
	获得、解释和评价病人和临床数据的能力	
	安全合理地评价处方和其他用药请求，分配药物的能力	
	对病人和其他医疗人员进行用药和使用建议的能力。毕业生必须具备对于药品安全的理解和识别、预防和控制不良用药行为的能力	
	安全处理化学品和药品的能力	
	掌握实验室操作规范和标准制药仪器的操作和使用，和选择适当技术和程序的能力	

　　专业认证标准要求应当通过各种途径以保证毕业生达到以上标准规定的基本素质和专业知识技能。药学院应该就上表详细的知识、技能和品质根据相关国家的资格标准进行自我评估。

2. 专业认证的输入端标准

标准 2. 可注册学位课程的入学标准，学士和硕士阶段的可注册学位课程接受的学生必须显示其学术能力，交流能力和足够获取毕业时预期的知识、技能、能力和资格的知识背景。具体规定如下：

（1）学生应具有与课程学术要求相称的入学得分，或通过客观透明的方法显示出相当的学术能力和交流技能。

（2）学生应当有全面的化学、数学和英语背景，不论是通过高中所学的课程/NCEA 水平 2/3 或相当的中级水平，或相关的第三阶段的可获得相当背景知识的学习。

（3）留学生应当通过职业英语测试（OET）或雅思，显示其精通英语，水平足以进行有效的学习和在课程中与公共人员和医疗工作者进行交流，特别是在校外实习中。毕业时，学生应具备澳大利亚药学考试协会所要求的专业知识的熟练水平。如果入学要求较低，药学院应当在学生进入主修的临床实践前有达到 APEC 水平的完整发展过程。

标准 3. 可注册硕士学位课程的入学标准，允许进入可注册研究生硕士课程的学生必须有不低于学士水平的高等教育学历。另外，他们必须具备全面的当代的基础生物和自然科学的背景，药学学士水平以上。为了让进入硕士阶段学习的毕业生在两年内获得必要的知识、技能、能力和资格，有必要将药学学士学位前两年正常教授的基础科学作为进入研究生学习的前提。在申请时没有满足所有前提条件但允许入学的学生应在可注册硕士学位课程开始前完成有关学习，达到前提条件。应当将 10 年内完成申请前所有的学习作为前提条件。

3. 专业认证的过程标准

标准 4. 课程，可注册药学学位课程的必修课，列举在附录 II 中的指示性课程项目必须有足够的广度和深度。COPRA 决定可注册的进入硕士学位课程毕业生必须具有相当于 4 年制学士学位课程最后三年的学习。这项要求是为了确保在硕士课程中有与学士课程在药学学科教育相同的广度与深度。

标准 5. 临床实践，可注册药学学位课程必须包括多样的足够长时间的临床实践经历。学院应当在课程的第一年为学生提供药学实践。鼓励涉及面广，包括老年护理实践和一般性实践。希望在学士学位课程的第三或第四年侧重点放在有组织的临床实践上。指导性的临床实践时间为 250 小时，尽管时间的长短可以有较大的不同，因为有不同的方式获得标准 1 中所说明的结果。学生应当同时有医院和社区实践的经历。十分鼓励乡村临床实践经历。可注册硕士学位学生应当有相同水平的临床实践经历。临床实践应当深入课程中，将学生的药学实践，治疗方法和药学科学的学习统一起来。

标准6. 教和学的方法，课程的教授必须有助于标准1所说明的教育成果。教学法应当多样化，包括讲演，实践课程，教师指导，临床实践，计算机辅助学习，自我管理的学习，互动的小组教学和问题研究学习。

标准7. 学生评估，学院必须有有效的学生评估方法和机制。评估的方法应当多样。应当对认知学习，必要实践技能的掌握，交流能力和解决问题时计算和数据应用的能力进行测评。同时学院应当有外部审查评价机制。

标准8. 质量保证，提供可注册药学学位课程的大学和对课程的教授负责的举办机构必须有持续性的和有效的程序确保质量和进步。课程举办机构必须接受这些过程的定期审查。质量保证程序应当来自教学人员、学生、实习药师和代表他们的团体、药房注册机构和其他利益相关者的有效的参与。大学应当用多种方法来评估药学毕业生的质量和课程的合理性。应当包括对毕业生雇用者和其他利益相关者的调查和毕业生在注册考试时结果的调查。

标准9. 大学结构和组织关系，可注册药学学位项目在大学学术和管理的组织结构和系统中的位置，必须促进责任的结构和系统。包括以下三个方面：在较宽泛的跨专业健康科学教育的框架内发展和维护药学的专业精神；药学教学人员对于课程发展和教授的责任；在决策委员会中对于负责药学项目的员工的恰当代表。

标准10. 外部关系，大学必须显示出它已经与医院、社区药房和其他与药房实践相关的实体建立的稳定关系来确保学生长期、多样的见习和实习环节。

标准11. 资源和设施，可注册药学学位课程必须有足够的住宿、人力资源、图书馆和计算机系统支持、器材及其他基础设施的支持来确保课程有效的教学。

（1）教学设施，应当有足够数量和规模的普通或特殊实验室提供给学生。对药学课程负责的组织单位应当具有以下课程教授所需的最基本设施：一个模拟药房，一个用于制剂和临时制剂的实验室和适合于化学和生物教学的实验室。

（2）如果外部设施应用于实践和其他非临床的课程时，大学必须显示出它们的性质、使用的时间和属性以及雇员提供的，与专业的室内设施同等质量的教学环境。

（3）基础科学和药学学科的教学人员数量应当足以进行单独的学生和小

组互动，并足够维持必要规模的学术活动。可注册药学学位课程的入学人数与全日制的药学教学员工的比例应当小于20∶1。

（4）大学应当有恰当的有效的学生辅助机制，特别是英语语言辅助，和对本土的及毛利学生的辅助。

标准12. 教学员工，对可注册学位课程的发展与教授负责的学院必须有对当代药学科学和实践精通的稳定师资。具体标准包括以下几个方面：

（1）学院必须有不少于三个的药学连续指定核心岗位。这些人员要精通指导性课程范围内的药学科学和药房实践。至少其中的一名必须是注册药师。

（2）至少有一名药学教学员工具有高级职称，在大学内为中级教员和机构的专业领导力提供有效的保证。

（3）教学人员应按学期雇用，并提供给他们资源、支持和教学环境，使得他们能够保持最前沿的药学科学和实践的知识。这可以通过研究和学术活动，通过学术发表途径，专业发展项目和会议的出席，和鼓励实践、教育活动、和专业服务来促进。

（4）学院应当有提高教师的教学技能的项目。

（5）NASPAC鼓励利用教师职位提供专业领域的专家意见并辅助维护教学和实践。如果教师在教育资源中占重要地位，NAPSAC会对其资格，教学技能和经验，学生的互动操作，和课程发展和评估的较宽泛的教学建议给予特别的关注。

（二）标准中值得关注的地方

1. 澳大利亚的药学专业认证标准中重视对办学条件的基本要求

总体来说，澳大利亚药学专业认证的标准中重点关注了专业人才培养的过程，包括课程、临床实践、教学方法、资源和设施条件以及对师资的要求。在标准的设计中不仅有定性的标准，也有量化的指标。如标准11. 在资源和设施条款中规定学校基础设施的条件。在实验教学条件中规定了必须具备一个模拟药房和一个用于制剂和临时制剂的实验室以及适合于化学和生物学教学的实验室的要求，可以看出澳大利亚的标准对药学专业来说对实验室条件的重视。在标准的定量标准中还重点关注了师资的要求，例如在标准11.3和12.1对生师比和专业负责人的条件作了明确的要求。在专业师资的核心岗位要求中标准要求"至少其中的一名必须是注册药师"，这也体现了澳大利亚药学专业以培养药学服务型人才为主的培养目标，并根据这样的目标提出的师资要求。

2. 澳大利亚的药学专业认证标准中对专业的核心课程有明确的要求

在标准4中给出了药学专业应开设的课程，称其为指导性课程，标准中采用的指导性课程为《英国药学学位课程指导提纲》，由英国皇家药学协会（RPSGB）发行出版，并根据澳大利亚和新西兰的特殊性略作改动。课程主要内容包括病人、药物的作用、药物、医药产品、医疗系统和从业人员的作用等五大方面，在学位课程中病人是最主要的内容，主要要求学生掌握健康与疾病的概念；正常和不正常的身体功能；主要疾病的病原学和流行病学及它们的药物治疗的原理。症状的识别和处理，诊断原理，重要的诊断方法与测试和医学术语；疾病的处理和治疗计划，包括临床指导、处方指导、药物治疗评估的应用等；药物的作用主要包括药物作用的分子基础和生物体内的药物作用，药物的吸收、分布、代谢和排泄；药物部分主要包括药物的化学、分析、研发的知识，要求药学毕业生对药物生物活性和有疗效物质的资源和性质有正确的评价和认识；药品部分主要要求学生掌握药物的剂型和合成；医疗系统和从业人员部分主要包括需要懂得、理解、并掌握在医疗系统中与其他医疗从业人员和其他科学家一起工作的技能。从指导课程体系的设计上可以看出澳大利亚药学专业的培养目标是培养药师型的人才，因此教学内容的设计上更多地关注临床知识，在药学有关课程内容的设计上是将药物作为一个整体更多关注药物的使用，目前国内药学专业在课程设计上主要围绕药物的化学基础、药物的合成、制剂和药物分析，对于药物的应用以及疾病方面的内容涉及较少。

3. 认证标准中对实践教学的重视

临床实践是学士学位课程第三年和第四年一项重要的组成部分。但是早在课程的第一年，学院就开始让学生接触药房实践，包括老年护理器材和普通的实践。要求学生有在医院和社区药房的双重实践经历，特别推崇乡村药房实践。可注册药学学位项目在大学组织结构和行政职责中的位置和责任必须明确地规定出来。标准规定，大学必须证明他们与医院、社区药房和其他与药房实践有关的团体发展了适当且稳定的关系，以此来保证学生能有丰富的、长期的观察实践经历。该规定也从组织机构上保证了实践教学的实施。

第四节　澳大利亚药学专业认证
制度对我国的启示

一、吸引各种专业组织、行业协会等社会力量参与认证工作

在澳大利亚和新西兰药学认证委员会派出的现场访问小组中通常由三到四位有资格的，对本科药学课程的组织和结构有经验的，了解当代专业实践要求的人员组成，包括：由大学学院的领导及两位以上有丰富药学实践知识的成员。在认证结论的使用上，澳大利亚将药学专业认证的结果与学校培养的学生能否参加执业资格考试联系在一起，使举办各药学专业的院校积极参加认证。社会力量参与专业认证能够及时将社会对人才培养的要求、执业资格对毕业生的能力要求、毕业生的就业状况及其他信息直接反馈给学校，使学校及时了解关心行业发展对专业人才提出的要求。另外，也提高学校参加认证的积极性。因此建议在中国药学专业认证方案的起草及试点工作中邀请行业协会、执业药师协会以及医药企业、医院的专家参与。

因为认证是一种高校质量保证的自觉行为，如何让举办药学教育的院校自觉参加认证是值得我们思考的问题。在我国，目前教育部委托药学类教学指导委员会起草中国的药学类专业认证方案并对药学专业进行试点认证工作。在《全国药学专业认证方案的征求意见》的公示文件中认证的结论到底如何使用并没有确定，在目前还无法做到只有通过认证的药学专业的毕业生才能报考执业药师的情况下，建议采用通过认证院校的学生在报考执业药师资格时给予一些优惠的政策，吸引举办药学专业的院校主动参加认证工作。

二、科学合理的认证程序和认证标准是实施认证的关键要素

从澳大利亚的专业认证中可以看出认证是一个长期的过程，它更加强调的是过程的管理，认证的结论表明的是一种状态，举办药学专业的院校在举办之初必须经过预备认证、临时认证，在第一届毕业生毕业一年后方可获得全面认证。在我国，对于评估和认证，人们往往更加重视结果而忽视认证的过程。因此建议中国的方案设计中应避免过多关注结果、忽视过程的情况。从帮助药学专业办学点提高办学水平的宗旨出发，加大对申请认证院校的申请报告的预审以及专家咨询工作，帮助申请认证的学校在认证过程中针对自

身存在的不足进行整改，提高办学水平。

另外，有专家指出：认证标准应该做到刚性与弹性相结合，定性与定量相结合，给各高等学校和专业点留下足够的自由空间。但哪些指标应该刚性、哪些指标应该柔性是设计者应该思考的。在标准的设计上建议需重点关注教学条件、教学水平和师资条件，因为影响一个专业的办学质量关键在于教学条件、师资条件和教学水平，目前我国药学专业办学的状况是办学点快速增长，办学水平参差不齐。从澳大利亚的认证标准我们可以看出他们对这三项有具体明确的规定。因此，在中国药学专业认证标准中对于办学条件和师资条件应给出定量的要求，不可太宽泛。

三、中国药学专业培养目标定位应考虑到药学服务人才的培养

澳大利亚的药学专业学生毕业后经过一年的培训后（在这段时间会有许多考试和测评），学生才可以参加药品监管局举行的执业药师注册考试成为执业药师。在澳工作的药师分为许多种，社区药师占了80%，主要从事社区药房的工作；临床药师占15%；在医药公司工作的药师占1.7%；做研究工作的学术型的只占1.9%。而我国目前药学专业培养的学生大部分进入医药企业和研发机构从事药物生产和研究工作，进入医院和社会药房的比例很小。亚洲很多国家如日本、新加坡、马来西亚的药学教育均进行了大刀阔斧的改革，把药学专业的培养目标转向以培养药学服务人才为主体，例如日本从2006年4月开始，药学专业由4年制转为6年制，临床教育的比重大幅度提升。随着中国经济水平的快速提高，社会对药学服务人才的需求会越来越大，目前我国药学专业的毕业生大部分是从事药物的制造和研究，在培养目标中对药学服务方面人才培养的课程体系设计和培养环节关注不够。另外由于我国药学专业人才培养目标和国外的区别，在借鉴国外药学专业认证标准和方案的时候，我们应该考虑到中国的国情，不可生搬硬套。

第四章　日本药学教育改革及6年制药学教育评价制度研究

第一节　日本教育评价制度及专业认证制度

一、日本高等教育背景

在日本，从高等院校的层次上来说，有大学（含研究生院）、短期大学、高等专门学校和专修学校专门课程等4类。从高等院校的设立和经费负担上来说，有国立、公立和私立之分。国立高等院校由中央政府设立和负担经费，公立高等院校由各自治体即地方政府设立和负担经费，私立高等院校由法人设立和负担经费。据2004年统计数据，在大学中国立大学有87所，公立大学有80所，私立大学有709所。[44]在日本，虽然有地方政府举办的公立大学，但是国立大学和私立大学占主导地位。规模最大的是私立大学，私立大学的学校数占全体大学数的76.4%，学生数占全体大学的73.4%。国立大学的学校数占全体大学数的12.3%，学生数占全体大学的22.2%。日本高等教育制度具有以下特点：第一、在日本的高等教育制度中各类机构之间的分化明显，国立大学和私立大学在其中居主导地位。第二、国立大学和私立大学功能差异显著，国立大学主要发挥研究功能，私立大学主要发挥教育功能。第三、国立大学相对独立于政府和社会，虽然国立大学从政府获得主要资金，但在学校决策上独立性较强，尤其是国立大学的教授具有很大的自治权利。私立大学虽从政府获得部分财政支持，但大部分资金自己筹措。因此虽相对独立于政府，但受社会尤其是生源的变动的影响大。同时，私立大学的教授在学校决策中的作用较小。

二、日本的外部评价制度

（一）日本外部评价制度的产生及法律依据

20 世纪 80 年代末的日本社会变革的一大显著特征是放宽管制，加强自由竞争机制。反映在大学教育改革中就是大学设置基准的大纲化。在过去的大学设置基准中，对应开设的课程、学分的分配等，均有明确的具体的规定，大学没有自主权。因此，大学也无法主动根据学科的发展、社会的需求来调整课程结构，也就无法适应社会需要，办出特色。1991 年 6 月日本文部省赋予了大学在确定课程结构和编制教学大纲上的自主权。在放宽管制的同时，必须保证教育水平的提高，于是必须建立高等教育的外部评价机制。同时，日本的 18 岁人口在 1992 年经历了战后第二次高峰后开始下降，18 岁人口的减少对大学的招生产生了直接的影响，大学评估也成为大学尤其是私立大学竞争生源的手段；第三，日本在教育经费紧张，政府的教育投入不能满足教育发展需要的情况下，国民和各党派对政府财政支出的效益问题更加关心，大学评价成为大学尤其是国立大学向社会说明政府资金使用效益的报告，也是进一步争取资金的申请。第四，国际化与信息化是 20 世纪 80 年中期以后日本教育改革的主要目标之一。教育国际交流的广泛开展以及吸引更多留学生从客观上也促进了日本大学对教育的评价和专业认证的开展。

20 世纪 90 年代初，日本在借鉴外国尤其是美国的高等教育评价制度的基础上，2002 年，日本学校教育法修正案第 69 条和第 70 条的相关条文中规定了高等教育认证制度的基本内涵。指出，高等教育认证评价制度是指，由日本最高教育行政当局长官文部科学大臣认可的高等教育评价机构预先颁布高等教育的基本标准，然后高校申请接受该机构所实施的是否符合该标准的评价。认证评价的结果必须通知被评价高校，并公之于众和向文部科学大臣汇报。从 2004 年 4 月开始，以 7 年为一个周期（专门职业研究生院以 5 年为一个周期），日本国内所有高校都必须接受由文部科学大臣认可的认证评价机构所实施的认证评价。[45] 在外部质量保证体系中，在日本受政府委托的具有自愿评估和专业审查职能的有大学基准会（Japan University Accreditation association，简称 JUAA）、高等专科院校联盟（AACJ）（对私立的初等专科院校的评估）；日本工程教育评估处（JABEE）（对工程教育的评估）。[46] 其中以美式专业认证为范式建立起来的日本大学基准协会（JUAA），JUAA 成立于昭和 22 年（1947 年），是由国立、公立、私立 4 年制大学为会员校的具有财团法人地位的团体，其前身为 1946 年由东京都内的 10 所大学的代表发起成立的大学设立基准协议会。该组织设在日本最高教育行政机构文部省内。因此，在某种意义上，可以说该组织最初是政府的御用组织。1953 年 7 月 8 日，作为发起人的 46 所大学中的 43 所大学代表再次聚会日本大学，通过了建立日本大学基准协会的决议，标志着日本大学基准协会的正式建立。通过建立评价基准和对院校的认证评价在规范日本高等教育发展方面起到了巨大的作用。

2004 年，日本政府修改了学校教育法，新法律规定日本所有的大学都有义务接受外部认证评价机关的认证，当然具体由哪个机构能够作为第三者认证评价机构要由政府有关部门即文部科学省认定。鉴于大学基准协会在大学评价方面所作出的贡献，2004 年 5 月 31 日，大学基准协会被文部科学省认定为认证评价的合法机关。

（二）机关认证评价——日本大学基准协会的概况

认证评价制度根据对象可以分为两类，即机关认证评价和专业认证评价。在日本，进行机关认证评价的主要有大学基准协会和大学评价·学位授予机构，发挥主要作用的是大学基准协会。大学基准协会作为民间团体，各个大学是否加入大学基准协会成为会员全凭各大学的自愿。换句话说大学基准协会会员越多说明其吸引力越大。会员有正式会员和赞助会员之分。成为赞助会员比较简单，大学只要申请，在大学基准协会登记即可。而由赞助会员成为正式会员手续比较复杂。赞助会员要成为正式会员须通过基准协会的认证。成为正式会员以后也要受到大学基准协会的监督，正式会员须接受基准协会的再认证，一般 7 年一次，但是初次成为正式会员之后的第一次再认证为 5 年。到 2006 年 7 月，全日本共有 4 年制大学 707 所，大学基准协会的会员校有 570 所，占全体的 80.6%。其中正式会员校有 321 个，占全体的 45.4%。按照大学的类别分，正式会员中国立大学为 37 个，占全体国立大学的 43.5%，公立大学为 33 个，占全体公立大学的 43.4%，私立大学为 255 个，占全体私立大学的 46.7%。[47]

（三）专业认证评价——日本工学专业教育认证评价制度的概况

目前在日本已经开展专业认证的主要在工学专业领域，实施专业认证的机构是日本技术者教育认证机构（JABEE：Japan Accreditation Board for Engioneering Education），"技术者教育"是指为了培养合格的初级技术者（entry – level engineer）所进行的本科阶段的基础教育，技术者教育相当于我国的工学教育但比一般的工学含义要宽泛一些。JABEE 将工学分为 16 个专业领域，具体分别为化学和化学相关专业领域、机械和机械相关领域、材料和材料相关领域、地球·资源和相关领域、信息和信息相关领域、电气·电子·信息通讯和相关领域、土木和土木相关领域、农业工学相关领域、工学（融合复合·新领域）相关领域、建筑学和建筑学相关领域、物理和物理学相关领域、经营工学相关领域、一般农学相关领域、森林或森林相关领域、环境工学及相关领域、生物工学及相关领域。JABEE 成立于 1999 年，2001 年正式开始工学教育的认证评价工作。

JABEE 的目的主要有以下几点：一是提高和保障日本技术者教育的质量，建立日本国内通用的工学教育标准；二是在国际加强工学教育认证评价，提高工学教育质量的潮流中，增强日本工学教育和世界各国的交流，提高日本工学教育的世界通用性；三是有利于工学专业毕业生就业，提高就业率。日本技术者教育认证机构于 2005 年正式成为华盛顿协约（Washington Accord）组织，成为正式会员。该组织是认证学士阶段的工学教育质量是否具有同质性的国际组织。日本教育者认证机构成为协约组织的正式成员之后，它所认定的技术者教育课程在其他成员国也同样有效，这就大大提高了日本工学教育的世界通用性。日本技术者教育认证机构成立后成功地将认证制度与技师国家考试制度相接轨。日本的技师国家资格考试是日本唯一的工学方面的国家资格考试，通过该考试的才能有资格成为技师。技师国家资格考试分两个阶段进行，第一次是理论考试，第二次是实际操作技能考试。2004 年 3 月 26 日，政府发出通告，2001 年和 2002 年日本技术者教育课程认证机构所认定的专业都是文部科学大臣指定课程，也就是说，可以免去技师国家资格考试的第一次考试，这表明了政府对日本技术者教育认证机构的认证评价结果的信任。这一决策无疑是极大地增强了日本技术者教育课程认证机构的认证在日本的知名度。

第二节　日本药学教育的历史回顾及现状

一、日本药学教育的历史回顾

日本药学教育已有百年历史，为了把握好日本药学教育的历史发展情况，可以按照时间顺序分为以下 6 个时期。

（一）药学教育萌芽期（1873～1879）

这个时期是以 1873 年东京大学医学院制药系的成立为标志的，其目的是为适应不断增长的进口西药的需要来培养专业人士。在此期间西方医疗服务体系在日本出现，日本最初的以现代药学教育为主的药学院校相继成立。

（二）药学教育初具规模期（1880～1911）

1880 年，日本药学会成立；1893 年，日本药剂师协会成立。29 所药学院校在此期间先后成立。此时的药师仍然处于弱势地位，药学系的建立仅仅是为了对进口的西药进行分类，实验室仍是药学毕业生最主要的工作场所。

（三）药学教育初步发展时期（1912～1944）

日本制药工业开始建立和发展，许多制药企业在此时期成立。首批被送往德国学习的药剂师回到了日本，创立了药学学科，从事天然药化和有机化学等基础药学领域的研究。17 所药学院校在这一时期成立，设有药化、天然药化、卫生化学、制药学等学科，建立了以化学为基础的药学人才培养模式。

（四）药学教育体系的改革期（1945～1960）

至此，日本全国共计有 46 所药学院校，学生数量有 8000 人。1956 年，对药学教育体系标准进行了修订，建议药学院校中由单一的药学系转变为药学系、制药系和生药系三个系。同年医药分业制度在法律上得到确认，但药师的职责仅仅还停留在调剂药品上。

（五）药学教育快速发展期（1961～1983）

在 46 所设有药学的大学中，有国立大学 14 家、公立大学 3 家、私立大学 29 家。每年约有 8000 名新生入学。毕业生中大约 60% 到药厂工作，其余的在医院或药房当药师。1961 年，医疗保险体系覆盖全民，国民的整体健康素质得到了提高。1973 年，日本药剂师协会建议药学教育实行与医学教育一样的 6 年制教育体系，但遭到了教育部大学司药学委员会的反对。1974 年，日本医学会发布了未来 5 年的施政纲领，声明要实施医药分业，医药分业终于迈出了实质性的一步。临床药学服务开始在一些大的综合性的医院实施，但在社会药房，药师角色的转变十分缓慢。

（六）药学教育模式改革的矛盾和争论期（1984～2004）

1983～1990 年间，药学教育改革计划陷入僵持期。此时药剂师作为医疗卫生保健队伍中的一员和医师、牙医和护士一道在法律中被明确，药剂师的责任变得重大。自此，药房和药剂师的角色变得清晰，医药之间界限明晰。但是，长期以来形成的药学观念是不可能轻易改变的，日本的药房大多毗邻医院而设，更像是医院的附属机构，这有别于美国药房设在社区内的情况，大多数药剂师并没有充分履行他们的职责。因此，1994年卫生福利部建议改革现有药学教育，或在原有的4年制基础上再增加两年的硕士学位教育，或建立一个全新的6年制药学教育模式。1993至1998年间药学专业毕业生去药房工作的比例逐年增加，但占总数的比例依然很小，这也说明在日本药师的价值还没有完全被认可。2003年，日本药学教育委员会决定建立6年制的药学教育制度，其中包括在医院和药房6个月的实践学习。2004年5月日本修订了学校教育法，6月修订了药剂师法。由此规定大学药学教育修学年限为6年，并从2006年开始实施。[48]

二、日本药学教育的现状

（一）药学院校设置、招生及人才培养情况

目前在日本开设药学专业的大学有74所，其中国立大学14所，公立大学3所，私立大学57所。综合大学59所，药科大学15所。

据统计，2009年日本开设药学专业的74所大学的招生总数为9200多人，其中接受6年制药学教育的学生数为8100人，接受4年制药学教育的学生数为1100多人。国立、公立和私立大学招生规模和专业的侧重点有所不同。大部分国立大学每年招收80人，4年制较6年制学生更多，因此可以看出国立大学侧重于4年制教育，更重视培养药物研发人才，这种倾向在东京大学药学部较为突出。东京大学每年招生80人，其中4年制72人，6年制8人，它是以培养高素质的科研学者为主要教育目标的。与之相对，公立、私立大学偏重于药剂师人才培养，尤其是有些私立大学只招收6年制学生，设有4年制专业的大学较少。[49]具体情况如下表所示：

表4-1　日本药学院校及招生情况（2009年）

院校分类	院校名称	6年制教育招生数	4年制教育招生数
国立大学 （14所）	北海道大学药学部	30	50
	千叶大学药学部	40	40
	广岛大学药学部	38	22
	东北大学药学部	20	60
	德岛大学药学部	40	40
	京都大学药学部		
	大阪大学药学部	25	55

院校分类	院校名称	6 年制教育招生数	4 年制教育招生数
国立大学 （14 所）	九州大学药学部	30	50
	东京大学药学部	8	72
	长崎大学药学部	40	40
	熊本大学药学部	55	35
	金泽大学药学部	35	40
	冈山大学药学部	40	40
	富山大学药学部	55	50
公立大学 （3 所）	静冈县立大学药学部	35	40
	名古屋市立大学药学部	60	40
	岐阜药科大学	80	40
私立大学 （57 所）	北海道药科大学	210	–
	北海道医疗大学药学部	150	–
	青森大学药学部	90	
	岩手医科大学药学部	160	–
	东北药科大学		
	北陆大学药学部	306	–
	奥羽大学药学部		
	磐城明星大学药学部		
	新潟药科大学	180	–
	名城大学药学部		
	明治药科大学	300	60
	庆应义塾大学药学部	180	30
	星药科大学		
	昭和大学药学部	200	–
	北里大学药学部		
	东京药科大学	420	–
	昭和药科大学		
	武藏野大学药学部	145	–
	东京理科大学药学部	80	100
	帝京平成大学药学部		
	城西国际大学药学部		
	千叶科学大学药学部		
	城西大学药学部	250	150
	日本药科大学	320	–
	横浜药科大学	360	–
	国际医疗福祉大学药学部	180	–
	高崎健康福祉大学药学部		

日本药学教育改革及 6 年制药学教育评价制度研究

院校分类	院校名称	6年制教育招生数	4年制教育招生数
私立大学 （57所）	帝京大学药学部		
	日本大学药学部		
	东邦大学药学部		
	爱知学院大学药学部	150	–
	金城学院大学药学部	150	–
	长崎国际大学药学部		
	铃鹿医疗科学大学药学部	100	
	立命馆大学药学部	100	
	京都药科大学	360	–
	九州保健福祉大学药学部	180	30
	同志社女子大学药学部	120	–
	崇城大学药学部	120	–
	近畿大学药学部	150	30
	摄南大学药学部		
	大阪药科大学	270	30
	大阪大谷大学药学部		
	武库川女子大学药学部	210	40
	神户药科大学	270	–
	神户学院大学药学部	250	–
	兵库医疗大学药学部	150	–
	姬路独协大学药学部		
	就实大学药学部	150	–
	福山大学药学部	200	–
	第一药科大学	173	–
	广岛国际大学药学部	160	–
	安田女子大学药学部	130	–
	福冈大学药学部		
	德岛文理大学药学部		
	德岛文理大学香川药学部	130	20
	松山大学药学部	160	–

资料来源：（1）社团法人日本药学会 药系大学［EB/OL］.

      http：//www.pharm.or.jp/link/index.html

（2）社团法人日本药学会 药系大学入試情报［EB/OL］.［2009-1-27］

      http：//www.pharm.or.jp/hot-news/nyushi.html

（二）毕业生就职与药剂师国家考试合格率

国立、公立与私立大学毕业生的就职情况也有差异。2005年，国立大学毕业生中有72%的继续攻读研究生，去药房或医院诊疗所从事药剂师工作的有14%；公立大学中有38%的毕业生继续读研究生，34%的毕业生去药房或医院诊疗所从事药剂师工作；私立大学中仅有21%的毕业生攻读研究生，另有高达45%的毕业生去药房或医院诊疗所从事药剂师工作。[50]这在一定程度上也反映了国立、公立与私立大学在人才培养上的地位的差异。药剂师国家考试合格率方面，一般人们都未曾了解到，某些国立大学对药剂师国家考试的重视程度不及私立大学，这一点可从每年药剂师国家考试的合格率私立大学高于国立大学的事实来证明。表4-2，表4-3是2007年药剂师国家考试的合格率国公立大学与私立大学的对比。

表4-2 国公立大学药学部的合格率最高与合格率最低的三所大学

国公立大学药学部	位次	大学	合格率（%）
合格率最高	1	广岛大学	85.14
	2	冈山大学	82.35
	3	静冈县立大学	78.44
合格率最低	1	京都大学	56.00
	2	东北大学	57.50
	3	九州大学	60.77

表4-3 私立大学药学部的合格率最高与合格率最低的三所大学

私立大学药学部	位次	大学	合格率（%）
合格率最高	1	九州保健福祉大学	97.50
	2	近畿大学	90.29
	3	共立药科大学	89.43
	4	摄南大学	88.57
	5	明治药科大学	88.34
合格率最低	1	第一药科大学	34.69
	2	帝京大学	70.94
	3	就实大学	71.88
	4	东京理科大学	73.71
	5	东京药科大学	73.79

同时在应届毕业生方面，私立大学的药剂师国家考试合格率也优于国公立大学。如表4-4，表4-5所示：

表4-4　国公立大学药学部应届毕业生的合格率最高的前三名（2007年）

国公立大学药学部	位次	大学	合格率（%）
合格率最高	1	广岛大学	88.52
	2	千叶大学	88.16
	3	冈山大学	88.10
合格率最低	1	东北大学	63.22
	2	京都大学	67.06
	3	东京大学	74.16

表4-5　私立大学药学部的合格率最高的前五名（2007）

私立大学药学部	位次	大学	合格率（%）
合格率最高	1	九州保健福祉大学	97.50
	2	日本大学	97.27
	3	近畿大学	95.83
	4	共立药科大学	94.97
	5	名城大学	94.39
合格率最低	1	第一药科大学	51.83
	2	就实大学	71.88
	3	昭和药科大学	79.74
	4	北陆大学	80.13
	5	东京药科大学	80.57

　　另外，在应届毕业时参加国家考试不及格的人，在离开大学后边工作边自学然后再参加国家考试的时候，无论如何其合格率都是要低于应届毕业生的。从全部大学的平均合格率来看，应届毕业生是85.6%，往届生是49.05%，总体上是78.58%。[51]

（三）日本药学院校排名

　　在日本的大学，6年制药学教育专业被称为药学专业，4年制药学教育专业被称为药科学专业。以下是日本私立大学与国公立大学分别的排名。

表 4 - 6　私立大学药学专业排名

位次	大学	平均偏差值
1	庆应义塾大学 药科学	64.2
2	庆应义塾大学 药学	63.3
3	东京理科大学 药学	61.8
4	东京理科大学 药科学	59.5
5	立命馆大学	57.5
6	京都药科大学	56.8
6	北里大学	56.8
8	星药科大学 药学	56.2
9	大阪药科大学	55
9	近畿大学 药学	55
9	福冈大学	55
12	明治药科大学 药学	54.8
13	近畿大学 药科学	54.2
14	东京药科大学 女子部	53.5
15	星药科大学 药科学	53.3
16	名城大学 药学	53.2
17	武藏野大学	53
18	东京药科大学 男子部	52.8
18	东邦大学	52.8
20	明治药科大学 药科学	52.5
20	神户药科大学 药学	52.5

资料来源：私立大学药学部偏差值排名一览（最新版）［EB/OL］．［2009 - 1］

http：//daigaku. jyuken - goukaku. com/nyuushi - hensati - ranking/siritu/yakugaku. html

表 4 - 7　国公立大学药学专业排名

位次	大学	平均偏差值
1	京都大学 药科学	65.8
1	京都大学 药学	64.7
3	名古屋市立大学 药学	63.3
3	大阪大学 药科学	63.3
5	千叶大学 药学	62
6	大阪大学 药学	61.8

位次	大学	平均偏差值
6	九州大学 药学	61.8
8	名古屋市立大学 药科学	61.7
9	东北大学 药学	61
10	九州大学 药科学	60
11	广岛大学 药学	59.7
12	岐阜药科大学 药学	59.3
12	广岛大学 药科学	59.3
12	静冈县立大学 药学	59.3
15	北海道大学 药学	59.2
16	金泽大学 药科学	58.8
17	长崎大学 药学	58.7
17	冈山大学 药学	58.7
17	德岛大学 药学	58.7
20	岐阜药科大学 药科学	58.5
21	熊本大学 药学	58
22	冈山大学 药科学	57.8
22	长崎大学 药科学	57.8
24	富山大学 药学	55.7
24	熊本大学 药科学	55.7
26	富山大学 药科学	55

资料来源：药学部偏差值排名一览（国公立大学/2009）［EB/OL］．［2009-1］

http：//daigaku. jyuken - goukaku. com/nyuushi - hensati - ranking/kokkouritu/yakugaku. html

第三节　日本 6 年制药学教育改革

一、日本的大学 6 年制药学教育实施情况

日本的药学教育改革决定的通过措施是药剂师协会经过约 40 年努力而取得的成果。药剂师协会在提出药学教育学制延长的问题后，引起日本药学各界人士的激烈讨论，厚生劳动省、文部科学省、国公立药学部长会议、日本私立药科大学协会、日本医院药剂师协会、日本药剂师研究中心、日本药学

教育协议会、日本药学会药学教育改革大学人会议等先后与各国立公立私立药系大学代表及全国药科大学长/药学部长等多次举行新药剂师培养问题洽谈会进行探讨与协商。[52] 2002 年，日本药学教育改革进入实质性讨论阶段，并于 2004 年 5 月 14 日提出学校教育法修订法案，学校教育法第五十五条中规定将药学部的主要目的定位为培养临床相关的实践能力，也即是培养药剂师的药学教育。同年 6 月 15 日，提出药剂师法修订法案，药剂师法第 15 条中更改了参加药剂师国家考试所必须具备的资格，规定如果不接受大学 6 年制药学教育，就不具备参加药剂师国家考试的资格。两法案的修订最终由参议院、众议院及各界党政代表在 2004 年日本第 159 次国会审议通过，由此确定今后日本大学药学教育（药剂师培养）修学年限延长至 6 年，并从 2006 年 4 月 1 日开始正式实施。[53]

这项改革是提倡以药学实践为导向的药学教育，其最大的变化是：如果想取得药剂师资格，必须经过 6 年制的学习并通过考试。新的体系主要采取"4＋2"模式，即第一、二年以基础课为主，三、四年级则学习专业课程，包括产品研发的综合研究等。学生在第 4 年参加全国统一考试，合格后方可参加第五、六年的学习，与原有的 4 年制教育体系中只有几个月的临床实习期不同，新的制度特别强调临床实习，最后两年的时间几乎都以临床实习为主。在这 2 年的学习中学生必须要在医院药房实习半年，之后方可进行毕业论文的研究。经过这 6 年学习后，学生可以参加国家药师统一资格考试，通过后方可从事临床药师工作。与此同时，原有的 4 年制药学教育仍然保留。在课程设置上，4 年制药学教育主要进行药物的研究，不需要获得药师证书，因此课程相对轻松。学生毕业后如果想进一步向临床药学方向深造，可以参加研究生考试。

这次日本药学教育改革只规定在国立、公立大学中，两种新学制都必须设置，对私立大学则没有规定。私立大学可以设置两种，也可以设置两者中的任何一种。但国家药剂师考试资格规定的变更，却影响了整个日本药学教育界。私立大学也自发地实施了改革。[54] 目前，日本的国立和公立大学两种教育体制并存：原有的 4 年制教育体制和新的 6 年制教育体制，同时培养药物研究型人才和临床药学人才，而大部分私立大学则只实行新的 6 年制药学教育，以培养面向临床和实践的药师。

这项改革使日本的临床药学教育体系与美国的 PharmD 课程设置趋于一致，更强调临床课程，使学生临床学习的内容更加系统、掌握临床实践技能。

二、日本的大学 6 年制药学教育课程

在 6 年制药学教育专业的课程中能够体现出此次日本实施改革的特点。以下分别是东北大学和昭和大学的 6 年制药学教育课程情况。东北大学是日本的一所国立大学，而昭和大学则是日本的一所私立大学。

（一）东北大学 6 年制药学教育课程

东北大学的 6 年课程按照层次，依次分为基础教育科目、基干教育科目、发展教育科目、实践教育科目。课程循序渐进，逐年加深。同时，还开设了哲学、伦理学等科目，培养学生对职业的正确认识。

表 4-8　东北大学 6 年制药学教育课程

学年	学期	教学内容
第一年	1	教育·基础教育科目：
	2	自然论、科学论、哲学·伦理学、数学、物理学、化学、生物学、理科实验、语言等
第二年	3	基干教育科目：
	4	药学概论、功能形态学、有机化学、物理化学、生物化学、分析化学、药理学、药剂学、生药学·天然物质化学、分子构造解析学·生物构造科学、药物代谢学、分子生物学、有机反应化学、放射化学药物化学
第三年	5	
	6	发展教育科目：
第四年	7	医药统计学、免疫学、毒性学、公众卫生学、感染病学、病理学、DNA 生物学、生命体有机物质化学、医院药学概论、医疗信息学、中药治疗学、临床药理学、药物治疗学、临床检查学、临床药剂学、处方解析学、药事法规
	8	
第五年	9	实践教育科目：
	10	临床药学演习、临床药学医院实习、临床药学药房实习
第六年	11	课题研究（研究者教育科目）
	12	综合药学演习
		国家考试

资料来源：东北大学大学院药学研究科　东北大学药学部药学部授课内容［EB/OL］.

　　http：//www. pharm. tohoku. ac. jp/general/jugyou. html

（二）昭和大学 6 年制药学教育课程

昭和大学是一所医学综合大学，有 8 所附属医院可供实习，因此学生可以有充足的机会去昭和大学各附属医院学习，能够在与患者直接接触、有所感悟的同时，学到生动的药学知识，因此昭和大学药学部的课程的最大特点

是实习课程比较多。第一学年就有早期体验实习，第二年有医院见习实习，第三、四年是演习科目，第五年就要进行 6 个月的实践实习。此外，昭和大学还开设了相当数量的教养科目，有人类学、艺术学、外语、文学、宗教、法律、体育、医学伦理等科目，来帮助学生树立正确的生命观和职业道德素养，培养具有高度的社会责任感和工作责任心、自立的心理素质，锻炼发现问题、解决问题的能力；掌握与患者交流的技巧，能够与患者、同事建立相互信任的关系。

表 4 – 9　昭和大学 6 年制药学教育课程

年度	课程
第一年	基础科目（预备教育核心课程）：力和运动、波动与电气、物质的基本构造、有机化合物基础 A・B、细胞的构造与机能、生物体的形成、生物的进化和生态、信息、统计学基础、人类行动与心理 A・B、Listening by CALL、英语对话、基础阅读、图片写作、疾病学入门 A・B、物理学实习、化学实习、生物学实习 专业教育科目：药学概论、地区社会与药剂师、药用植物学、热力学与平衡、生命活动・DNA 分子、早期体验学习、疾病学入门 A・B、团队医疗的基础、作为基础科学的药学 教育科目：基础数学、人类学 1・2、艺术学、德语 1A・1B・2A・2B、法语 1A・1B・2A・2B、汉语 A・B、日语文节论 A・B、欧洲文化论 A・B、文学 A・B、戏剧 A・B、美术 A・B、音乐 A・B、自由与伦理、生命伦理、人类与环境、哲学的思考、现代思想、人类与宗教、生死观、社会关系与自己、近代家族论、民主主义与政治构造、国际政治学、法律及其精神、社会生活与法律、市场行为及其界限、国民经济与政府的作用、历史与事实、历史与国民、科学史、数学 A・B、体力与训练、生涯体育实用技术 A・B、健康与锻炼、外伤・残疾预防及其应急处理、补完代替医疗入门 A・B、健康体育实用技术、社会人类与医疗
第二年	基础科目：演讲与复述、托业考试（TOEIC）听力 专业教育科目：物质的状态、有机反应的基础、化学平衡、人体的结构与机能、生命体的基本单位——细胞、担当生命活动的蛋白质、药物作用及在生命体内的运动、微生物与感染、生与死、物质的构造、药品的化验与定量、官能基、生药的含义、细胞构成分子及其代谢、生命体的防御与免疫异常、生活环境与健康、个人集体社会与健康、药物的起效方法、陈述・沟通、药与疾病 1 实验：物资的性质与分析、人体的结构与机能、药物化学 1、生命体的结构 1、药物化学 2 Original 科目：安全饮食入门、香料学入门、自我护理、诊疗流程的了解（包含看护见习）、福利现状的了解（包含在家见习）

年度	课程
第三年	基础科目：论文写作
	专业教育科目：药学英语、溶液的性质、有机合成、药的宝库——自然物质、核酸·遗传因子的操作、药物到达脏器与消失、药与疾病1·2、药物信息与患者信息、物质的性质与制剂1·2、化学物质对生物体的影响、分析化学的临床应用、药物化学、代谢调节因子与生理活性分子、营养与健康、药物在体内的动态与药物治疗、处方与调剂、药剂师的法律与制度1、沟通学
	实验：药物化学2、制剂科学、生命体的结构2、健康与环境2、药物起效过程、调剂·对患者的处理入门　其他
第四年	专业教育科目：仪器分析、生物体分子的核心、现代医疗中的生药与中药、日常生活与健康、药品的剂型与吸收机制、药与疾病3·4、药品研发的过程、社会保障制度与药物经济、医疗人的心理准备2、临床统计·EBM、专业药学英语1、药剂师的补遗率与制度2、毒药与中毒、实习前学习
	实验：综合特别研究　其他
第五年	专业教育科目：生物技术药品信息、生物体分子的立体构造与相互作用、药物治疗、药物研发的进步、化学药物的进步、物理药物的进步、医疗用药物的进步1、生物卫生药物的进步、专业药学英语2
	实习：医院实习、药房实习、综合特别研究　其他
第六年	专业教育科目：生物技术药品与信息、生物体分子的立体构造与相互作用、药物治疗、药物研发的进步、化学药物的进步、物理药物的进步、医疗用药物的进步1、生物卫生药物的进步、专业药学英语2
	实习：医院实习、药房实习、综合特别研究　其他

资料来源：昭和大学药学部［EB/OL］. http：//www10. showa－u. ac. jp/～pharm/curriculum. html

比较分析以上两所大学的课程设置，可以得出以下两个共性特点：①必修课门数较多；②选修课多为提高专业化教育的课程，如生物体分子的核心、生物技术药品与信息等，内容反映了该领域的最新内容和前沿，可使学生了解学科的新进展，把握当今该领域的实用新技术。

第四节　日本 6 年制药学教育评价制度

一、日本 6 年制药学教育改革认证的背景

从 2006 年 4 月起，在日本各大学药学部开设了以培养药剂师为主要目的的 6 年制课程和以培养药物研发人员为目的的 4 年制课程。"伴随着这次的修改，6 年制的药学部在其学科内部实行旨在延长学习年限，培养药剂师的高质量的教育，为向社会保证如此，药科大学、药学部相关人员以自己为中心，尽早配备验证教育质量，实行适当的评价体制是十分必要的。"

2006 年实行 6 年制药学教育的同时，中央教育审议会也在考虑构建药学教育计划的第三者评价。因此，在日本药学会药学教育改革大学人会议下设置的药学教育评价研讨委员会和全国药科大学校长、药学院院长会议的药学教育评价实施委员会为中心进行探讨。

同时，2004 年 4 月 1 日开始全部的大学，短期大学以及高等专门学校为使其教育研究水平能够提高，有关教育研究、组织运营以及设备设施等的综合状况，在政策规定的期间（7 年以内），有接受由文部科学大臣认定的评价机构（认证评价机构）实施评价的义务（学校教育法第 9 条）。这种评价被称为机构特别评价。而 6 年制药学教育的评价被定位为研究领域特别评价，其评价没有被法令化而属于自主评价。

作为已经进行研究领域特别评价，有法科大学院的认证评价，由日本技术人员教育认定机构（JABEE）在日本率先实行工学系教育课程评价。[55]

二、日本 6 年制药学教育改革认证的实施情况

日本 6 年制药学教育评价由一般财团法人药学教育评价机构实行。2008 年 12 月 10 日，一般财团法人药学教育评价机构正式设立，该机构旨在为通过实施针对 6 年制的药学教育计划评价，充实和发展药学教育，培养出作为医疗人的真正为社会所信赖的药剂师。该机构的组织具有评价组织的独立性、评价运行的透明性和构成成员的外部性的 3 个特点。

该机构计划在 2012 年 3 月完成 6 年制教育以后，才开始真正的评价。第三者评价包括 6 年制药学教育、教职员组织、设备与设施等。在此之前，到 2010 年 3 月为止，各大学及其药学部要依据评价基准实施自我评价并公布评

价结果，并在全国药科大学校长、药学院院长会议上一致同意通过。这个自我评价为保证从 2010 年 5 月开始的 6 年制课程在医院及社会药房进行的参与型实践实习，各大学及其药学部要对与此相对应的教育进行充分的自我评价，并从 2009 年 9 月开始向社会公布。然后也要向该机构提交包含自我评分结果的自我评价报告书，该机构对此进行分析，为该机构实施评价做准备。

评价步骤大概是[56]：

1. 根据评价基准进行自我检查、评价；

2. 向第三方机构提交材料和资料；

3. 材料与资料的审查，实地调查；

4. 评价结论及公布。

在自我评价中，满足标准的要准备好充足的资料来证明。每隔 5 ~ 7 年就要进行评价，如果有需要指出的事项 1 ~ 2 年后要进行再评价。[57]

三、日本 6 年制药学教育改革认证标准

药学教育的第三方评价是 2004 年 2 月中央教育审议会的承认教育年限从 4 年延长至 6 年的回复中提出了它的必要性。伴随着年限的延长，确认能否实行符合其宗旨的高质量的教育是十分必要的。

为此，以日本药学会为中心，也参考药房药剂师与医院药剂师等的意见制定了这次的评价基准案。评价基准中列出了包括"公布药学通用考试（CBT 及 OSCE）的实施结果"等全部 71 个项目。

评价基准分为 7 个大项：①理念与目标，②教育计划，③学生，④教员组织与职员组织，⑤设施与设备，⑥外部对应，⑦检查。中等项目设定了"实践实习"、"培养解决问题能力的教育"、"与社会的合作"等 12 个项目。

根据内容，基准分为以下两种。

（1）在各学部、学科方面，定下的内容一定要达到的基准，例如"要做到……"。

（2）在各学部、学科方面，定下的内容，希望尽量去做的基准。例如"努力要做到……"。

而观点是关于各基准的，对于各基准做说明以及示例的细则。

根据内容，观点分为以下三类。

（1）在各学部、学科方面，定下的内容一定要达到的基准。例如"要做到……"。

（2）在各学部、学科方面，所定下的内容，尽量采取措施做到的基准。例如"努力要做到……"。

（3）在各学部、学科方面，如果实施了所定下的内容，在评价中可获得"优"的评价。例如"希望……"。[58]

特别是，为了能够培养具备丰富的人文主义和较高水平的伦理观、培养医疗人、在医疗现场通用的实践能力、课题发现能力及问题解决能力等的药剂师、从多方观点评价这个教育体制被作为了重点。贯穿整个学年的医疗人教育、药物损害等医疗安全教育、毕业研究转化为必修等正在逐步盛行。

今后，将在各药科大学实施问卷调查，根据所获得的意见对评价基准进行修正。同时，针对从 2010 年起实施试点，2012 年开始正式评价，继续推进包括评价顺序等的"评价基准纲要"的制定，实施评价的第三方机构的实际的体制构建等。

第五节　日本药学教育发展的趋势及存在的问题

一、日本药学教育发展的趋势

（一）研究型人才与服务型人才培养并重的学制体系建制

在日本，新的药学教育体系有两套并行的学制：一个是 4 年制，一个是 6 年制。4 年制药学教育改革的重点强调发挥药学在医疗服务体系中的作用。6 年制药学教育主要强调卫生保健药师的培养，而传统的 4 年制课程侧重于药学科学和技术教育，培养药学研究人员和工程师。经过 4 年药学教育后，学生将有两种发展途径。一种将以药师为职业，学生要进入下一步的药学教育（5 与 6 年级），需在医疗单位实习 24 周，其中社会药房 10 周，医院药房 10 周，同时在进入临床药学实践之前要求通过资格考试（CBT 和 OSCE），获得 4 周的预科课程学习，毕业后获得药师考试资格；另一种为继续攻读硕士学位，学生获得的将是科学学位而不是药师考试资格。

（二）药房药师、医院药师和药学院校之间强有力的合作态势促进了药师终身学习理念和药学学生临床意识的培养

从 2006 年 4 月始，日本大学药学院转为 6 年学制，临床教育的比重有了大幅度提升。新的核心课程体系讲求人文关怀和沟通技巧，显示出把药学学生培养成一线卫生保健人员的课程目标。由于 6 年制教育药剂师的产生，使

得原有的 4 年制教育的药剂师必须充实他们现有的知识和能力，尤其是在临床方面。因此这就培养了学生作为药剂师的终身学习理念和临床意识。

（三）以培养高层次药剂师为目标的专业学位教育将成为日本未来药学教育的主要发展方向

日本社会与经济的高度发达以及老龄人口比例的不断增加造成对健康保健的需求也随之增加。药剂师的角色在社会健康保健中的地位越来越突出。对药剂师无论是数量还是质量的要求也在不断增长。而培养药剂师的高等药学教育也得到蓬勃的发展，开设药学专业的大学也越来越多。[59]

二、日本 6 年制药学教育存在的问题

日本在推行 6 年制药学改革的过程中也逐渐遇到了一系列各种各样的问题。首先是面临教师紧缺问题。由于新的改革更加强调了临床实践，而原有的教育体系注重研究，因此日本所有的药科大学目前几乎都面临着临床药学教师短缺的严重问题。如何解决这个问题，对于日本药学界、教育界而言，是一个新的挑战。其次，日本有些大学的药学系没有能使学生进行长期实习的附属医疗机构。因此课程体系要求的 24 周的实习必须在普通医院或药局进行。再次，随着 6 年制教育培养的高层次药剂师的诞生，以往接受 4 年制药学教育毕业的药剂师无论在地位和待遇方面会面临着巨大的冲击和挑战。另外药师角色向临床方向转移，使得他们原有的知识结构已不能适应临床药学工作的需要，他们必须充实在职教育，提高基础知识和临床技能。因此如何充实原有药剂师的研修问题也提上日程。最后，日本现有药剂师 241，369人，平均每十万人口药剂师数为 189 人。随着新的教学体系的确立，2007 年药学院校已达到 72 所，据预计到 2009 年将有 15000 名药学专业的毕业生。而根据劳动部门对市场供求关系的把握，只需要 6000 名新的药剂师，就业压力会增大，新的需求领域急需开发。[60]

第六节　日本专业认证制度及药学
教育改革对我国的启示

日本与我国是一衣带水的邻邦，自古就有政治、经济、文化上的交流。在许多领域与我国都有着相似的地方。日本发展与崛起对我国有非常重要的启示作用。同样，日本的药学教育发展速度也比我国迅速，相比其他国家，

日本在药学教育上的发展对我国更加具有借鉴意义。

一、日本药学教育人才培养方向转型及学制改革的启示

据国家统计局发布的数据显示，2008 年我国国内生产总值为 300670 亿元，比上年增长 9.0%。2008 年我国城乡居民人均收入分别同比实际增长 8.4%和 8.0%。[61] 2009 年中国 GDP 增长率仍有望保持 9.5%左右的较快增长。[62] 随着我国 GDP 及人均 GDP 的不断提高，人民群众生活水平的不断改善，健康意识也逐步增强，社会对药剂师的需求量也越来越大。如何更快更多更好地培养出满足社会需要的药学服务型人才是迫在眉睫的任务。据中华医院管理学会药事管理专委会统计，截至 2005 年，我国需要临床药师 6.5 万余名。在未来 10 年中，我国医疗机构对临床药师的需求量每年大致增加 2400～2700 名。我国目前开设临床药学专业的院校有 23 家，按每年每所院校招收 50 名学生，以每 5 年一个培养周期来计算，10 年后只能培养 1 万余名临床药师。显然，院校培养远远不能满足现实需求。[63]

在这次日本的药学教育改革中，改革的最突出问题就是学制问题。6 年制的药学教育即相当于美国的 PharmD，是一种专业学位教育。因此，我国的高等药学教育体系是否也可借鉴此经验探索改革与发展的新模式，设置 6 年制专业学位并推行 4 年制与 6 年制并行的两套学制的新的药学教育体系。从长远来看，建立更加专业化的药剂师培养体制，规范执业药师资格考试。如仿效日本，在逐步推行 6 年制药学教育之后，我国的药剂师资格考试是否也考虑进行改革，将参加执业药师资格考试的资格范围明确为接受过药学、中药学、临床药学教育的大学生，在执业药师逐步饱和以后将考试资格明确为接受过 6 年制药学教育的毕业生，以使大学对药学研究型人才与药剂师的培养区分开来。增加药学实习在药学教育中的比重，加强执业药师的临床能力，有利于帮助临床医生减少临床事故的发生。另外，应考虑在药学专业课程中增加人文课程的比重，使学生树立正确的生命观和职业素养，为我国培养出具有高度的社会责任感和工作责任心的药学人才。

二、6 年制药学教育认证基准的启示

在施行 6 年制药学教育之后，为向社会保证它的有效性，需要进行第三方评价，第三方评价要根据认证基准实施。6 年制药学教育评价基准是用来制定作为培养药剂师的课程所必须要达到的条件，以及参照有关学部、学科的

目标，多方面的分析教学活动等状况为内容的。

2007 年制定的 6 年制药学教育第三者评价标准的内容十分翔实具体，涉及对教育课程、实践实习、毕业设计、学生、教职员、设备设施、社会合作及自我检查评价等方面。标准中对内容的分类也十分明显，在各大学药学学部、学科，制定的内容一定要达到的基准，就是"要做到……"；制定的内容，希望尽量去做的，就是"努力要做到……"等。6 年制教育十分重视在医院及药房的实习，标准中说明"实践实习要在 5 个月以上、医院和药房的实践实习原则上每个都不能短于 2.5 个月"、"与实习单位的指导者之间应该保持联系，给予学生适当的指导监督"、"学生、实习指导者、老师之间，在实习期间，应适当地给予关于实习内容、实习状况以及成果等相关评价的反馈"等。标准还针对药学共同考试（CBT 和 OSCE）做出了相关要求，"参加实践实习的修习的全体学生都要通过药学共同考试，这是要确认为了实行实践实习，学生是否到达必要的一定的水准的能力"、"要配备适当的药学共同考试的体制，为了适当实行 CBT 和 OSCE，学校内部的设施和设备要充足，药学共同考试的实施结果要公布"、"要致力于药学共同考试的实施体制的充实，CBT 考试题要努力编得充实，要努力培养 OSCE 评价人员"。

三、日本实行改革的讨论过程的启示

日本决定实施 6 年制药学教育改革是通过日本社会的药学教育各界经过约 40 年的努力而取得的成果。早在 1880 年和 1893 年，日本药学会及日本药剂师协会就先后成立。1973 年，日本药剂师协会就提出建议，药学教育实行与医学教育一样的 6 年制教育体系，但遭到了教育部大学司药学委员会的反对。1999 年，日本药学教育委员会 6 个成员单位进行了重组。2003 年，委员会 6 个成员单位达成一致，建立 6 年制药学教育制度。2004 年 5 月修订了学校教育法，6 月修订了药剂师法，并于 2006 年开始实施。此外，日本药学会药学教育改革大学人会议每年都会召开研讨会，对药学教育改革中令人关心的问题进行讨论并给出建议。比如，2007 年的第七次药学教育改革大学人会议上，就有关实践实习中的"用什么方法，在什么时间进行总体的评价？"、"实践实习合格与否的判断基准是什么？"、"判断无法继续实习的步骤与对策？"、"为进行总体评价，大学与实习设施的协作体制及作用如何分担？"、"如何处理实习设施之间、评价者之间的不同？"等 5 个问题。由此可见，实施药学教育改革的道路并不平坦，我国目前也还有很长的路要走，所以就需要药学教育界及社会各界的广泛关注与参与。

四、日本学校评估和专业认证体系的启示

日本在开展学校评估和专业认证工作的过程中十分重视学校自评工作。1991 年 6 月日本文部省在修订《大学设置基准》时，增加了"大学为提高其教育研究水平，实现本大学举办目的及其社会使命，应努力就本大学的教育研究活动等情况开展自我检查及评估。在进行自我检查及评估时，须根据检查及评估的主旨，设定适当的项目，同时确立适当组织的体制"的条款，从法律上规定了大学有开展自我评估的义务。[64] 据文部省等机构的调查统计，自 1991 年 6 月至 1993 年底，日本 552 所 4 年制大学中，开展自我评估活动并公布自我评估结果的大学，达到 93 所。1994 年底增加至 434 所，占总数的78%，其中 98 所国立大学均已开展了自我评估活动。美国著名的教育评估研究专家斯塔弗尔比姆说：评估最重要的目的不在于证明而在于改进。因此，开展专业认证最重要的目的是保证和提高专业人才培养质量，认证中最重要的环节应该是学校自评，只有学校认真对照标准查找专业办学中存在的问题并加以改进，才能够切实达到"以评促建"的目的。

第五章 中国高等药学教育
模式的沿革与现状

中国高等药学教育自 1906 年创办至今，已经走过了 100 多年的历程，在几代药学教育工作者的共同努力下，培养了数以万计的高级药学人才，为中国医药事业的发展做出了巨大的贡献。改革开放以来，中国高等药学教育的发展又取得了举世瞩目成就。截止 2006 年年底，设置药学类、制药工程专业的高等院校共 472 所，是 1978 年（41 所）的 10.98 倍，是 1999 年（96 所）的 4.92 倍。其中本科院校 269 所，医学高等专科学校 38 所，独立设置的高等职业技术学院（含高专）165 所。[65] 在研究我国高等药学教育模式时，这里值得一提的是，绝对不容忽视的是继承和发扬祖国医药遗产，祖国医药学是一个伟大的宝库，对中华民族的繁衍昌盛作出重要贡献，对世界医药的发展也产生了深远的影响。我国传统的医药教育始于南北朝时期，除了唐代药园师的培养外，中药人员的培养长期沿袭着"父传子"、"师传徒"的师徒制教育模式，也曾培养了数以千万计的民族医药人才。纵览我国药学教育发展历程，研究高等药学教育模式的演变情况，梳理中国高等药学教育发展轨迹，对制定具有中国特色、符合中国国情和药学教育发展趋势的专业认证制度具有重要的现实意义。

第一节 中国高等药学教育历史

一、中国高等药学教育的起始

中国高等药学教育始于 1906 年（清光绪三十二年）陆军军医学堂创办的药科，从此，突破了我国几千年来传统中药的"师承制"教育模式。1840年，鸦片战争的失败，我国沦为半封建半殖民地社会，在不平等条约的庇护下，西方传教士来华设立医院和医学校，编译药学书籍以及留学生的派遣使西方药学传入中国，中国近代药学教育由此萌芽。清末新式教育的兴起，医学和药学与其他西方科学被纳入到学制系统中。1904 年 1 月，清政府颁布《奏定大学堂章程》，规定大学堂分 8 科，医科大学分医学和药学 2 门。1912年 11 月，民国政府对药学专门学校办学宗旨、培养目标、修业年限、课程设置等方面做出明文规定。

从 1906 创办药科到新中国成立前的 40 多年中，我国所建立的药科校系仅有 20 余所，在 20 多个药学校系（科）中，独立的药学专科学校全国仅有 1936 年在南京创办的一所国立药学专科学校，高等药学教育机构有设在医药学校、医科大学或综合性大学及其理学院内；办学形式有国立、省立、私立学校，私立学校中又有教会办学、庚款办学，此外还有几所药学系（科）由日本侵略者设立于东北等地。修业年限 2 年、3 年、4 年以至 5 年不等。既无明确的专业设置、培养目标和培养要求，又无统一的教学计划、教学大纲和本国的教科书。各校系（科）大都直接搬用外国教材。课程设置各行其是，师资缺乏，往往因人设课，教学设备十分简陋，由于办学条件的限制，各药学校系（科）规模都不大。1931 年 3 月，民国政府教育部公布修正的专科学校规程，规定专科学校分甲、乙、丙、丁 4 类，药学专科学校属丁类，且处于附属地位，加之政局多变，社会动荡，经济凋敝，药学教育处境步履艰难。据 1949 年统计，20 余所学校培养的药师累计不过 2000 人，到卫生部门登记领取执照的药师仅有 484 人。尽管各校系（科）总体办学条件较差，但药学教育师生怀有振兴祖国药学的高度社会责任感，艰难创业，刻苦攻读，造就了一批杰出的药学人才，他们成为新中国药学事业的开创者。

二、高等药学教育的调整

新中国诞生后，国家迫切需要大批的专业人才，为改变专业人才奇缺的状况，1952 年 8 月开始对全国 11 个药学院系（科）进行调整。将齐鲁大学理学院药学系、东吴大学药学专修科与华东药学专科学校合并组建华东药学院。将中国医科大学药学院独立建院，恢复校名为东北药学院。1955 年，根据"整顿巩固、重点发展、提高质量、稳步前进"的总方针，卫生部对全国医药院校进行第二次调整，为集中人力、物力、财力办好药学教育，停办浙江医学院和山东医学院药学系，调整充实其他五所药学院系，形成"两院三系"格局。调整后，师资力量加强，教育资源的合理配置和充分利用，提高办学效益。1953 年全国开始学习苏联经验，根据第一届全国高等医学教育会议的决定，将药学院系所设专业统一为 1 个药学专业，学制 4 年。并参照苏联药学院的办学模式，制定统一的教学计划和教学大纲，开始按照一定比例、标准和要求对药学专业设置进行调整。1955 年华东化工学院增设化学制药工学和抗生素制造工学 2 个专业，开始培养面向制药工业的工程师。1959 年以后，一些中医学院相继设立中药专业。1962 年药学专业的学制改为 5 年。1963 年第一次全国高等院校专业目录重新修订，药学类专业为药学、中药学、药物化学 3 种，1966 年至 1969 年药学院系中断招生，造成药学事业各条战线上青黄不接，后继乏人的严重状况，给我国药学事业的发展造成了极大困难。1970 年至 1971 年仅有个别院系开始试办短期药学试点班。1972 年至 1976 年各药学院系招收推荐入学的"工农兵"学员 8，000 多名。但由于学制和专业设置混乱，学生水平参差不齐，教学内容减少，政治运动、生产劳动过多，教学质量大为下降。由于药学科技人才的严重缺乏，全国许多省、自治区、直辖市不得不新设和恢复一批药科专业。1977 年 10 月 12 日，国务院批转教育部《关于 1977 年高等学校招生工作的意见》，全国恢复择优录取的高等学校本科招生考试制度，药学教育专业结构也得到相应的调整，又增设了抗生素制造、药理、药剂学、中药制药，化学制药等新专业。药学教育开始走上正轨。据 1977 年统计，全国设置药学类专业的高等药学院（系）35 所、专业点总计 48 个，其中：药学专业点 18 个，中药专业点 16 个，化学制药专业点 5 个，药物化学专业点 3 个，中药制药、药理，化学、抗生素、药用植物学与药用植物栽培专业点各 1 个。建国后到改革开放前的 27 年，在党的教育方针指引下，坚持独立自主、自力更生发展药学教育事业，从学校布局到专业设置，从培养目标到招生分配，均从我国实际出发，培养了一大批德、智、体全面发展的药学人才，他们在医药生产、药品检验、医院药学、教学、科研和有关的组织管理工作岗位上发挥了重要作用，为发展现代药学事业作出重要贡献。

三、高等药学教育的发展

党的十一届三中全会后，党和国家的工作重点转移到经济建设上来，我国高等药学教育进入了一个新的发展时期，设置药学类专业的高校不断增加，老校办学规模也逐渐扩大，特别是 20 世纪 90 年代，随着社会主义市场经济体制的建立，医药卫生事业迅速发展，对药学人才的需求快速增长，到 1999 年，全国设置药学类专业的本科高等院校数达 84 所。为适应医药事业发展和满足社会对各类药学人才的需求，从 1978 年到 2007 年近十年中，专业设置进行 3 次修订和调整，1987 年，针对医药本科专业设置统得过多、过死情况，全面调整专业设置，统一专业名称，明确专业培养方向，专业合理布点，以适应经济、科技、社会发展的需要，国家教委正式颁布《全国普通高等学校医药本科专业目录》，其中药学院校设置的专业有：药学类专业 11 个，即：药学、药物化学、药物分析、化学制药、生化制药、微生物制药、药物制剂、药理学、中药学、中药制药、中药鉴定，试办专业 3 个，即：临床药学、中药药理学、中药资源，共计 14 个专业。1993 年，为增强普通高等学校主动适应经济、科技和社会发展需要的能力和活力，拓宽专业口径，增强适应性。国家教委又一次正式颁发修订后新的《普通高等学校本科专业目录》中有关药学的专业有 16 个，即：药学、药物化学、药物分析、化学制药、生物制药、微生物制药、药物制剂、药理学、中药学、中药制药、中药鉴定、药用植物、动物药学、临床药学、中药药理学、中药资源，其中工学门类化工与制药类 5 个；农学门类植物生产类 2 个；医学门类药学类 9 个。1998 年，针对高等学校长期存在的专业划分过细，专业范围过窄的状况，调整专业结构，拓宽专业口径。教育部开始了 1949 年以来的第四次对普通高等学校本科专业目录进行全面的修订。教育部正式颁布《普通高等学校本科专业目录》，将原来与药学有关的 16 个专业调整为 4 个，即药学、中药学、药物制剂、制药工程专业。

第二节　高等药学教育模式的发展与沿革

一、药学学科模式的发展沿革

药学科学的发展决定了药学教育内容的更新，自 1906 年的陆军军医学堂创办药科以来，中国高等药学科学发展历经两种模式，一是以化学模式为主导的药学学科模式；二是化学—生物学模式的药学学科模式。

（一）以化学为主导的药学学科模式

19 世纪以来，随着化学学科的发展，人们在寻找治疗药物方面，主要是利用化学的方法制备化学药物。使人们得出了这样一种概念：药物是一种化合物，主要是利用化学合成的原理和方法制备的，因此药学的模式就是化学模式。作为高等药学教育必须符合药学模式的需要，根据药学模式的特点来制定培养药学人才的教学计划。在化学模式的影响下，高等药学教育的课程的设置侧重并围绕化学这个中心。

（二）化学—生物学相结合的药学学科模式

20世纪50年代，人们发现某些疑难疾病，甚至包括某些多发病和常见病，应用人们已经掌握的化学合成药物，不能得到理想的治疗效果，某些化学药物所产生的毒副作用愈来愈使广大药学工作者和病人产生了困惑，特别是20世纪60年代的"反应停（Thaildomide）悲剧"，使人们认识到药物安全的重要性。随着生物科学和生物工程技术的不断发展，生物技术在生产领域内得到广泛的应用，其中尤以生物技术在医药工业中的应用研究取得了突破性的进展，并成为医药产品更新换代的重要技术途径。21世纪是生命科学的时代，生命科学的发展为新药的发现与研究提供了全新的理论、概念、技术和方法，基因重组技术与蛋白质工程技术开创了新药研究的新阶段和制药工业的新门类，化学工程制药"生物化"是生物可再生资源应用于无公害绿色工业的方向。21世纪也是医学进入以"预防医学"为主题的发展时期，新的预防观念特别强调针对疾病发生和发展的机理的任意环节的预防，药品的研究再也无法脱离对疾病的发生与发展的深刻认识而单独存在。学科基础的转变必然引发药学教育从培养目标、专业设置、课程体系突破原有的单一"化学模式"，实现"化学—生物学"相结合的药学教育模式。[66]

二、药学教育专业结构模式的沿革

高等药学教育的专业结构直接关系到高等药学院校的发展方向，人才培养的类型，教学计划的制定和学校科研方向等问题。就高等药学教育专业结构而论，1949年之前，我国高等药学教育只分系科，未设专业。新中国成立之初，高等药学教育基本上承袭了当时欧美药学教育的模式，大部分在医学院内设立药学系，个别的在综合性大学的理学院内设立药科，均不细分专业。自1952年起，开始院、系调整，我国正式在高等学校设置专业，药学类专业也只是在独立设置的华东药学院内设立了药剂学、药物化学、分析鉴定学、生药学4个系和2年制药学专修科。东北药学院设有药剂学、药物分析和化学制药3个专业。是我国高等药学教育实行分专业培养最早的专业设置。1953年全国开始学习前苏联经验，高等药学教育根据第一届全国高等医学教育会议的决定，将原设的四系（专业）合并成一个药学专业，并参照苏联药学院的办学模式，制定统一的教学计划和教学大纲，开始按照一定比例、标准和要求对药学专业设置进行调整。1955 年华东化工学院增设了化学制药工学和抗生素制造工学 2 个专业，开始培养面向制药工业的工程师。1958 年，河南中医学院首先创办中药系，其后，不少中医学院亦都相继成立中药系。1963 年第一次全国高等院校专业目录重新修订，药学类专业 3 种，即药学、中药学、药物化学。1966～1976 年，药学教育处于停顿状态。1977 年，全国恢复择优录取的高等学校招生考试制度，药学教育及其各种内部结构，包括专业结构在内也均得到相应的调整，又增设了如生化制药、药理学、中药制药、医药企业管理和化学等新专业。到 1986 年为止，全国药学本科专业共有 10 个，并从药学专业中分化出了药剂和药物分析 2 个专门化，还有管理类专业 1 个。

1987 年，针对医药本科专业设置统得过多、过死情况，全面调整专业设置，统一专业名称，明确专业培养方向，专业合理布点，以适应经济、科技、社会发展的需要。国家教委组织部分专家，经过专业设置的论证，正式颁发了《全国普通高等学校医药本科专业目录》，其中涉及药学院校设置的专业有：药学类专业 11 个、管理类专业 1 个、应用文理科类专业 4 个、试办专业 3 个，共计 19 个专业。

1993 年，为增强普通高等学校主动适应经济、科技和社会发展需要的能力和活力，拓宽专业口径，增强适应性。国家教委组织部门、单位和专家，经过专业设置的论证，正式颁发修订后新的《普通高等学校本科专业目录》中有关药学的专业计 16 个，其中工学门类化工与制药类 5 个；农学门类植物生产类 2 个；医学门类药学类 9 个。

1998 年，针对高等学校长期存在的专业划分过细，专业范围过窄的状况，调整专业结构，拓宽专业口径。国家教育委员会开始第四次对普通高等学校本科专业目录进行全面的修订。教育部正式颁布《普通高等学校本科专业目录》，将原来与药学有关的 16 个专业调整为 4 个，即药学、中药学、药物制剂、制药工程专业。全高等药学院校（系）专业演变情况见表5-1。2001年，教育部又下发了《关于做好普通高等学校学科专业结构调整的若干原则意见》，2003 年，教育部决定授予北大等 6 所高校本科专业自主设置权，高校在专业设置中的主体地位进一步确立。各药学类院校充分行使教育主管部门赋予的办学自主权，结合地方经济需要和医药产业需要，积极稳妥地论证筹建新专业，到 2006 年全国药学类本科专业已从 1999 年的 4 个增至 13 个。药学类和制药类专业设置对比见表5-2。

表5－1　全国高等药学院校（系）专业演变情况一览表

时间	专业数	专业（系）名称
建国前	1	药学
1952	6	药学、药剂学、药物化学、分析鉴定（药物分析）、生药学、化学制药
1953	1	药学
1955	3	药学、化学制药工学、抗生素制造工学
1958	5	药学、化学制药工学、抗生素制造工学、中药、药物化学
1963	3	药学、中药、药物化学
1978	8	药学、中药学、药物化学、药剂学、化学制药、药理学、抗菌素制造、应用化学
1986	11	药学（药物分析、药物制剂专门化）、药物化学、化学制药、生化制药、微生物制药、药理学、中药学、中药制药、中药鉴定、医药企业管理、中药资源
1987	19	药学、药物化学、药物分析、化学制药、生化制药、微生物制药、药物制剂、药理学、中药学、中药制药、中药鉴定、医药企业管理、科技外语（医学、药学）、图书情报学（医学、药学）、应用数学（医学、药学）、应用化学（医学、药学）、临床药学、中药药理学、中药资源
1993	16	药学、药物化学、药物分析、化学制药、生物制药、微生物制药、药物制剂、药理学、中药学、中药制药、中药鉴定、药用植物、动物药学、临床药学、中药药理学、中药资源
1998	4	药学、中药学、药物制剂、制药工程

引至：彭司勋. 中国药学年鉴. 北京：中国医药科技出版社，1998）及中华人民共和国教育部高等教育司. 普通高等学校本科专业目录和专业介绍. 北京：高等教育出版社，1998

表5－2　药学类和制药类专业设置对比（1999年和2006年）

专业代码	1999年药学类专业名称	2006年药学类专业名称
100801	药学	药学
100802	中药学	中药学
100803	药物制剂	药物制剂
081102	制药工程	制药工程
081103W	——	化工与制药
100804W	——	中草药栽培与鉴定
100805W	——	藏药学

专业代码	1999 年药学类专业名称	2006 年药学类专业名称
100806W	——	中药资源与开发
100807W	——	应用药学
100808S		临床药学
100809S	——	海洋药学
100810S		药事管理
100811W		蒙药学

注：根据《中国普通高等学校本科专业设置大全（1999 年版）》（中华人民共和国教育部高等教育司编）及 2006 年度经教育部备案或审批同意设置的高等学校本科专业名单进行资料统计

以上可以看出，我国药学教育专业结构模式具有下列特征：

我国高等药学教育大体经过"通才教育"、"专才教育"、"专才教育与通才教育"相结合三个阶段。1949 年之前，我国高等药学教育是学习欧美药学教育模式，只分系科，未设专业。学校进行的是"通才教育"。新中国建立后，1952 年根据当时提出的国民经济发展的总方针，要求我国的高等教育必须为适应有计划、按比例发展国民经济与国家统一分配毕业生制度的需要，进行了以培养工业建设人才和师资为重点的院系调整和专业设置。高等药学教育人才培养模式由"通才教育"改为"专才教育"。其专业设置是参照苏联药学院的办学模式，制定统一的教学计划和教学大纲，在长期的计划经济体制下，学校根据国家下达的各类专门人才培养计划设置相应的专业，各专业按照国家所需人才的去向及职业岗位，确定本专业的人才培养目标，设置有关课程和课程教学内容。经过院系调整，设有药学系的医学院大多数从综合性大学分离出来，形成单科性独立设置的专业院校，或在独立设置的医（中医）学院校中设立药（中药）学院（系），设立理、工、文等多种专业，以培养药学技术人才。20 世纪 90 年代，随着科学技术发展和知识更新速度日益加快，多学科交叉渗透竞相发展，新学科层出不穷。社会主义市场经济条件下，社会需求的变化和学生就业的多元化、职业的不稳定性使原来"专才教育"这种培养模式的弊端越发显露，越来越不能适应经济建设和社会发展的需要。根据医药行业和药学科学发展对不同层次药学人才的需求，其中专业设置再次提出"宽口径"的要求，在人才培养目标上强调拓宽专业口径，培养"基础扎实，适应能力强"的高级人才，此阶段各药学类院校积极探索改革人才培养模式。中国药科大学对两种类型药学人才培养模式进行长期的研究与实践。根据"不唯药、需围药、应为药"办学方略，在办好药学类专业的同时，积极拓展新专业，实现理、工、经、管、文多学科协调发展，培养融知识、素质、能力为一体的各类药学人才，突破药学类专业本科生原有的培养目标定位过高、目标单一的"专才教育"模式，实现由"专才教育"向"专才教育"与"通才教育"相结合的模式转变。

三、高等药学教育层次结构模式的沿革

自 1906 年创办药科至 1949 年新中国建立前，我国高等药学教育主要为专科层次。建国后，药学教育层次结构的变化大体经历五个阶段：第一阶段是 1952 年前，高等药学教育基本上是两个层次，即 2 年制的大专（如东吴大学理学院药学专修科、白求恩医学院药科）和 4 年制本科。第二阶段是 1952～1957 年，经过院系调整，学习苏联，开展培养研究生工作。1955 年，华东药学院、北京医学院药学系招收生药学、药物化学、药剂学和法医化学研究生 15 名；本科实行专业教育。同时，为满足第一个五年计划对人才的急需，对在革命年代长期从事基层药学工作，而又缺乏业务系统训练的一部分老同志，在药学院校内举办了干部药学专修班。第三阶段是 1958～1965 年，招生数与专业数大起大落，但还是保持了 3 个层次的结构。第四阶段是 1966～1976 年，停招研究生、本科生，只招"工农兵学员"大学生。第五阶段是 1977 年到现在，高等药学教育进入了新的发展时期。1980 年，国家颁布《中华人民共和国学位条例》，研究生分硕士、博士两种学位培养。[67] 从此，在我国药学教育历史上，除了招收硕士研究生之外，结束了无博士培养的状况，开始走上了我国自己独立地培养药学博士生的历程。本科的专业数与招生数都有了较大发展。专科较为复杂，有独立设置的医药专科学校，有普通高等医药院校内设医药专科班，有中等卫生学校内设高等医药专科班，还有成人高等药学教育。1991 年 6 月 29 日，经人事部、全国博士后管委会批准，北京大学等 91 个单位新设博士后流动站。北京医科大学、沈阳药学院、中国药科大学、中国协和医科大学列入其中，设站，学科为药学。总之，我国高等药学教育已基本形成"高职高专教育——本科教育——研究生教育——成人高等教育的办学格局。

四、高等药学教育人才培养模式的改革与发展

随着我国高等教育从"精英化"到"大众化"的转型，各药学类高等院校都在认真思考药学人才培养模式的定位问题。1999 年教育部"面向 21 世纪人才培养模式研究"课题组经过认真的调查、研究提出：药学人才的培养应准确定位于两种类型，即研究型人才和应用型人才。研究型人才是指本科与研究生教育相衔接、从事药学基础性研究与创新药物研制的人才。而应用型药学人才又可分为能从事药物研究、开发和生产的工程技术工作，具有原始创新、产业研发能力的创业型人才；能解决药品开发、生产中工程技术问题的技术型人才；能解决药品质量控制和安全合理用药等问题的药师型人才；能进行科学决策、组织协调和管理的医药经营管理型人才。并从教育理念、教材建设、课程体系设计、实践教学体系设计、教学内容、方法与手段改革上反映这一药学人才培养模式。

（一）研究型药学人才培养模式

中国药科大学坚持"一个依托、四个出发"。依托"国家理科基地（基础药学点）"的建设，从提高人才层次出发，吸引优秀人才，提升人才素质起点，引入滚动分流管理的竞争机制，使 60% 左右品学兼优者被推荐免硕博连读或攻读硕士学位。从强化基础出发，加强基础化学、数理等课程教学；加强生命科学内容的课程；加强与药学相关的生物医学基础知识；加强计算机和外语能力的培养，使课程体系覆盖学科面更广，人才适应能力更强。[68]从注重素质出发，坚持理论教学与实践教学相结合，教学与科研相结合，科学教育与人文教育相结合，积极推行开放式教学、双语教学和多媒体教学，促进学生全面发展。从优化人才发展环境出发，建立了遴选优秀人才的机制，选拔高水平教师担任理科基地的任课教师，在师资培养方面向理科基地任课教师倾斜。

北京大学药学院针对 21 世纪将是以预防医学为主题的发展时期，将会特别强调对疾病发生和发展的机理的任意环节的预防，从这一全新的认识出发，提出药学教育应按一级学科培养，实行"六年一贯制，本硕融通，强化基础，注重素质，整体优化，面向发展"的培养模式。从 2001 年起实行六年长学制的药学教育，通过"六年一贯、本硕融通"来培养研究型人才。[69]

（二）应用型药学人才培养模式

中国药科大学坚持"四种规格，二个加强"。从找准人才定位入手，把应

用型人才具体地划分为创业型、技术型、药师型和管理型四种规格，针对不同规格的药学人才培养目标，做到因材施教。一是加强"国家生命科学与技术人才培养基地"的申办和建设，采用新的人才培养方案，实施"4＋2"本硕连读学制、导师制和弹性学制等，培养生物医药创业型人才。二是加强教学改革，培养适应社会需要的各类应用型人才。学校建立新型实践教学体系，压缩总学时，增加实践教学学时，各专业课程普遍反映出"前期趋同，后期分化"的特点。在宽口径的前提下，设置若干专业方向课程组，供学生选修。增设辅修专业，允许和鼓励学生跨专业、跨学院选课。构建以工为主，工、理结合，文、管渗透的制药工程型人才培养体系，培养面向医药工业企业制药工程型技术人才；构建以理为主，药学、医学结合，文、管渗透的药师型人才培养体系，培养面向社会药房、医院、医药批发企业，质量控制部门药师型人才；构建以强化药学特色，突出医药与经济学和管理学有机融合的经济管理型人才培养体系，培养面向从事医药流通和管理的经济管理型人才。[70]

四川大学华西药学院采取"前期趋同、后期分流"方式培养临床药师型人才，对4年制药学专业（临床药学方向）的培养目标、业务要求、教学计划、课程设置和教学管理方法等进行优化，开展4年制和6年制两种层次临床药学专业教育的教学计划与教学方案的研究，并提出临床药学专业指南、专业设置标准及人才标准。[71]

五、高等药学教育发展模式沿革

高等药学教育发展模式有二种：一种为"内涵式"的发展模式，即通过挖掘现有学校的潜力，提高现有学校的内部效率，扩大现有学校的招生数量来实现高等教育总体规模的扩大。另一种为"外延式"的发展模式，即通过增设新学校、增加新布点来扩大高等教育的总体规模。

我国高等药学教育大体上经历起始（1906年至1949年），调整（1950年至1970年）和发展三个阶段（1970至今）。在起始阶段，主要是"外延式"的发展为主，1949年之前，由于当局对药学教育极不重视、甚至歧视，虽然有识之士竭尽全力多方奔走、呼吁、呐喊，药学教育仍然得不到应有的发展。从1906创办药科以来到1949建立新中国之前，我国建立的药科校系虽有20余所，药学教育处于"一乱三无"状态，即：高等药学教育机构（药学校、系或科）的设置乱，有设在医学院内，理学院内，专科学校内；有国立、省立、私立（多数接受外国教会津贴）。三无：无统一的学制和教育制度；无明确的专业设置、培养目标和培养要求；无成熟的教学计划、教学大纲和本国的教科书。在调整阶段，主要是以"内涵式"发展为主，"外延式"发展为辅。建国初期，国家面临的主要任务是巩固新政权和进行大规模的经济建设，迫切需要大批的专业人才。为改变专业人才奇缺的状况，1952年全国对药学院系进行调整，形成"两院三系"格局，调整后，师资力量加强，教育资源的合理配置和充分利用，提高办学效益，仅以原南京药学院和沈阳药学院为例，1953～1965年两校招生人数达6509人，毕业生人数5900人，比建国前的40余年招生和培养的人数翻了近3倍。1959年以后，一些中医学院相继设立中药专业，我国药学教育得到进一步发展。发展阶段主要是"内涵式"与"外延式"发展同时并举。这一阶段的发展具有三大特点：一是办学体制多元化。[72]①国有型。这是高等药学教育办学体制的主要形式，实行中央和地方政府两级管理模式；②国有民办型。其一是通过转制变轨，即将原来由国家或地方政府主办的大学中的一部分转制为国有民办。转制后的高校建立董事会制度，国有民办高校的校长由董事会选举产生，对董事会负责。其二是充分发挥现有大学的教育资源的优势，建立"一校两制"，允许一部分高校创立"国有民办"的二级学院。对二级学院实行经济独立核算，自负盈亏。③民办型。二是办学渠道多样化。20世纪80年代之前，开办药学类专业，培养药学人才的任务主要是医药院校，而今，除独立的3所药学院校外，其余的均由医学院校、综合性大学、理工、化工、工业、农业、商业类等院校设置，2002年师范、林业、科技、民族、邮电类院校开设药学类专业，2004年中国计量学院也开设药学类专业。详见表5-3。三是办学规模、药学类专业的招生数量剧增。随着我国医药卫生事业迅速发展，医药专业人才需求日益增加，给高等医药院校在培养药学人才方面提供了发展的基础和空间，全国高等药学教育发展进入"快车道"，1999年统计数字表明，全国设置有药学类、制药工程类本科专业的高校有84所，其高校数已超过美国，居世界第一，到2006年这一数据已增至269所（不包括部队院校）。药学院校发展数情况详见表5-4。药学一个专业办学点从1999年的48所到2007年的166所，招生数量从1999年3085人剧增到2007年的15568人，增加了4倍。[73]详细情况见表5-5，表5-6。

表5-3 设置有药学类、制药工程类本科专业的普通高等学校学校类型分布

学校类型	1980 年	1999 年	2006 年
药科大学	2	2	2
独立药学院	1	1	1
医科大学及医学院	14	29	47
中医药大学及中医学院	17	22	23
综合性大学及学院	1	14	82
理工、化工、工业、科技类大学及学院	2	12	59
农业、林业、海洋类大学及学院	1	3	25
商业大学及商学院	1	1	2
师范类大学及师范学院			18
邮电学院			1
计量学院			1
民族大学及民族学院			8
合计	39	84	269

注：根据彭司勋. 中国药学年鉴. （1980～1982，2000，2007 版）进行统计

表5-4 设置药学类、制药工程本科专业高等药学院校（系）

时间	学校数	专业点数
1949	11	——
1955	6	7
1965	11	12
1972	17	23
1980	39	60
1999	84	129
2006	269	550

数据来源：根据中华人民共和国教育部高等教育司历年公布的《中国普通高等学校本科专业设置大全》及经教育部备案或审批同意设置的高等学校本科专业名单进行资料统计

表 5 - 5 2007 年药学类专业相关数据统计表

年度	专业名称	专业点数	招生数	在校生数	毕业生数
2007	药学	166	15568	56973	9458
	药学类新专业	13	739	1450	228
	中药学	82	7012	28139	5205
	药物制剂	73	4078	14482	2462
	中草药栽培与鉴定	10	381	1411	181
	藏药学	3	113	421	45
	中药资源与开发	21	885	3162	250
	海洋药学	1	66	248	0
	药事管理	2	93	249	·0
	蒙药学	2	93	124	0
	临床药学	5	356	731	66
	合计	378	29384	107390	17895

数据来源：教育部数据中心统计资料

表 5 - 6 1999 年~2006 年药学本科数据统计

年份	1999 年	2001 年	2002 年	2003 年	2004 年	2005 年	2006 年
招生数	3085 人	6104 人	6914 人	8766 人	10667 人	14098 人	14171 人
在校生数	暂无数据	暂无数据	21163 人	27698 人	34466 人	43285 人	50979 人
毕业生数	暂无数据	暂无数据	2311 人	3466 人	4832 人	6183 人	8121 人
学校数（含独立学院）	48	64	76	103	114	143	159

数据来源：根据中华人民共和国教育部高等教育司历年公布的《中国普通高等学校本科专业设置大全》及经教育部备案或审批同意设置的高等学校本科专业名单进行资料统计

21 世纪全球新医药产业伴随着生命科学的迅速发展给药学人才的培养提出新要求，我国医药事业的蓬勃发展对各类药学人才的培养提出新任务，2001年，教育部又下发了《关于做好普通高等学校学科专业结构调整的若干原则意见》，2003 年，教育部决定授予北大等 6 所高校本科专业自主设置权，表明国家逐步下放办学自主权的决心，高校在专业设置中的主体地位因此进一步确立。各药学类院校结合地方经济需要和医药产业需要，积极稳妥地论证筹建新专业，到 2007 年全国药学门类下的本科专业从 1999 年的 4 个增至 12 个，即：药学、中药学、药物制剂、化工与制药、中草药栽培与鉴定、藏药学、中药资源与开发、应用药学、临床药学、海洋药学、药事管理、蒙药学。

全国高等药学教育的发展进入"快车道"，2007年统计数字表明，全国设置有药学类、制药工程类的本科院校从1999年84所增至294所（不包括部队院校）。药学类专业点达557个，其中药学170个，中药学86个，药物制剂82个，制药工程193个，化工与制药5个，中草药栽培与鉴定10个，中药资源与开发21个，藏药学、临床药学、药事管理、蒙药学各2个，应用药学、海洋药学各1个。高等药学教育发展至今，虽然得到较大的发展，取得了较大成绩，但是仍存在教育经费偏低，招生规模偏大，培养目标偏高，培养口径偏窄等问题，各校的药学教育质量参差不齐，东西部发展不平衡依然存在。

六、中国高等药学教育模式的展望

21世纪全球新医药产业伴随着生命科学的迅速发展给药学人才的培养提出了新要求，我国医药事业的蓬勃发展对各类药学人才的培养提出了新任务，审视我国对外经济文化交流的加强和加入WTO后对我国教育的影响，要以培养知识创新和技术创新人才为目标，深化教育教学改革，不断探索新形势下药学人才培养的模式，研究和实践研究型和应用型药学人才培养模式的途径和方式，培养适应21世纪药学科学发展与医药经济现代化建设需要的药学人才。

（一）准确定位，办出自身特色

21世纪全球新医药产业伴随着生命科学的突飞猛进得到迅速发展，使药学科学的学科基础以及技术手段发生了深刻的变化，推动医药产业进入了一个前所未有的全新发展阶段，特别是21世纪医药产业作为"朝阳产业"被许多国家和国内众多地区竞相列为重点扶持发展的战略产业。根据我国医药事业发展规划，我国将由一个医药生产大国转变为医药强国，新药研制将由仿制为主向创制为主转移，医药经济的发展不仅需要一批研究型人才、高级技术人才和管理人才，而且需要大批能够从事一线生产的高素质技能型人才。因此，每所学校都要根据自身的优势和特色在办学模式、办学层次、办学规模上准确定位，切忌求高（高层次）、求全（类型全）、求大（规模大）。[74]

（二）加快对外开放进程，积极探讨有中国特色的药学专业学位教育

1948年美国药学会建议建立6年制药学专业学位（PharmD）学位教育（这里的药学博士不是科学学位而是一种专业学位）。1950年加利佛尼亚大学

首先建立 PharmD 课程。1997 年美国药学教育委员会（ACPE）通过的"PharmD"专业教育实施程序的认证标准指南中规定：从 2000 年 6 月 1 日起，全面实施"PharmD"专业教育[75]。目前美国的 PharmD 教育分为两种模式：即 2 + 4 模式和 4 + 2 模式。前者是在美国任一高校接受 2 年综合基础教育，达到药学院校所要求的必修课程学分后，经考核进入药学院接受 4 年专业教育（3 年药学和临床医学相关课程 + 1 年医疗机构的临床实践），最后经考核授予 PharmD 学位。后者通过 4 年药学本科教育获得药学学士学位后，再接受 2 年临床医学教育和临床实践。目前日本的私立大学全部实行新的 6 年制药学教育，主要采取 4 + 2 模式，以培养面向临床和实践的药师为主。而国立大学从 2006 年起实行两种教育体制：①现有的四年教育体制：4 年学士学位 + 2 年硕士学位 + 3 年的博士学位，培养研究型人才；②新的六年教育体制：六年硕士学位 + 四年的博士学位[76]。综观美国、日本的药学教育模式，对我国药学教育有一定的借鉴作用。目前我国还没有建立 PharmD 专业，临床药学专业也处于起步阶段，2007 年教育部批准中国药科大学设置临床药学专业，学制为 5 年。在中国是否能够实施药学的专业学位教育目前教育部学位办正在组织专家进行研究与论证。

（三）推行专业认证，保证人才培养质量

在英、美等国，对于紧密关系着社会公共安全、人民财产安全以及身心健康的职业，均实行职业注册师制度。为了保证未来的专业人员在进入职业领域之前，受过系统而规范的专业与职业的训练，想要申请专业注册师资格的人员必须在经过专业认证的院校学习并获得相应的专业学位。因此，在医药、卫生、建筑设计、工程、规划、法律、师范等行业领域的专业，在国外均实行专业认证制度。在美国对药学专业的认证由 ACPE（Accreditation council for pharmacy education）负责，该机构成立于 1932 年，目前美国共有 101 所药学院系，共有 87 个通过专业认证[3]。在澳大利亚和新西兰也开展了对药学专业的论证工作。我国在工程教育领域对工程类专业开展了专业认证工作的探索，针对目前全国举办药学专业的院校层次和水平参差不齐的现状，十分有必要开展对药学类专业的专业认证工作。

（四）着力培养创新型和创业型药学人才

高等药学教育的社会任务概括为：培养高级药学人才；创新药学科研成果并促进转化，推动制药工业、医疗卫生事业的发展；提供各类型成人高等药学教育，尤其是药师继续教育；为社会提供药学服务。因此，在为社会培

养大量服务于生产、经营、管理一线的高级药学类人才的同时，还应当着力培养民族医药产业的振兴所需要的创新型和创业型人才。如果以培养研究学者为目标，高校应发挥重点学科的优势，投入大量资金资助研究生科研创新和发明创造，促使拔尖的研究人才脱颖而出；如果以培养高级专业人才为目标，学校应重视研究生教育与生产劳动和社会实践紧密结合，培养高层次行业创新人才。坚持"发展高科技，实现产业化"的科技创新，高校应将"科研教学生产的一体化"作为长期坚持的发展战略，通过"产学研合作办学"构建产学研园区和药学生创业园区，依托园区的孵化功能造就行业内创业人才，探索创新人才培养方案。药学类院校要加强与医药企业和研究院所的合作，共同解决关系国计民生的重大科技问题，加速科技成果向现实生产力的转化。

第六章　中国专业认证制度现状及药学专业认证方案设计

第一节　我国专业认证制度现状

随着高等教育重要性的提高及社会各界对教育质量的广泛关注，高校质量保障运动已经在世界范围内兴起，专业认证作为高等教育质量保障手段之一，正在发挥着越来越重要的作用。

一、我国开展专业认证的历史回顾

我国自 1985 年以来开始在专业层次上开展评估试点工作。6 月，教育部在镜泊湖召开高等工程教育评估讨论会，38 所高等院校、7 个部委和 5 个省代表近 100 人参加。11 月教育部《关于开展高等工程教育评估研究和试点工作的通知》，布置了高等工程教育评估研究和试点工作，之后成立了高等教育评估委员会和学科评估小组。1986 年，我国高等工程教育评估考察团赴美国、加拿大进行高等教育评估的专题考察，国家教委高教二司将所收集到的资料编译成由四个分册组成的《美国、加拿大高等教育评估》，对美国和加拿大高等院校的评估作了详细的介绍和分析。其中第三分册《高等学校工科类专业的评估》主要是工科类专业的鉴定准则、实施细则、自评提纲、有关工程专业的鉴定指导方针以及专业鉴定调查组报告示例等，是我国最早介绍外国高校专业认证制度及其实施状况的专著。1987 年 6 月，教育部再次召开"全国高等工程教育评估试点工作会议"，标志着以本科教育为中心的学校评估、专业评估、课程评估的试点工作正式开始。

涉及机械制造工艺与设备、供热通风与空调工程、计算机及应用三个高等工程本科专业的评估试点、应用化学专业的评估试点等。这些评估试点属于办学水平评估的一种，其主要特点如下：校际间相同专业的比较评估，评估结论分优秀、良好、合格和不合格四种，不排名次，评估的目的是诊断教育工作状况，交流教育工作经验，促进互相学习共同提高。[77]夏天阳的《各国高等教育评估》、王冀生的《中国高等教育评估》以及王致和主编的《高等学校教育评估》详细介绍了我国高等教育评估的发展、评估理论、评估标准与程序以及在我国开展高等教育评估的实践和作用。陈玉琨的《教育评估的理论与技术》引用了西方教育评估的现代理论流派的五种模式，即泰勒模式、CIPP模式、目的游离模式、反对者模式、应答模式，并从理论方面给出评估认证模式。在这些论著中，专业认证是作为其中的章节出现的。[78]

关于目前我国专业认证实施的整体状况，将在下表中加以汇总，以梳理总结我国专业认证实施的整体状况和规律。

表6-1　我国专业认证概况

认证时间	认证专业	实施主体	实施对象	取得的成效	认证动因
1992年	建筑学专业	建设部	清华、同济、天津、东南4所大学	全部通过认证	建立中国的注册建筑师制度
1993年~1997年	建筑工程专业	建设部	21所大学	18所大学通过认证	建立中国的注册建筑师制度
1998年6月~2005年	航海教育专业	国家海事局（授权5个审核机构）	国内所有举办航海类专业的学校，7个本科以上的学校	通过认证并获得国家海事管理机构颁发的证书；获得其学生参加海员适任证书考试并有部分科目免考的资格	国家履行STCW95国际公约的需要
1999年11月	工程管理专业	建设部	哈尔滨建筑大学、重庆建筑大学、西安建筑科技大学、同济大学、清华大学、东南大学6所大学	全部通过认证	建立中国的注册建筑师制度；并与世界接轨。

认证时间	认证专业	实施主体	实施对象	取得的成效	认证动因
2002 年	建筑学专业	建设部	所有举办建筑学专业的学校	建筑学专业通过的学校有 24 所，土木工程专业有 29 所，城市规划专业有 10 所，工程管理专业有 8 所，建筑环境与设备工程专业 5 所。	进一步完善建筑师注册制度；为国际互认创造条件。
2006 年 3 月	电气工程、机械工程、计算机、化学工程 4 个专业	教育部和中国科协	东南大学、上海交通大学	通过认证：示范试点取得成功经验，在此基础上将对一大批大学的电气工程专业进行认证。	为配合国家工程师资格认证制度的实施；加入华盛顿协议

注资料来源：范爱华. 我国高校专业认证实施策略研究［D］. 武汉理工大学，2007（10）

我国高等教育专业认证研究取得了初步的成果，一方面促进了我国专业教育水平的保持和提高，另一方面更加完善了我国的执业注册资格制度。但工程认证以外的研究方兴未艾，并且有很多细节方面有待进一步的关注。比如，由于工程认证由住建部主管，因此它的专家组成员更多的代表人才需求单位的标准，能使通过认证的专业及其学生更好地适应社会的需要。但不足的是，缺乏教育界、学术界专家的参与，导致三者的互动性、协调性不强。而其他刚刚开展专业认证的领域，主要体现为教育行政力量极易导致认证形式化、官僚化。如杨天仁等发文所述的对黑龙江中医药大学的中医学试点认证，带有很重的行政色彩（由教育部中医学教学指导委员会组织实施，全部认证专家也由其委派），而较少地聘请医院等用人单位的专家参与。基于以上的论述，结合伯顿·克拉克高等教育整合分析的"三角理论"，运用到高等教育专业认证方面，作以下专业认证系统平衡图。

在这张平衡图中，三角形的每个角

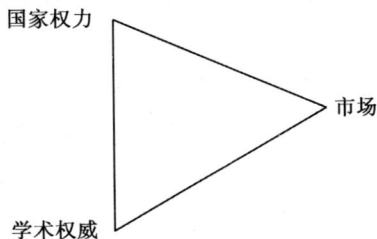

图 6-1　专业认证系统平衡图

代表一种模式的极端和另两种模式的最低限度，三角形内部的各个位置代表 3 种成分不同程度的结合。行政、学术和市场并非非此即彼的关系而是都应该在认证过程中发挥作用，相互制衡又彼此协调。我国专业认证的发展史就是要从国家权力端，市场需求端，走向逐步加强教育和学术界对认证的影响力，使三者达到平衡的过程。

二、教育评价模式与类型

（一）教育评价模式

教育评价模式是指在一定理论指导下，由评价结构、功能、过程和方法等要素相互联系、相互制约而构成的一种教育评价范式，它是教育评价基本理论与方法的总体概括，是教育评价类型的总构思，包括评价的大体范围、基本程序、主要内容和一般方法。近代著名的教育评价模式主要有：泰勒的行为目标模式、斯塔弗尔比姆的 CIPP 模式、斯克利文的目的游离模式、斯塔克的应答模式、欧文斯的对手模式、枯巴和林肯提出的共构模式等。[79] 以下是对教育评价产生了重要影响的几种模式的简介。本文根据药学专业认证的实际情况，综合考虑到各评价模式的优缺点等各方面因素以及与 AHP 层次分析模型特点的相互适应性重点应用了斯塔弗尔比姆的 CIPP 模式。

1. 应答模式（Responsive Evaluation Model）

亦称反应式评价模式、当事人中心评价模式。由斯塔克（stake）于 1973 年在《方案的评鉴》一文中提出。斯塔克认为，评价是比较某些"标准"所得到的可观察的"价值"。反应式评价是评价教育计划和其他计划时用的一种方法。它的特征之一是评价人员可以确定多向度的观点，更多地注意计划的活动和社会上多数人的反应。它关注不同集体和个人提出的不同标准，评价者或者是对计划的价值作出总结说明，或是提供描述性的数据和别人的判断，以便阅读报告的人能够对计划提出自己的想法。特征之二是对关键问题，特别是身处其境的当事人提出的问题给予回答。评价人员不断与当事人进行双向沟通，来获得当事人想要探讨的问题，并提供必要的反馈。特征之三是应答评价的重要线索，评价人员要收集各种问题不仅仅是评价者和权威所关心的问题，并加以选择，围绕所选的少量问题来组织评价活动。评价的两项任务是对计划有所描述性的评分，评分人员要对计划的观感作综合性的叙述，并对计划进行价值判断。

2. 对手评价模式 （Adversary Evaluation Model）

对手式评价模式的特点是采用"斗争理论"，靠相互对立的评价者通过出示有说服力的证据，或者用能导致优势的辩论技术去争取胜利。对手式评价模式关注争论不休和针锋相对、相互诘问的状态，是正反两种意见充分反映，让人们进行权衡来消除偏见，使决策增加大众的因素。

3. 行为目标模式 （Behavioral Goal Model）

是由泰勒于20世纪30年代在美国俄亥俄州立大学从事"八年研究"后提出的。它把教育方案、计划的目标用学生的特殊成就来表示，并把这一行为目标当作教育过程和教育评价的主要依据。根据这一模式，教育评价就是判断实际活动达到目标的程度。行为目标模式的特点是为评价方案制订出一系列希望达到的大目标，每一个目标都用可以测量的行为目标来表示。方案实施后进行测量，找出实际活动偏离目标的程度，根据目标的达到率来判读方案成功与否。行为目标模式的具体程序是：①根据社会实际的需要，拟订一般目标和具体目标；②把具体目标加以分类；③用行为词语界定具体目标；④建立可以展示具体目标已达到的情境和情况；⑤确立满足客观性、有效性、可靠性三个要求的测量方法；⑥运用这些方法检查行为变化，收集行为表现的资料；⑦根据检查结果，对假设作出判断，并且说明原因；⑧修正方案，重复评价的过程。泰勒提出行为目标模式对教育评价理论的发展有重要贡献，被人们尊奉为教育评价之父。

4. CIPP 模式 （CIPP model）

由斯塔弗尔比姆（Stufflebeam）提出。他认为在教育活动中，评价不能局限于确定目标能否达到，而应是提供有用的信息以改进方案使其更具有功效的作用。评价应该包括两个部分：一是过程评价，用以指导方案的实施和调整修改；二是成果评价，用目标达到的程度来判别效果。对于对象要评价的层面有目标、设计、实施以及影响等，分别用背景评价、输入评价、过程评价和成果评价四个过程来加以反映。因此，CIPP 模式是由背景评价（Context）、输入评价（Input）、过程评价（Process）、成果评价（Product）四部分组成的综合评价系列。具体操作程序是：在制订方案时，要评价对象的整体地位、长处和弱点等问题，更重要的是对于所制订的目标本身做评价，判别目标是否符合对象的需要，目标是否有效，背景评价的结果可以为调节现设的目标、顺序提供依据。为了制订方案的行动方针，在设计教育活动方案时进行输入评价，对于达到目标所需的条件、投入的资源、评价的有关方法、方案的行动策略作分析，进行实现目标的可行性分析。帮助委托评价人根据自己的需要和周围环境条件来权衡各种备择方案，并制订相应的工作计划。在实施方案时进行过程评价，评价人员和方案设计者通过对方案实施情况的考察，掌握方案执行的进度，及时获取反馈信息。另一个目的是发现实施过程中存在的问题，根据实际需要修改方案以便继续执行、调整和终止方案作出决策。在进入下一循环前进行成果评价，用目标的实现程度来评价方案的实施效果。其目的是要测量、解释和判断一个方案的成就，获得有关成效的反馈信息。CIPP 模式的特点是评价者和方案无直接的关系，只是为决策者提供和描述信息。

（二）教育评价类型

教育评价类型是指具有共同特征的若干教育评价范畴所形成的种类。结合本文的研究，重点介绍依据评价实施的时间所进行的分类，可以将评价分为：诊断性评价、形成性评价和总结性评价。

1. 诊断性评价（Diagnostic Evaluation）

对评价对象的现实状况及存在的问题、产生的原因所进行的价值判断。

2. 形成性评价（Formative Evaluation）

对正在进行的教育活动作出的价值判断，也称进行性评价。其特点是通过及时揭示问题，及时反馈以促进工作的改进。形成性评价一般以反馈调控和改进完善为主要目的。例如在教学过程中开展形成性评价，往往是通过诊断教学方案、计划、过程、进展情况和存在的问题，并及时反馈，及时改进、调控、矫正，以达到提高教学质量的目的。

3. 总结性评价（Summative Evaluation）

对评价对象一定时期的较全面状况所进行的价值判断，也称终结性评价。总结性评价旨在对教育活动作出总结性的结论，甄别优劣，鉴定分等，为各级决策人员提供参考依据。这种评价注重对教育活动的结果作总体分析，提供描述性信息，关心对效率的陈述，并强调自身的效果。其基本特点是，在学习或教学活动后，就学习或教学的效率，对学生、教师或课程编制者作出价值判断。评价者一般应独立于计划实施者及协助者，以保证对评价对象持客观态度，得出可信的结论。

形成性评价具有使整个教育活动正确进行的促进、改善和指导功能，总结性评价则以确定教育活动的成果以及此进行评定的功能为主。总结性评价和形成性评价的划分是相对的。

三、教育评价存在的问题

专业认证是教育评价范畴，在中国已经开展的教学评价活动的效果以及人们对教育评价活动的认识必然会影响人们对专业认证活动的认识，吸取已经开展的教育评价活动的经验与不足，对做好专业认证方案的设计具有重要的指导意义。

目前在我国已经开展的教育评价中影响范围最广最大的就是本科教学水平评估，因此有必要对此项制度进行分析，以指导专业认证的方案设计。

2002 年，教育部将合格评估、优秀评估和随机性水平评估三种方案合并为一个方案，即《普通高等学校本科教学工作水平评估方案》。从 2003 年开始，教育部正式确立了"五年一轮"的周期性教学工作评估制度。截至目前，列入首轮评估计划（2003－2007 年）的 592 所本科高校，都已先后接受了评估，首轮评估工作业已结束。总的来说，本科教学评估，对各高校的促进作用是明显的，作用主要体现在以下四个方面：鉴定作用、激励作用、指导作用和促进作用。具体来说成绩可以体现七个方面：①理清了学校发展的思路，抓住了不同类型学校特色问题；②学校传统、办学资质等隐性因素受到检验；③在硬性指标中，学校的各项实力得到加强；④评估促进了本科教学质量的提高；⑤加强了师资队伍的质量建设；⑥加强学科建设；⑦加强学生的考风、考纪和课堂的建设；

社会对本科教学水平评估肯定的同时也提出了很多批评的意见。王建成在《美国教育认证制度研究》的博士论文中提出我国以政府主导的评估方式存在的局限性[80]：①收集评估信息的方式不全面，专业性不强，容易导致评估丧失准确性；②评估标准统一化，影响评估的科学性，不利于高校多样化发展和适应不同的社会需要；③政府独家控制评估权，缺乏监督，影响评估的公正性、科学性和客观性；④行政性评估压抑了高等学校参加评估活动的积极性。教育部评估中心副主任李志宏在总结本科教学水平评估工作时除了肯定评估的正面意义外也指出了评估有待改进的地方，他指出以下几个方面：①评估方案单一，对高校分类指导的作用体现的不够；②在内外部质量保障体制不健全的情况下，教学评估因其推进速度快、牵涉范围广、容易招致非议；③水平评估有利有弊，如果不能正确对待，便容易产生形式主义和弄虚作假现象；④教学评估之外，各种评估项目过多，高校负担较重。

作为一个专业化的教育评估体系应该具备以下特征：①若干经认可的独

立的第三方教育评估机构。这些机构一般经政府认可或受政府委托从事教育评估工作，有些也可经社会专业化组织认可从事教育评估服务。教育评估一般需有较强的独立性和权威性，坚持公开、公正、公平的原则对学校的教育质量进行评估，评估结果应向社会公布，或提供给有关组织机构，作为政府教育决策的参考。②有一套公开的、被广泛认同的教育质量评估标准。评估必须有明确的依据和标准，通常表现为指标体系，这也是评估得以开展的基础。评估标准一般应包含对教育质量、教育质量管理体系、内部教育质量审核体系等方面的要求。③有一套公开的、广泛认同的、有效的、专业化的评估制度与操作规程。作为专门的教育评估机构，必须有专业化的评估制度，规范的操作规程，操作模式与过程等应具有高度的社会透明度，以增加评估的权威性和可信度。④有一个开放的、为社会关注的评估结果公告制度。实践证明，建立良好的公告制度是教育评估能否取得实效的重要因素之一。公告不仅是对参评学校负责，也是对社会民众负责。一方面，高等学校通过公告将自身的特点向外宣传，扩大社会影响，增强社会公信力。另一方面，公告可以满足社会公众对高校办学情况的知情要求，更有利于社会对高等教育的监督和选择，服务于社会需求。

第二节　药学专业认证方案设计

一、方案设计原则

（一）认证中应处理好的几个关系

首先是否参加认证活动是学校或专业的自愿行为，专业认证方案的设计要处理好自愿原则和学校参加认证的动力问题。不应该通过行政命令要求各院校参加专业认证，而是通过将认证结果与经费分配、执业资格准入衔接等措施调动学校参加专业认证的积极性。

其次，认证指标体系突出认证专业的办学目标，充分肯定其办学的多样性、特色化和个性化，要处理好标准的规范性和办学的多样性和特色的问题。在大众化条件下，社会需求是多样化的，学校规格是多样化的，学生的个性也是多样化的，认证方案设计中应该要尊重各个专业的特点和特色，允许不同类型、不同层次、不同办学形式的高校有不同的培养目标定位。

第三，认证应该尊重学校的独立自主的办学权和教师的学术自由，处理好认证的权威性、指导性与学校的办学自主权的关系。认证机构及其实地考察的专家所提出的改进意见和建议是否被采纳或实施，完全由被认证单位自己决定，认证机构不干预学校专业内部事务。认证标准是专业人才培养应该达到的要求，在对学校的考察中应该处理好学校办学自主权和规范要求的必要性的关系。对于认证结果，应该给予被认证专业充分发表意见的机会，并且保证其意见会得到充分考虑并及时予以反馈。

（二）突出专业认证特点的原则

专业认证应突出与本科教学水平评估的区别。本科评估与专业认证的主要区别有：评价的对象不同，本科教学水平评估是针对整个学校，而专业认证是针对具体专业；评价的类型不同，本科教学水平评估在评价结果上分为优秀、合格和不合格，专业认证是专业办学水平的基本要求，认证没有选优的功能；本科评估的目的是使学校改善办学条件，提高教学质量，而专业认证关注的是学生培养能否达到专业培养要求，能否具备专业执业资格所要求的基本知识、基本能力和基本技能。因此，本科评估重点关注的是学校，更多的是展示亮点，突出特色；而专业认证更多的是关注大多数学生，体现教育以培养学生为本的理念。[81]

（三）科学、可行原则

科学性是指认证方案的设计要合理，符合教育规律，只有建立在科学性基础上进行的教育价值判断活动才是科学的、可行的、有意义的。关于药学专业认证方案的指标设计应该是建立在对全国药学专业办学状况有了全面了解基础上制定的，要遵循药学教育规律，制定专业认证标准。可行性指认证方案要可操作，我国药学专业办学点多且地区发展不平衡、办学水平差距较大，认证方案的制定一定要考虑到现实的因素，认证结论要具有可靠性，只有建立在可行性、可信性、有效性基础上作出的认证结论才是公正、合理、实事求是的，也才能具有说服力。

（四）定性与定量相结合原则

定性分析往往是基于对被评对象的一定观察和经验得出的，虽然也能解释事物的本质特征，但如果我们仅仅以经验为基础来对事物作出全面的评价，显然是不够的，还必须结合定量的方法，即还要从量的方面对经验分析作出科学的评判。尤其对于药学专业认证中，针对国内很多高校在实验室条件和师资条件不具备的情况下就开办药学专业的情况，更应该加强对专业办学条件定量的要求。

二、专业认证标准的要素分析

"标准"在字典上的定义是："对特定目的所需的完善程度；认为某事物是适当的度量；一个社会上或实际上所期待的性能水平"。在教育领域内，标准是希望达到的目标；或者是所需态度的预期状况；或成绩的预期水平。[82] 在专业认证标准的设计上，到底选择哪些指标来考察专业的办学质量，这些标准的选择是否科学、可信和可行是标准设计中必须解决的问题。在标准的设计中对指标的选择采用了要素分析的方法、专家咨询法，并用层次分析法对指标的科学性以及指标的权重进行了研究。

要素分析法指标体系建立的过程是对评价客体进行了深刻分析和认识的过程，也是对评价客体的总体认识转化为对客体某些局部方面的认识过程，同时，指标体系建立的过程，实际上也是对人们价值认识取得一致的过程。从对国外药学教育专业认证标准的比较分析中我们可以看出，专业要素主要包括以下内容。

（一）专业教育目标

在教育评价中，目标是教育评价所标定的对象，是一次评价要达到的目的。它是设计评价指标体系和评价标准的基础和依据。[83] 只有专业人才培养目标定位准确，才能制定科学的评价标准。

（二）专业设置

按照教育部关于高等学校本科专业设置的规定，专业设置主要考察以下三方面：①专业设置是否适应国家经济建设、科技进步和社会发展的需要，遵循教育规律，正确处理需要与可能、数量与质量、近期与长远、局部与整体、特殊与一般的关系。针对药学专业还应考察专业设置是否具备一定的学科基础，是否与地方医药经济发展相协调和互动。②专业设置和调整是否有利于提高教育质量和办学效益，形成合理的专业机构和布局，避免不必要的重复设置；通过现有专业扩大招生、拓宽专业服务方向或共建、合作办学等途径，能否基本满足人才需求。③专业设置和调整是否符合教育部颁布的高等学校本科专业目录及有关要求。

（三）办学条件

主要包括：①教学经费是否有保证，总量能满足教学需要，本专业仪器设备经费投入有保障。②教学设施是否满足教学需要，教室、实验室、实习和实训基地及其相关设施在数量和功能上要能够满足教学需要，并且管理规范。药学是一门实验性科学，对实验条件的考察尤为重要。因此，办学条件中应该对微生物学、生物化学、药物化学、药剂学、药理学、药物分析、天然药物化学、生药学等专业教学实验室和实践基地的建设应提出具体要求。③图书资料，具备满足教学科研所必需的计算机、网络条件以及图书资料等。

（四）师资队伍

学校师资队伍水平决定了教学的质量和办学水平，教师的知识水平直接影响学生素质的高低，也反映学校学术地位和教学水平。考察师资队伍主要应该包括以下几个方面：①师资数量，是否具有满足本专业教学需要的教师数量以及符合本专业可持续发展所需要的师资结构，专业主干课程教师数量是否充足；学校整体师资数量应符合教育部普通高等学校基本办学条件指标合格标准（教育部教发〔2004〕2号），整体师资结构是否科学合理；对于药学专业来说，主干课程的师资应具有药学学历教育背景，专业负责人以及药物化学、药理学、药物分析、药剂学等主干课程负责人应具有一定的学术水平。②师资结构，考察是否具有合理的职称、学历、年龄结构。③教学水平及教师发展。教师能否胜任本科教学任务，学生对教学工作的满意度，学校要为教师发展提供哪些机会和条件，促进教师素质持续提升。教师队伍能否形成合理的梯队，注重培养青年教师，是否有专业教师队伍的进修、科研和发展规划。教师在很好地完成教学任务的基础上应该从事一定的教学研究。④科研水平，教师的科学研究水平直接影响专业发展的潜力和水平，没有高水平的科学研究，专业建设水平就上不了太高的层次。

（五）课程体系

课程是高校开展教学建设、组织教学活动和保障教学质量的基本单元。专业教育是通过课程教育实现的。课程建设是专业建设的关键环节，也是教学改革的切入点，是提高专业质量的根本途径。合理的课程体系是专业建设的核心。课程体系要素主要包括课程体系设置是否完善，影响专业人才培养质量的核心课程是否开设，课程的软件建设包括教学大纲、教学计划、教案等教学基本文件是否规范、教材的编写与选用、课程是否有建设规划，实验课程的开设学时是否有保证等基本要求以及课程建设的水平。

（六）教学管理和质量监控

专业要有科学、合理、完善并符合学校教学管理流程与特点的教学组织管理体系，以把握教学规律、规范教学秩序、保证教学运行并有科学完善的教学质量监控体系和畅通的教学质量信息反馈网络，使教学质量的监控落到实处。该要素主要包括：①教学管理是否规范。专业教学管理文件和规章制度完备，并能严格贯彻执行，各类档案文件管理规范。具有符合专业培养目标的人才培养方案（培养计划），各门课程的教学大纲、教案等完备，具有科学性、合理性、完整性，并能够根据实际情况及教学质量评估结果及时更新。专业所在院系教学管理人员数量充足，且人员相对稳定。②质量控制机制是否完善。具有比较完善的质量控制与评价机制，有明确的质量控制内容和要求。主要包含对教师的教学水平和学术水平、专业软硬件建设、教学和学习环境、学生素质、学生的科技创新活动、日常管理运行情况等各方面的质量控制。具有比较健全的各主要教学环节的质量标准，并能严格执行，学校或院系定期进行教学质量评估。具有比较完备的毕业生跟踪反馈体系。

（七）学生培养和质量

学生质量是专业人才培养效果的检验指标。考察专业是否为提高人才培养质量，以学生为本，为学生提供全方位的服务，可以考察以下几个方面：①招生，是否为吸引优秀生源制定措施。②就业，是否为学生就业提供指导和服务，专业的毕业生在就业市场上是否具有竞争力；社会和用人单位对毕业生的评价如何。③学生指导，学校是否具有完善的学生学习指导、职业规划、就业指导、心理辅导等方面的措施并能够很好的执行落实。能够为学生搭建良好的科技创新活动平台，鼓励学生积极参与。

三、方案内容

专业认证方案一般包括以下几个方面的内容。

第一，专业认证的目标，即"为何评"。专业认证的目标是在制定认证方案的初期必须首先要解决的问题，不同的专业认证目标决定不同的专业认证内涵、不同的专业认证方法和结论。

第二，评价的依据，即"专业的教育目标"。

第三，专业认证的项目，即"评什么"。专业认证要围绕哪些项目考察专业人才培养的质量，如何确定这些项目。

第四，认证标准，即"各认证项目应该达到的要求、指标的权重系数和判断标准"。指标系数决定了各项指标的重要程度，而认证标准是各项指标的衡量准则，是在专业认证活动中进行价值判断时决定质和量的尺度。

第五，认证采取的方法，即"如何认证"。包括在整个认证过程中获取信息的手段和方法，如何对数据量化处理的方法，如何进行综合价值判断的方法等等。认证活动就是依靠这些方法和手段才能够进行，这些方法和手段的科学、有效与否决定了认证活动的信度、效度。

第六，认证活动的实施者、决策者，即"谁来认证"。如何组建认证的管理机构、决策机构、专家机构和仲裁机构，选择什么样的专家来参加认证活动，如何保证专家的公平、公正，如何对专家进行培训，这些问题都需要在认证方案设计时考虑。

第七，认证的结果的表述、公布和利用，即"认证的结果是什么"。认证结果包括认证报告和认证结论，公布是指认证结论公布的方式和范围，认证结论的利用指认证结论如何提供给认证活动的利益相关人使用，如何影响学校的办学行为，如何与国家的职业资格等其他政策衔接，如何使利益相关人采取相应的政策措施等。

四、方案设计过程

2007 年，为了深入推进"质量工程"，进一步规范普通高等学校医药学科专业教育教学工作，提高教学质量与医药人才培养水平，教育部高教司将药学、中医学、临床医学、口腔医学等 4 个医药类专业列入了"质量工程"专业认证试点项目。

2007 年上半年，受教育部高教司农林医药处委托，由药学教育研究会牵头起草药学类专业评估方案，研究会秘书处在多年对药学专业办学质量基本要求研究课题的成果基础上于 2007 年 7 月制定了《全国药学类专业认证方案（初稿）》，并在镇江召开了小范围的征求意见会。2007 年 8 月，在药学教育研究会常务理事会议上，药学专业认证方案在 18 个参会常务理事单位中进行了第二轮征求意见。

2007 年 11 月，邀请了 17 个不同类型药学类院校（系）的 30 多余专家代表对认证方案进行了专门研讨和征求意见。2007 年 12 月，在教育部高等学校药学类教学指导委员会主任委员会议上，对认证方案再次进行了深入研讨。

2007 年 12 月，经教育部批准，药学类教指委组织专家组对广东药学院药学专业进行了第一次认证试点现场考查。

2008 年 4 月，药学类教指委将《全国药学类专业认证方案（讨论稿）》在药学类教学指导委员会工作网站上公示。

2008 年 11 月，教指委组织召开全国药学专业试点认证工作专家研讨会，来自药学五院校、第二军医大学药学院、浙江大学药学院、黑龙江中医药大学药学院、广州中医药大学中药学院、广东药学院药科学院、桂林医学院药学院等全国 11 所药学类院校的专家、领导，又一次对专业认证方案讨论稿进行了逐字逐句的修改。

2009 年 6 月，经教育部高教司正式发文，教指委又选派专家组分别对海南医学院和内蒙古医学院药学专业进行了认证试点现场考查。

第三节　基于 AHP 的药学专业认证标准研究

要做好专业认证工作，必须有一个科学、合理的认证标准。认证标准是依据认证目标而制定的，能够对认证对象进行价值判断的依据，也是教育过程中进行调节、控制、评价对象行为的准则和参照。专业认证标准应以专业规范为依据，专业认证标准是否科学、规范，是否能够体现专业人才培养质量的内涵直接关系到认证的结论是否科学、有价值。本书在药学专业认证标准中指标的选择上参考了国外对药学专业标准指标的选择，同时根据对影响专业办学质量的因素进行分析，确定了专业认证标准的 7 个一级指标和 18 个二级指标。为考察指标的科学性以及科学地确立指标的权重，作者采用 AHP 层次分析法对专业认证指标和权重的确立进行研究。

AHP 层次分析（Analytic Hierarchy Process）模型是 20 世纪 70 年代由美国学者 T. L. Satty 提出的一种简便、灵活而又实用的多准则决策方法。AHP 层次分析模型的基本思路如下：首先将复杂问题分解为若干组成要素，并将这些要素按支配关系形成有序的递阶层次结构；其次通过两两比较，确定层次中诸要素的相对重要性；最后综合各层次要素的重要程度，得到对于诸要素的综合评价。

一、通过问卷调查确立专业认证标准指标内容

（一）调查表基本情况：

（1）调查开始时间：2008 年 3 月 1 日

（2）调查表回收的最后时间：2008 年 5 月 1 日

（3）共发出调查表份数：30 份

（4）回收到调查表份数：22 份

（5）调查表回收率：73.3%

（6）问卷有效率：100%

问卷内容包括三个部分，①专家基本情况。②专家对指标体系中指标选取的意见。③专家对评价指标体系各层次间及各评价指标的权重的意见。

根据 AHP 层次分析模型基本构建思路，结合影响专业办学质量的各种因素，建立指标体系层次分析结构如图 6-2。

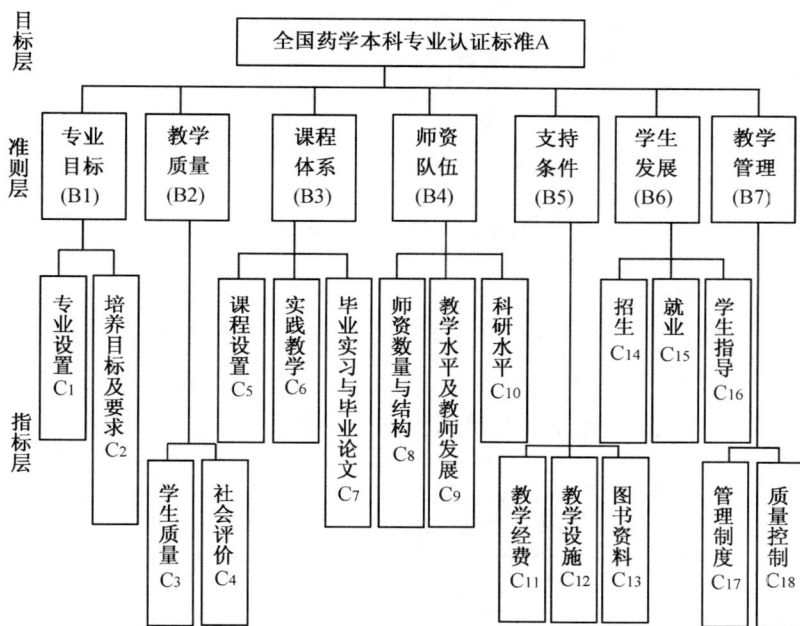

图 6-2　建立指标体系、层次分析

二、问卷调查结果

（一）咨询项目 I

（1）参加调查的专家平均年龄为 48.8 岁，其年龄分布情况如图 6-3：

（2）参加调查的专家职称中教授有 19 人，占 86.4%；副教授有 2 人，占 9%；研究员有 1 人，占 4.6%。

（3）参加调查的专家都是全国药学院校的院长、系主任或专业负责人。职务中副校长、院长各有 3 人，各占 13.6%；教研室主任 2 人，占 9%；副院长有 6 人，占 27.3%；系主任有 5 人，占 22.7%；教务处处长、副处长各有 1 人，各占 5%；另有 1 人未注明职务。

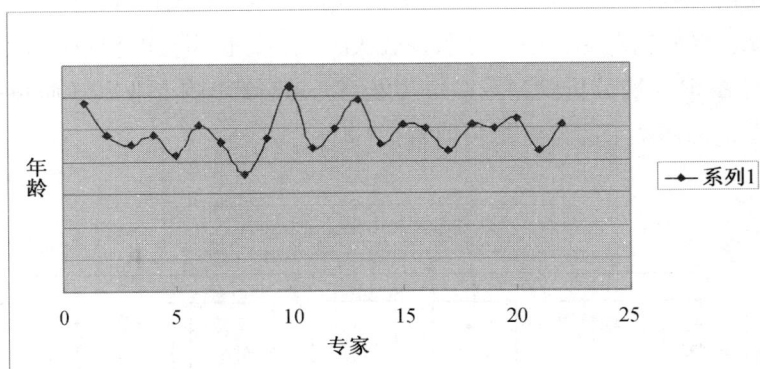

图 6 – 3　专家年龄构成

（二）咨询项目Ⅱ

（1）参加调查的专家中有 73% 的专家对药学教育很熟悉；77% 的专家对教育学、59% 的专家对管理学、55% 的专家对教育评价较熟悉；基本上有 50% 的专家对层次分析法、41% 的专家对专家咨询法一般熟悉（详见表 6 – 2）。

表 6 – 2　专家对专家咨询法的熟悉程度

咨询项目Ⅱ	很熟悉	较熟悉	一般熟悉	不熟悉
教育学	14%	77%	9%	0%
管理学	18%	59%	18%	5%
药学教育	73%	23%	5%	0%
教育评价	32%	55%	14%	0%
层次分析法	5%	32%	50%	14%
专家咨询法	23%	27%	41%	9%

三、指标体系确定

1. 一级指标体系

除了一位专家不同意将"师资队伍"确定为一级指标外，其他所有专家均对一级指标的设置无异议。

2. 二级指标体系（见表 6 – 3）

表 6 – 3　参与调查的专家对二级指标的同意程度

二级指标	同意率	不同意率
专业设置	100%	0%
培养目标及要求	100%	0%
学生质量	100%	0%
社会评价	95%	5%
课程设置	100%	0%
实践教学	95%	5%
毕业实习与毕业论文	95%	5%
师资数量与结构	95%	5%
教学水平及教师发展	100%	0%
科研水平	100%	0%
教学经费	100%	0%
教学设施	95%	5%
图书资料	95%	5%
招生	95%	5%
就业	100%	0%
学生指导	100%	0%
管理制度	91%	9%
质量控制	100%	0%

需要增加指标（表 6 – 4）。

表 6 – 4　增加指标

指标层次	需要增加的指标	同意增加的百分比	不同意增加的百分比
一级指标	不细分	5%	95%
二级指标	专业目标	0%	100%
	教学质量	14%	86%
	课程体系	0%	100%
	师资队伍	18%	82%
	支持条件	5%	95%
	学生发展	23%	77%
	教学管理	14%	86%

其中，专家们提出的需要增加或细化的指标统计如表 6 – 5。

表6-5 增加或细化的指标

指标级别	指标	需增加的指标	需细化的指标
一级指标	不细分	特色	
二级指标	教学质量	教学过程质量	学生质量、社会评价
	师资队伍	将"教师发展"改为"师资培养";或将其单列为一指标	师资数量与结构（如职称、学历、生师比等）
	支持条件	校园网-电子资源	
	学生发展	校园文化、毕业反馈、综合素质教育和培养、学生毕业后5年的就业情况	学生指导（入学教育-专业教育-职业规划等）
	教学管理	管理队伍、教学研究与改革、教学进程质量控制与规范	

2. 用AHP层次分析模型确立认证指标权重

用问卷征求专家对一级指标之间重要性比较和二级指标之间重要性比较的意见，由判断矩阵得出AHP模型中各指标对准则层的权重影响，再进一步得出指标层对目标层的合成权重，这是AHP分析模型的核心。

（1）统计各位专家的比较矩阵结果，得到比较矩阵（表6-6~表6-8）。

表6-6 一级指标比较矩阵——SA-B

	专业目标	教学质量	课程体系	师资队伍	支持条件	学生发展	教学管理
专业目标	1.00	0.32	0.44	0.28	0.33	0.61	0.58
教学质量	3.11	1.00	0.60	0.54	0.61	0.83	0.71
课程体系	2.26	1.67	1.00	0.51	0.85	0.88	0.82
师资队伍	3.53	1.84	1.95	1.00	1.12	1.30	0.97
支持条件	3.00	1.63	1.18	0.89	1.00	1.00	0.97
学生发展	1.63	1.20	1.14	0.77	1.00	1.00	0.66
教学管理	1.74	1.41	1.22	0.71	1.04	1.53	1.00

二级指标比较矩阵

表6-7 专业目标比较矩阵——S_{B1-C}

	专业设置	培养目标及要求
专业设置	1.00	0.66
培养目标及要求	1.53	1.00

表6-3　参与调查的专家对二级指标的同意程度

二级指标	同意率	不同意率
专业设置	100%	0%
培养目标及要求	100%	0%
学生质量	100%	0%
社会评价	95%	5%
课程设置	100%	0%
实践教学	95%	5%
毕业实习与毕业论文	95%	5%
师资数量与结构	95%	5%
教学水平及教师发展	100%	0%
科研水平	100%	0%
教学经费	100%	0%
教学设施	95%	5%
图书资料	95%	5%
招生	95%	5%
就业	100%	0%
学生指导	100%	0%
管理制度	91%	9%
质量控制	100%	0%

需要增加指标（表6-4）。

表6-4　增加指标

指标层次	需要增加的指标	同意增加的百分比	不同意增加的百分比
一级指标	不细分	5%	95%
二级指标	专业目标	0%	100%
	教学质量	14%	86%
	课程体系	0%	100%
	师资队伍	18%	82%
	支持条件	5%	95%
	学生发展	23%	77%
	教学管理	14%	86%

其中，专家们提出的需要增加或细化的指标统计如表6-5。

表 6 - 5　增加或细化的指标

指标级别	指标	需增加的指标	需细化的指标
一级指标	不细分	特色	
二级指标	教学质量	教学过程质量	学生质量、社会评价
	师资队伍	将"教师发展"改为"师资培养";或将其单列为一指标	师资数量与结构(如职称、学历、生师比等)
	支持条件	校园网 - 电子资源	
	学生发展	校园文化、毕业反馈、综合素质教育和培养、学生毕业后5年的就业情况	学生指导(入学教育 - 专业教育 - 职业规划等)
	教学管理	管理队伍、教学研究与改革、教学进程质量控制与规范	

2. 用 AHP 层次分析模型确立认证指标权重

用问卷征求专家对一级指标之间重要性比较和二级指标之间重要性比较的意见,由判断矩阵得出 AHP 模型中各指标对准则层的权重影响,再进一步得出指标层对目标层的合成权重,这是 AHP 分析模型的核心。

(1)统计各位专家的比较矩阵结果,得到比较矩阵(表 6 - 6~表 6 - 8)。

表 6 - 6　一级指标比较矩阵——SA - B

	专业目标	教学质量	课程体系	师资队伍	支持条件	学生发展	教学管理
专业目标	1.00	0.32	0.44	0.28	0.33	0.61	0.58
教学质量	3.11	1.00	0.60	0.54	0.61	0.83	0.71
课程体系	2.26	1.67	1.00	0.51	0.85	0.88	0.82
师资队伍	3.53	1.84	1.95	1.00	1.12	1.30	0.97
支持条件	3.00	1.63	1.18	0.89	1.00	1.00	0.97
学生发展	1.63	1.20	1.14	0.77	1.00	1.00	0.66
教学管理	1.74	1.41	1.22	0.71	1.04	1.53	1.00

二级指标比较矩阵

表 6 - 7　专业目标比较矩阵——S_{B1-C}

	专业设置	培养目标及要求
专业设置	1.00	0.66
培养目标及要求	1.53	1.00

表 6-8 教学质量比较矩阵——S_{B2-C}

表 6-8　教学质量比较矩阵——S_{B2-C}

	学生质量	社会评价
学生质量	1.00	0.60
社会评价	1.67	1.00

表 6-9　课程体系比较矩阵——S_{B3-C}

	课程设置	实践教学	毕业实习与毕业论文
课程设置	1.00	0.64	0.56
实践教学	1.56	1.00	0.69
毕业实习与毕业论文	1.78	1.46	1.00

表 6-10　师资队伍比较矩阵——S_{B4-C}

	师资数量与结构	教学水平及教师发展	科研水平
师资数量与结构	1.00	0.43	0.55
教学水平及教师发展	2.33	1.00	0.67
科研水平	1.81	1.49	1.00

表 6-11　支持条件比较矩阵——S_{B5-C}

	教学经费	教学设施	图书资料
教学经费	1.00	0.56	0.67
教学设施	1.78	1.00	0.74
图书资料	1.49	1.35	1.00

表 6-12　学生发展比较矩阵——S_{B6-C}

	招生	就业	学生指导
招生	1.00	0.42	0.51
就业	2.37	1.00	0.80
学生指导	1.95	1.25	1.00

表 6-13　教学管理比较矩阵——S_{B7-C}

	管理制度	质量控制
管理制度	1.00	0.54
质量控制	1.84	1.00

（2）单一准则下指标排序权重计算

采用和积法计算各单一排序权重，其步骤如下：

①将矩阵 A =（a_{ij}）$_{n×n}$ 的每个列向量归一化得到 B =（b_{ij}）$_{n×n}$，即 $b_{ij} = a_{ij}$

$/\sum\limits_{k=1}^{n} a_{ij}$，$i$，$j = 1$，$2$，$\cdots$，$n_{\circ}$

②$\omega_i = \dfrac{1}{n}\sum\limits_{j=1}^{n} a_{ij}$，$i$，$j = 1$，$2$，$\cdots$，$n_{\circ}$ $\omega_i = (\omega_1$，ω_2，$\cdots\cdots$，$\omega_n)^{\mathrm{T}}$ 即为各指标相对上一层的权重向量。

通过计算得出准则层对目标层权重和指标层对准则层权重如下：

准则层对目标层权重：$\omega = (0.06, 0.12, 0.14, 0.21, 0.17, 0.14, 0.16)^{\mathrm{T}}$

指标层对准则层权重：$\omega_1 = (0.40, 0.60)^{\mathrm{T}}$；

$$\omega_2 = (0.38, 0.62)^{\mathrm{T}};$$

$$\omega_3 = (0.23, 0.33, 0.44)^{\mathrm{T}};$$

$$\omega_4 = (0.20, 0.37, 0.44)^{\mathrm{T}};$$

$$\omega_5 = (0.23, 0.36, 0.41)^{\mathrm{T}};$$

$$\omega_6 = (0.19, 0.39, 0.42)^{\mathrm{T}};$$

$$\omega_7 = (0.35, 0.65)^{\mathrm{T}};$$

指标层对目标层合成权重：$\omega_{合成} = (0.0252, 0.0384, 0.0443, 0.0738,$ $0.0320, 0.0460, 0.0618, 0.0402, 0.0753, 0.0903, 0.0402, 0.0610,$ $0.0703, 0.0262, 0.0540, 0.0586, 0.0571, 0.1052)^{\mathrm{T}}$

（3）判断矩阵一致性检验

判断矩阵的一致性检验即检验判断矩阵得出的排序权重是否合理。当判断矩阵具有满意的一致性检验时，AHP 模型得出的结论才是合理的，其计算步骤如下：

①计算矩阵 S 的最大特征值 $\lambda_{\max}$。本文采用和积法，即 $\lambda_{\max} = \dfrac{1}{n}\sum\limits_{j=1}^{n}\dfrac{(S\omega)_j}{\omega_j}$，$(S\omega)_j$ 的第 j 个分量，$\omega_i = (\omega_1$，ω_2，$\cdots\cdots$，$\omega_n)^{\mathrm{T}}$。

②计算一致性指标 $C.I. = \dfrac{\lambda_{\max} - n}{n - 1}$。

③查表得出相应的平均随机一致性指标 R.I. 。

④计算一致性比率 $C.R. = \dfrac{C.I.}{R.I.}$。

⑤检验。当 $C.R. < 0.1$ 时，认为判断矩阵 S 有满意的一致性；若 $C.R. \geqslant 0.1$，应修正判断矩阵 S。

通过计算可对准则层判断矩阵和指标层判断矩阵进行检验，其结果如表 6-14：

表 6 - 14　检验

判断矩阵	最大特征根	检验结果
S_{A-B}	$\lambda_{max} = 7.0821$	$C.R. = 0.0104 < 0.1$
S_{B1-C}	$\lambda_{max} = 2.0000$	$C.R. = 0.0000 < 0.1$
S_{B2-C}	$\lambda_{max} = 2.0000$	$C.R. = 0.0000 < 0.1$
S_{B3-C}	$\lambda_{max} = 3.0065$	$C.R. = 0.0056 < 0.1$
S_{B4-C}	$\lambda_{max} = 3.0479$	$C.R. = 0.0413 < 0.1$
S_{B5-C}	$\lambda_{max} = 3.0253$	$C.R. = 0.0218 < 0.1$
S_{B6-C}	$\lambda_{max} = 3.0192$	$C.R. = 0.0166 < 0.1$
S_{B7-C}	$\lambda_{max} = 2.0000$	$C.R. = 0.0000 < 0.1$

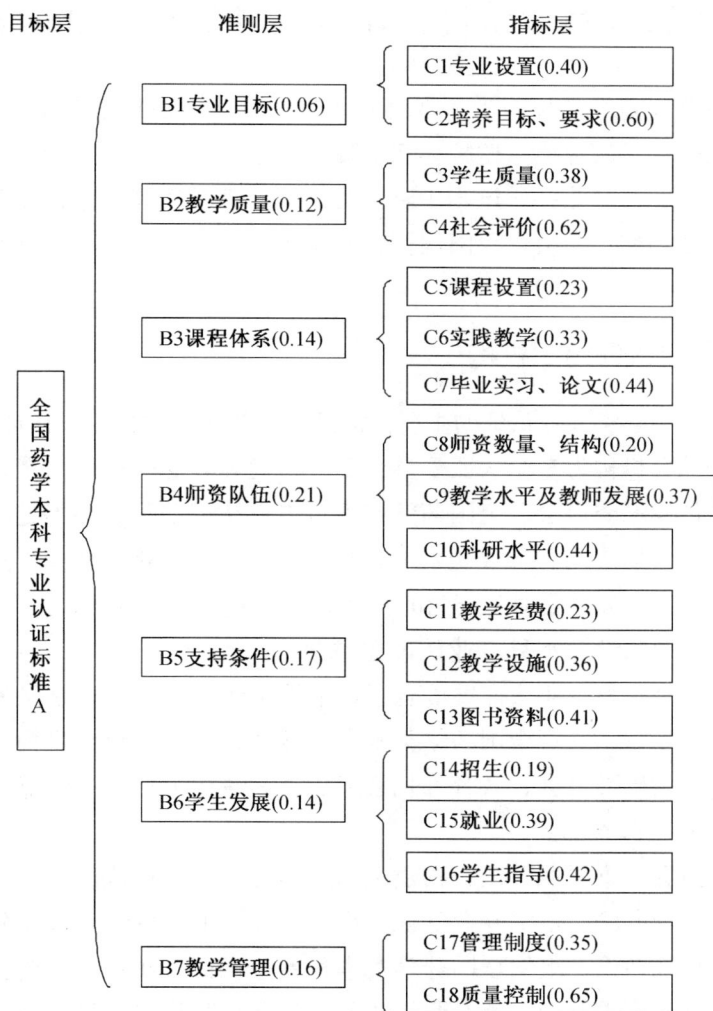

目标层　　　　准则层　　　　　　　指标层

全国药学本科专业认证标准A

B1专业目标(0.06)
- C1专业设置(0.40)
- C2培养目标、要求(0.60)

B2教学质量(0.12)
- C3学生质量(0.38)
- C4社会评价(0.62)

B3课程体系(0.14)
- C5课程设置(0.23)
- C6实践教学(0.33)
- C7毕业实习、论文(0.44)

B4师资队伍(0.21)
- C8师资数量、结构(0.20)
- C9教学水平及教师发展(0.37)
- C10科研水平(0.44)

B5支持条件(0.17)
- C11教学经费(0.23)
- C12教学设施(0.36)
- C13图书资料(0.41)

B6学生发展(0.14)
- C14招生(0.19)
- C15就业(0.39)
- C16学生指导(0.42)

B7教学管理(0.16)
- C17管理制度(0.35)
- C18质量控制(0.65)

图 6 - 4　指标权重图

判断矩阵检验结果权重系数均通过一致性检验，且层次总排序也通过一致性检验。

（4）专业认证指标及指标权重的确立

经过运用层次分析法，得出指标权重图（图6-4）：

上述权重系数均通过一致性检验，且层次总排序也通过一致性检验。目前试点的讨论稿中的权重与本文所做研究的结果不一致，建议在试点工作结束后对认证标准进行修改时可参考本研究的结果。

第四节　专业认证方案及专业认证标准内容

为规范我国高等学校药学类本科专业认证（以下简称专业认证）工作，构建我国高等药学教育质量监控体系，提高药学类专业办学质量，帮助有关高校寻找在药学类专业办学过程中存在的问题、理顺发展思路，在参照国外药学专业认证标准，并结合我国国情的基础上，设计了中国药学类专业认证标准内容如下：

一、专业认证组织机构

开展我国药学类专业认证的主要机构是全国药学类本科专业认证委员会，认证实施和监督机构为专业认证委员会及其常设和分支机构包括全国药学类本科专业认证专家委员会、全国药学类本科专业认证委员会秘书处、专业认证分委员会以及监督与仲裁委员会。各机构分工不同，相互合作，共同推进认证程序的进行。以下是对各部门的相互关系及主要职责的介绍。

（一）全国药学类本科专业认证委员会

全国药学类本科专业认证委员会（以下简称认证委员会）是经教育部等行政主管部门授权，负责全国药学类本科专业认证工作的组织机构，其成员由药学类教学指导委员会、教育部代表组成，邀请相关行业主管部门和行业协会（学会）代表参加。

认证委员会的主要职责是：构建全国药学类本科专业认证体系；研究制定专业认证实施办法；审定专业认证标准和程序；审定各专业认证分委员会做出的专业认证结论；组织全国药学类本科专业认证工作；领导全国药学类本科专业认证专家委员会、各专业认证分委员会和监督与仲裁委员会开展关于专业认证的相关工作；聘任药学类本科专业认证专家。

（二）全国药学类本科专业认证专家委员会

全国药学类本科专业认证专家委员会（以下简称专家委员会）是认证委员会下设的专家组织，受认证委员会领导，其成员由药学教育界专家及相关学科和行业领域专家组成，由认证委员会聘任。

专家委员会的主要职责是：研究、咨询、指导、服务。受认证委员会委托，研究专业认证标准、程序和方法，以及专业认证领域的其他相关问题；为专业认证工作提供必要的咨询服务；指导各专业认证分委员会开展专业认证工作；向认证委员会提出有关药学类本科专业认证的重大决策建议。

（三）全国药学类本科专业认证委员会秘书处

全国药学类本科专业认证委员会秘书处（以下简称秘书处）是认证委员会的日常办事机构，成员由认证委员会聘任。秘书处秘书长自动增补为认证委员会委员。

秘书处的职责是：在认证委员会领导下组织协调认证委员会各分支机构开展工作；受理高等学校提交的专业认证申请；组织起草专业认证工作的有关工作文件；负责药学类本科专业认证的信息服务与对外宣传工作。

（四）专业认证分委员会

专业认证分委员会（以下简称认证分委员会）是认证委员会按医学门类下药学类各专业领域设立的分支机构，在其名称前冠以专业名称，其成员由药学教育界专家、相关学科领域专家以及管理部门代表组成，由认证委员会聘任。认证分委员会主任委员自动增补为认证委员会委员。

认证分委员会职责是：制定本专业的认证标准和相关工作文件；具体组织实施所在专业的认证工作；受认证委员会的委托处理有关事宜；负责所在专业认证专家的培训；向认证委员会建议派往申请认证学校的临时性专业认证专家组，完成专业认证的现场考查工作。

（五）监督与仲裁委员会

监督与仲裁委员会接受认证委员会领导，独立开展工作，其成员由药学教育界、相关学科和行业领域的资深专家组成。

监督与仲裁委员会的职责是：对专业认证工作实施监督，确保诚信、公正；受理申请认证学校关于专业认证结论或专业认证过程的申诉，调查并做出最终裁决；接受社会各界对认证工作的投诉，调查并做出相应处理。

二、认证程序与方法

专业认证工作的基本程序包括 6 个阶段：申请认证、学校自评、审阅自评报告、现场考查、审议和做出认证结论、认证状态保持。

（一）申请认证

专业认证工作在学校自愿的基础上开展。经教育部批准或备案，已有三届以上（含三届）毕业生并以本科教育为培养目标的医学门类下各药学类专业，均可申请认证。申请认证的专业由所在学校向认证委员会秘书处提交申请书和申请表。申请书和申请表按照《全国药学类本科专业申请认证学校准备工作指南》中相关要求撰写。

认证委员会收到学校申请后委派认证分委员会对申请书和申请表进行审核，重点审查申请学校是否具备申请认证的基本条件，必要时，可要求申请学校对某些问题做出答复，或进一步提供证明材料。

根据审核情况，认证委员会可做出以下两种结论，并做相应处理：

（1）受理申请，通知申请学校进入自评阶段；

（2）不受理申请，向申请学校说明理由，认证工作到此停止。学校可在达到申请认证的基本条件后重新申请认证。

（二）学校自评

学校自评是申请认证的学校及相关院系依照专业认证标准对申请认证专业的办学情况和办学质量的自我检查，自评工作应坚持实事求是的原则。申请学校应根据自评情况撰写自评报告，提交给认证分委员会。自评的方法、自评报告的要求等参见《全国药学类本科专业申请认证学校准备工作指南》。

（三）审阅自评报告

认证分委员会对申请学校的自评报告进行审阅，重点审查申请认证的专业是否达到专业认证标准的要求。审阅自评报告期间，专家若对报告内容有疑问可以到申请认证学校现场进行核查。

根据审阅情况，认证分委员会可做出以下三种结论，并做相应处理：

（1）通过自评报告，通知申请学校进入现场考查阶段及考查时间；

（2）补充修改自评报告，向申请学校说明补充修改要求。经补充修改达到要求的可按（1）处理，否则按（3）处理；

（3）不通过自评报告，向申请学校说明理由，专业认证工作到此停止。

学校可在自评达到专业认证标准要求后重新申请认证。

（四）现场考查

现场考查是指专业认证专家组受认证委员会委托，到学校对申请认证专业进行的实地考查。认证专家组由认证分委员会建议选派，并报认证委员会秘书处审核同意。现场考查以专业认证标准为依据，主要目的是核实学校自评报告的真实性和准确性，并了解自评报告未能反映的有关情况。具体程序包括以下几个方面。

（1）专业认证专家组召开内部工作会议。开始考查前，专家组成员进一步明确考查计划和具体的考查步骤，并进行分工。

（2）专业认证专家组与申请认证学校举行会议。考查之初，专家组要向学校和申请认证专业所在院系的负责人介绍考查目的、要求和详细计划，并与学校、院系交换意见。

（3）听取申请认证专业建设介绍。

（4）实地考查。包括考查实验条件、图书资料等硬件设施；检查近期学生的毕业论文、试卷、实验报告、实习报告、作业；观摩课堂教学、实验、实习、学生课外活动；考查其他能反映教学质量和学生素质的现场和实物。

（5）会晤师生。会晤对象包括在校学生和毕业生、教师、学校领导、有关管理部门负责人及院系行政、学术、教学负责人等，必要时还需会晤用人单位有关负责人。

（6）专业认证专家组举行第二次内部会议。就报告撰写问题进行认真讨论，在主要问题上统一认识。专家组成员在会议纪录上签字确认。

形成考查报告。组长和秘书根据专家组讨论意见，形成报告初稿。在征求专家组成员意见后，形成终稿。报告于现场考查结束后 15 天内，提交专业认证分委员会。

（五）审议和做出认证结论

认证分委员会召开全体会议，审议申请认证学校的自评报告、专家组的现场考查报告，经过充分讨论提出认证分委员会的认证结论建议，或建议第二次现场考查。认证分委员会在提出认证结论建议的基础上，采取无记名投票方式确认认证结论。投票时全体委员会议到会委员人数需达到总人数的 2/3 以上（含 2/3），同意票数达到到会委员人数的 2/3 以上（含 2/3），则通过认证结论。认证分委员会讨论认证结论和投票的情况应予保密。

专业认证结论分为 3 种：

（1）通过认证，有效期 6 年；

（2）基本通过认证，2 年后提出再认证申请；

（3）不通过认证。

完成专业认证报告，认证分委员会应根据投票结果，撰写申请认证专业的认证报告，并以书面方式将投票确认的认证结论及专业认证报告等材料提交认证委员会。认证委员会召开全体委员会议，审查认证分委员会提交的认证结论。全体会议到会委员需达到 2/3 以上（含 2/3），采用无记名方式投票，同意票数达到到会委员人数的 2/3 以上（含 2/3），则批准认证结论。否则，不予通过认证结论。如果认证委员会未通过认证分委员会提交的认证结论，认证分委员会须重新审议。重新审议之后，向认证委员会提交新的认证结论，由认证委员会再次审查，并以本次审查结论为认证的最终结论。如学校对最终结论存在异议，可向监督与仲裁委员会提出申诉，由监督与仲裁委员会做出裁决。认证结论和认证报告的发布由认证委员会负责。

（六）认证状态的保持

认证结论为基本通过认证的，2 年后学校应针对认证专家组提交学校的认证意见，就本校专业建设方面的改进措施和新进展，提出再认证申请。

认证结论为通过认证，有效期 6 年的，学校应针对认证专家组提交学校的认证意见，就本校专业建设方面的改进措施和新进展，每两年向秘书处提交一次改进报告。

改进报告采用网上公示方式。如果申请认证学校不能按时提交改进报告，秘书处将通知其限期提交，逾期仍未提交的，则终止其认证有效期。

通过认证的专业在有效期内如对课程体系做重大调整，或师资、办学条件等发生重大变化，应立即向认证委员会秘书处申请对调整或变化部分进行重新认证。重新认证通过者，可继续保持原认证结论至有效期届满；否则，终止原认证的有效期。重新认证工作参照原认证程序进行，但可以视具体情况适当简化。

通过认证的专业如要保持认证有效期的连续性，须在认证有效期届满前一年的上半年重新申请认证。具体流程如图 6 − 5 所示。

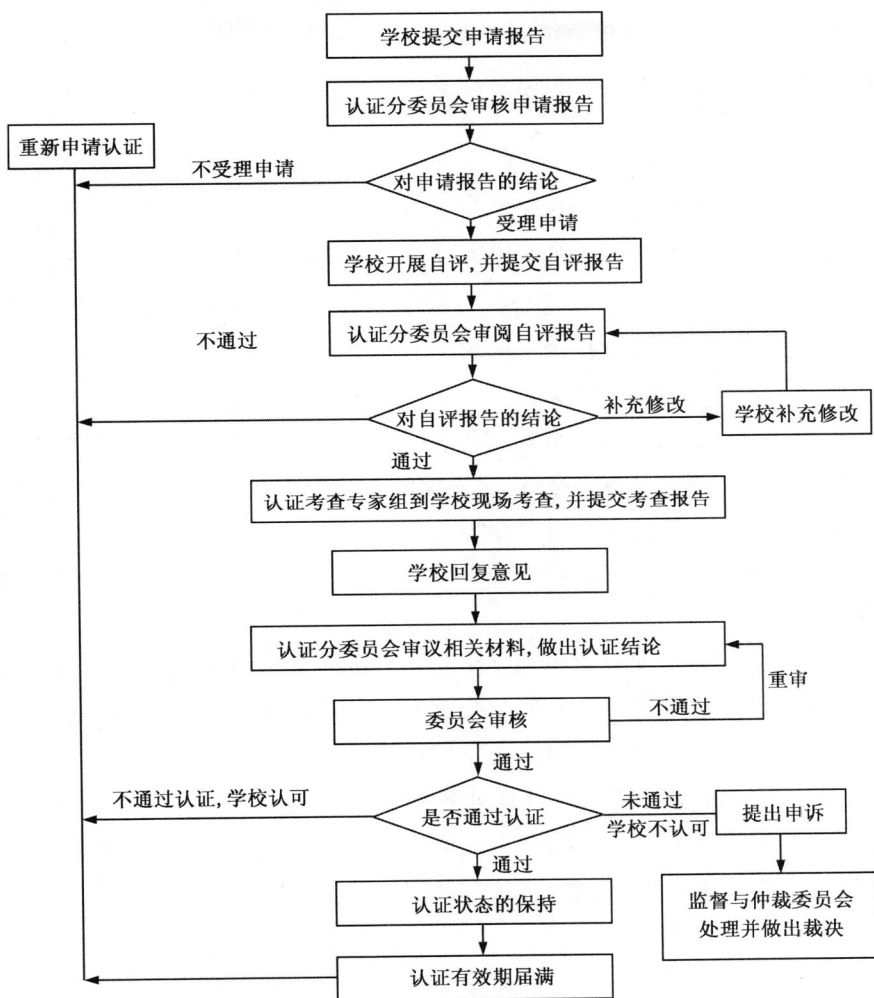

图 6 – 5　认证流程图

三、专业认证标准

如前所示，基于 AHP 层次分析模型所建立指标体系层次分析结构中对目标层（全国药学认证标准），以及准则层（1. 专业目标，2. 教学质量，3. 课程体系，4. 师资队伍，5. 支持条件，6. 学生发展，7. 教学管理）的理解与执行都需要对指标层的进一步细化与阐释，实现认证过程的可操作性；用问卷征求专家对一级指标之间重要性比较和二级指标之间重要性比较的意见，由判断矩阵得出 AHP 模型中各指标对准则层的权重影响，进一步得出指标层对目标层的合成权重，便于对认证结论的量化处理。所以对指标层标准具体内涵的理解是认证标准的关键所在。以下分类采用 AHP 模型中的分类方式，与上文对应。

1. B1C1 专业设置

专业设置适应国家、地区与行业经济建设、社会文化发展及医药科技进步的需要，符合学校自身条件和发展规划，有明确的服务面向和人才需求。

专业设置的依据和论证充分，有科学可行的专业建设规划，有相应学科作依托，专业口径、布局符合学校的定位。

2. B1C2 培养目标及要求

主要涉及内容为：药学专业培养德、智、体、美全面发展，具备药学学科基本理论、基本知识和实验技能，能够从事药物研究与开发、药物生产、药物质量控制、药物临床应用等方面工作的专门技术人才。

本专业基本学制 4 年，授予理学或医学学士学位。毕业生应达到的培养要求如下：

（1）思想道德与职业素质　学生要达到国家思想政治教育课程的要求以及职业素质（包括思想道德素质、文化素质、业务素质和身体心理素质）的要求，具有较强的社会责任感和药学职业道德。具有较强的表达能力、人际交流的能力及团队合作精神。具有对终身学习的正确认识和自主学习能力。

（2）掌握药学基础学科的基本理论与方法　掌握与药学相关的数学、物理学等自然科学的基本理论与方法；掌握与药学相关的化学、生命科学、医学的基本理论与方法。

（3）掌握药学专业的基本知识与实验技能　掌握药物化学、药剂学、药理学、药物分析等学科的基本理论、基本知识、基本技能，受到各学科实验技能、科学研究的基本训练；具备药物研究与开发、药物生产、药物质量控制、药物临床应用的基本能力。

（4）掌握药学相关方面的知识及能力　具有较强的计算机应用能力，掌握文献检索、资料查询及运用现代信息技术获取相关信息的基本方法，能够了解药学及相关学科的发展动态和前沿信息；熟悉药事法规、政策；熟练应用至少一门外语。

3. B2C3 学生质量

具有较合理的知识结构，较扎实的理论知识与基本技能（本专业基本知

识点和基本技能可参考《高等学校药学本科专业规范》)。积极参与课外科技创新活动和其他各类有意义的第二课堂活动，具有较高的综合素质。

4. B2C4 社会评价

本专业具有良好的社会声誉，主要包括用人单位和学生继续深造的研究生培养机构对该专业毕业生评价较高，社会舆论对该专业反映较好，毕业学生对本专业给予正面评价。

5. B3C5 课程设置

药学专业教学计划中主要包括下列五类课程体系：人文及社会科学课程体系；数学、物理、信息技术课程体系；化学基础课程体系；生物学与医学基础课程体系；学科专业课程体系。要给予学生一定的自主学习空间，设置必要的选修课程。本专业主干课程主要包括化学基础课程、生物学与医学基础课程、学科专业课程。各类课程体系分述如下。

（1）人文及社会科学课程体系　人文及社会科学课程体系主要包括思想道德修养与法律基础、马克思主义基本原理概论、中国近现代史纲要及毛泽东思想、邓小平理论和"三个代表"重要思想概论课程和大学外语课程。

（2）数学、物理、信息技术课程体系　数学、物理、信息技术课程体系主要包括高等数学、数理统计、大学物理、计算机文化基础和计算机技术基础课程。

（3）化学基础课程体系　化学基础课程体系主要包括无机化学、分析化学、有机化学和物理化学课程。

（4）生物学与医学基础课程体系　生物学与医学基础课程体系主要包括人体解剖生理学、微生物学与免疫学、生物化学和临床医学概论课程。

（5）学科专业课程体系　学科专业课程体系主要包括药物化学、药剂学、药理学、药物分析、天然药物化学和生药学课程。

6. B3C6 实践教学

设置完善的实践教学体系。具有满足药学教育需要的完备的实践教学体系，包括实验课程、见习、社会实践、毕业实习和毕业论文等多种形式。本专业必须加强实践性环节的教学，要不断改革实验教学内容与教学方法，创造条件让大学生较早地参加科研和其他各类实践创新活动，以提高学生的实践能力、培养学生的创新意识和创新能力。

学校除在校内开展实践外，还要在医药企事业单位、研究院所等单位开展形式多样的校外实践活动，为学生提供参与药学实践的机会，使学生在实验技能和综合实践能力的培养方面得到锻炼。

实验教学内容主要包括：无机化学实验、分析化学实验、有机化学实验、物理化学实验、人体解剖生理学实验、微生物学实验、生物化学实验、药物化学实验、药剂学实验、药理学实验、药物分析实验、天然药物化学实验和生药学实验。有综合性、设计性实验的课程门数占实验课程总数的比例应达到60%以上。应选用国家规划的实验教材或自编的有特色的完整的实验教材。应形成独立的实验教学体系，主干课程实验课学时与相应理论课学时之比大于等于0.8或主干课程实验课总学时达到550学时以上。在实验教学队伍建设方面，承担实验课程教学的教师中具有研究生学历或高级职称的人员应大于等于40%。专业主干课程相应的实验课教学中，每位教师指导学生数小于等于25人。

7. B3C7 毕业实习与毕业论文

（1）选题。毕业论文选题应符合专业培养目标和要求，紧密结合本专业的药学科研与生产的实际问题，综述不能作为毕业论文的选题，保证一个学生一个题目，使学生能够在解决实际问题的过程中学会综合运用所学知识；注意通过毕业实习与毕业论文培养学生的实验动手能力和科研能力、独立解决问题能力和协作精神，尤其要培养学生的创新意识与创新能力。

（2）内容。包括文献综述、正文等，论文写作规范。

（3）时间。毕业实习与毕业论文的时间达到16周以上。

（4）指导。指导程序规范，每位指导教师指导的学生数不超过6人；有明确的毕业论文管理制度、执行规范，毕业论文的相关材料齐全。

（5）答辩。至少有三位以上具有讲师以上职称的人员组成答辩小组，答辩程序规范。

8. B4C8 师资数量与结构

具有满足本专业教学需要的教师数量以及符合本专业可持续发展所需要的师资结构，专业主干课程教师数量充足；学校整体师资数量符合教育部普通高等学校基本办学条件指标合格标准，整体师资结构科学合理；应有具有药学学历教育背景、正高级专业技术职称、学术造诣较高的专业负责人；药物化学、药物分析、药剂学三门课程每门至少有一名具有药学学历教育背景的副教授以上职称的课程负责人，药理学至少有1名具有药学或医学学历教育背景的副教授以上职称的课程负责人。在师资结构方面有如下要求：

（1）从事本专业学科专业课程体系课程教学工作的师资中80%以上的教师必须具备药学学历教育背景。

（2）从事专业主干课程教学工作的35岁以下的教师必须具有硕士及以上

学位。

9. B4C9 教学水平及教师发展

教师能够胜任本科教学任务，学生对教学工作总体比较满意，认证专家进校随机听课的评价优良率达到 80% 以上，抽查近一年的专业试卷，命题和评分程序规范。学校为教师发展提供机会和条件，促进教师素质持续提升。教师队伍能够形成合理的梯队，注重培养青年教师，有专业教师队伍的进修、科研和发展规划，并执行良好。教师在很好地完成教学任务的基础上应该从事一定的教学研究。

10. B4C10 科研水平

在科研水平上对教师要求如下：

（1）学科专业课程体系中各课程的负责人要有明确的科研方向，应有主持至少 1 项省厅级以上药学科研项目的经历。

（2）从事专业主干课程教学工作的教师以第一作者或通讯作者近三年发表本专业学术论文或参编正式出版教材数至少达到人均 1 篇（种）以上。

11. B5C11 教学经费

教学经费有保证，总量能满足教学需要，本专业仪器设备总值不低于 300 万元。生均教学科研仪器设备值不低于 5000 元。

12. B5C12 教学设施

教室、实验室、实习和实训基地及其相关设施在数量和功能上满足教学需要，管理规范。

（1）实验条件方面：必须建有微生物学、生物化学、药物化学、药剂学、药理学、药物分析、天然药物化学、生药学专业实验室，或相应的实验教学中心；化学基础课程体系和生物学与医学基础课程体系中课程相应的实验课，每组学生数不超过 2 人；学科专业课程体系中课程相应的实验课，每组学生数不超过 3 人；在制度和经费上保证实验室对本科生开放。

（2）实践基地条件要求：有能够满足教学要求的相对稳定的校外实习基地（建设时间在 3 年以上），每个毕业实习基地点年容纳量不得超过 30 个学生；毕业实习的指导教师必须具备中级以上职称，如在校外实习基地完成毕业论文，指导教师每人带教不超过 3 人。

13. B5C13 图书资料

应具备满足教学科研所必需的计算机、网络条件以及图书资料等。能够满足教师的日常教学、科研和学生的学习所需，资源管理规范、共享程度高。

学校图书馆或所属院（系、部）的资料室中应具有一定数量与本专业有关的中外文图书、期刊、手册、电子资源等各类资料，且各类资料的利用率高。其中订阅国家权威机构认可的医药类核心期刊种类数不少于 30 种，外文期刊应有一定比例，有两年以上积累。

14. B6C14 招生

招生方面要求保证生源数量充足，质量较高。

15. B6C15 就业

药学专业的毕业生在就业市场上具有较强竞争力；社会和用人单位对毕业生的评价较高。近三年平均就业率达到 80% 以上。

16. B6C16 指导学生

具有完善的学生学习指导、职业规划、就业指导、心理辅导等方面的措施并能够很好地执行落实。能够为学生搭建良好的科技创新活动平台，鼓励学生积极参与。

17. B7C17 管理制度

专业教学管理文件和规章制度完备，并能严格贯彻执行，各类档案文件管理规范。具有符合专业培养目标的人才培养方案（培养计划），各门课程的教学大纲、教案等完备，具有科学性、合理性、完整性，并能够根据实际情况及教学质量评价结果及时更新。专业所在院系教学管理人员数量充足，且人员相对稳定。

18. B7C18 质量控制

具有比较完善的质量控制与评价机制，有明确的质量控制内容和要求。主要包含对教师的教学水平和学术水平、专业软硬件建设、教学和学习环境、学生素质、学生的科技创新活动、日常管理运行情况等各方面的质量控制。具有比较健全的各主要教学环节的质量标准，并能严格执行，学校或院系定期进行教学质量评价。具有比较完备的毕业生跟踪反馈体系。

在 7 个准则层中 B2、B3、B4、B5 为核心指标。各个指标的评价意见分为 A、B、C 三个等级，A 表示"完全达标"、B 表示"基本达标"、C 表示"不达标"。认证结论分为"通过认证，有效期 6 年"，"基本通过认证"和"不通过认证"三个等级。各等级的评价标准如下：通过认证，有效期 6 年：一级指标中 A≥6，C＝0，其中核心指标全部为 A；基本通过认证：一级指标中 A≥5，其中核心指标为 A≥3；不通过认证：未达到基本通过认证标准。

第七章　在我国实施药学专业认证的思考与建议

第一节　三所试点认证院校试点认证情况总结

为了考察《中国药学类专业认证方案》（讨论稿）的科学性和可行性，方案起草机构教育部药学类教学指导委员会在教育部支持下在 2007 年至 2008 年选择了三所院校的药学专业进行了试点认证（为避免泄露学校不适合公开资料本书略去院校名称及细节资料）。

一、三校药学专业办学基本数据比较

表 7 - 1　三所院校药学专业办学情况比较

类别	××医学院 药学专业	××医学院 药学专业	××医学院 药学专业
办学时间	1960 年专科 1978 年本科	2001 年本科	1972 年专科
专任教师数	53 人	56 人	46 人
招生人数（年）	214 人	115 人	90 人
在校生数	933 人	344 人	425 人
生均仪器设备值	0.81 万元	0.83 万元	0.84 万元
教学经费（年）	450.57 万元	163.42 万元	499.99 万元
近三年纵向课题数	60 项	29 项	87 项
近三年横向课题数	27 项	38 项	26 项
近三年校级以上教改课题数	57 项	4 项	8 项
近三年专业课教师发表科研论文数	无统计数据	51 篇	107 篇
近三年专业课教师发表教改论文数	无统计数据	6 篇	3 篇
近三年专业课教师出版专著数	无统计数据	2 本	3 本
近三年专业课教师主编或副主编出版教材数	14 本	1 本	4 本
专业荣誉	省名牌专业	省第一批 特色专业	所在省份 品牌专业

注：以上统计数据均以该校接受认证时所提交的《专业认证申请表》为准。

二、三校药学专业试点认证工作情况介绍

三个专家组分别听取了三所学校药学院（系）负责人对于药学专业的汇报，对报告中提出的办学相关问题进行提问和答辩；

考察了承担药物分析、药剂学、药理学、药物化学、天然药物化学、生药学、生物化学等课程教学的实验室（实验中心），查看了实验室环境和实验仪器设备情况，查看了实验记录、学生实验报告等教学资料，并现场会晤了实验室主任、部分承担实验教学的教师、实验员等；

听取了3校27位教师主讲的分析化学、有机化学、药物分析、天然药物化学、药剂学、临床医学概论等药学专业主干课程（含实验课），听课教师范围包括了各个年龄层次和职称层次；

通过"新分离技术在天然药物化学中的应用"、"经皮吸收技术及新进展"、"新药研究和开发的过程"、"听取举例简述发现先导化合物的主要途径"、"从'万洛事件'谈非甾体抗炎药物的药理作用"、"临床应用及主要不良反应的进展、目前生药质量评价的方法有哪些，这些方法对保证生药有效性的意义如何"、"大孔吸附树脂在天然产物提取分离中的应用"、"缓控制剂的设计原理及其评价"、"常见药物作用靶点和药物作用靶点的研究进展"等9个题目的综述报告及现场答辩，考察了3校36名学生对天然药物化学、药剂学、药物化学、药理学、生药学等专业主干课程相关知识点的掌握情况。

通过"乳剂的制备"、"减压蒸馏、氢化可地松和黄体酮中其他甾体的检查"、"葡聚糖分子筛柱层析"、"液体石蜡乳的制备"、"磺胺醋酰钠的制备"、"戊巴比妥钠半数有效量和半数致死量的测定"、"乳浊型液体制剂的制备"、"醋酸可的松其他甾体检查"、"扑热息痛的合成"等9个实验项目，考察了3校36名学生对药剂学、药物化学、生物化学、药理学、药物分析等学科实验基本技能掌握情况。

分头会晤了教师76位，包括系领导、教研室主任、普通教师和学生辅导员等；会晤学生105名，其中04级学生5名、05级学生34名、06级学生31名、07级学生25名、08级学生10名。

查阅了所有支撑材料，调阅了03级80篇、04级140篇毕业论文，以及药物化学、药物分析、药剂学、药理学、天然药物化学、生药学、生物化学等药学专业主干课程的试卷。

赴三校的 6 个校外实习基地，会晤了实习单位领导、实习指导教师和毕业生。

三、药学专业认证试点工作的特点

1. 专业性和行业性特色

专业认证相较于学校整体评估最基本的区别就在于其鲜明的专业性和很强的行业性，"专业性和严格的认证标准是专业认证的基本特征"。根据"药学本科专业试点认证标准"，现有的 7 个一级指标主要针对药学专业的"专业目标"、"教学质量"、"课程体系"、"师资队伍"、"支持条件"、"学生发展"和"教学管理"等方面进行考查和评估，重视认证指标与现实行业职业要求之间的一致性。试点工作中，在专业课程的考查方面，特别关注对药物化学、药剂学、药物分析、药理学、天然药物化学、生药学等 6 门药学学科专业主干课程的全方位考查，并要求认证专家"在条件允许的情况下，争取听取 6 门学科专业主干课程至少一堂课的现场教学"；在专业师资的考查方面，在满足师资总量与整体结构等基本条件的基础上，更注重对专业负责人、课程负责人和专业教师"专业性"水平的考查，包括教师的药学学历教育背景、在药学学科专业领域的科学研究与教学研究水平等；在支持条件的考查方面，强调药学专业"社会公认实践性很强"的专业特点，关注实验教学条件对药学人才培养所发挥的作用，除要求认证专家全面检查药学专业各实验室（中心）总体环境和具体实验仪器设备外，还要求通过实地组织实验人员访谈、查看各类实验教学原始资料如查看实验室开设实验项目情况表、实验室管理文件、实验记录、学生实验报告等多种方式，加深对实验室建设和实际运行情况的了解；在认证专家组的构成上，参与认证试点工作的专家均为药学学科、药学教育领域的优秀专家，除了目前的高校专家外，认证专家委员会还将逐步增加来自医药企事业单位、行业主管部门、行业协会（学会）的专家比例。

2. 强调自我评价和持续的自我改进

专业认证不是一次性的评估活动，认证过程一般由"申请认证"、"自我评估"、"实地考查"、"认证决策"和"状态保持"等阶段构成，是一个周而复始的持续过程。较之于其他很多教育评估活动，专业认证更加重视自我评价、自我规范和持续的自我改进过程。例如试点工作中将"自我评估"划分为了多个阶段，以多次提交和补充自评材料为节点标志，并尝试改变"评估专家不参与自评工作"的一般做法。认证专家在收到自评报告等自评材料后，对该专业第一轮自评情况进行认真审议，并及时反馈专家质询意见，建议其改进；结合专家意见，专业办学点进一步梳理、总结和反思办学状况，并将第二轮自评情况反映于自评材料中后再次进行提交。这一过程可以是反复多次的，逐步引导被认证专业的自评工作从有限地、模糊地向科学地、系统地、持续性地自我改进的方向推进。需要时，专家还将至被认证专业办学点，就自评材料中的内容进行现场核查。可以发现，认证专家在专业自评活动之中发挥了积极的鼓励和促进作用，而高校专业办学点则通过较为长期和深入的自我评估，确认了自身在认证中的"主角"地位。此外，药学专业认证试点方案中也规定：即使是认证结论为"通过认证"的专业办学点，也必须定期（一般为两年）就专业建设的改进措施和新进展提交改进报告，从而实现帮助被认证专业持续性改进的目标。

3. 充分体现程序的自愿性和过程的民主性

专业认证遵循"自愿申请"、"自主参与"的工作程序，是否参与认证完全由高校专业办学点自己决定，强调工作过程的"民主性"与"平等性"，倡导"学校自治"和"教授治学"。试点工作中也积极遵循这些工作原则，试点工作中，作为同行专家的认证专家组与申请认证的高校专业办学点及其师生之间并非"指令"与"服从"的关系，针对相关认证指标的考查情况，专家组可以向专业办学点提出自己的批评性意见和建设性建议，但被认证专业也可以依据自己的办学理念和实际需要部分采纳或不采纳专家组的建议，不做任何强制性的要求。但调研中也发现，相当部分药学教育工作者对于今后较大规模推进全国性的药学专业"正式认证"时，各专业办学点的自愿申请意愿和实际参与程度表示担忧，提出必须加快研讨增强高校申请专业认证积极性的途径与措施。

4. 关注工作方式方法的创新性和灵活性

专业认证在我国起步较晚，尚处于试点阶段，除工程类专业外，国内少有先例可循，因此探索性、实验性也更强，是对现有各类教育评估活动的重要补充。因此，试点工作在方式方法上尤为关注创新性和实效性。以课程知识点考核方式为例，采取"综述报告会"等开放式考核形式，而不再局限于传统应试形式，考核对象也从一般的"学生个人"转为"学习团队"。专家组随机抽取的学生以小组为单位（一般4人为1组），在24小时内根据专家组提出的论题，准备综述PPT报告，并在答辩会上现场汇报并回答专家的即兴提问。这种创新的考核形式也得到了被认证专业师生的认可，"既考察了学生对有关课程知识点的理解和掌握程度，以及计算机的应用能力甚至外语水平，又真实掌握了学生提出问题、解决问题和分析问题的能力，是对学生综合素质、创造能力的大检阅"。试点工作中，很多量化的基本的认证标准是普遍的、明确的，如"专业主干课程实验课与相应理论课学时之比大于等于0.8或主干课程实验课总学时达到550学时以上"、"本专业仪器设备总值不低于300万元"等，但适用于不同试点单位的具体认证工作，专家对指标体系和定性的标准的把握则十分灵活，是相对"浮动"的。不同层次、类型的高校专业办学点都可以通过有效的办学，达到办学目标，从而通过认证。

认证工作方式方法注重实效。药学专业认证工作强调认证过程与教学一线的紧密结合，强调教师、学生在认证中的重要地位，实实在在地将提高申请认证学校药学专业办学质量放在首位。具体体现在工作原则上，要求申请认证学校做到"功夫在平时、常态迎认证"，尽可能地缩小对学校、院系和师生正常工作、学习、生活的影响面；在工作性质上，重在"帮助提高，使专业办学点达到一定的质量标准"，不"居高临下"地对专业办学点进行评价和分类；在工作方法手段上，努力摈弃形式主义，求真、求实、重效率，不参观考察与药学专业办学联系不紧密的场馆设施、亮点特色，不进行大张旗鼓的宣传活动，不接受领导接见陪同，不配备专家联络员，不召开大规模的座谈会，不访谈除教师和学生外的其他人员，一切工作都围绕专业办学实际和教学一线师生展开。

四、三校药学专业的主要办学经验、共同存在的问题和对策建议

1. 专业目标

三校药学专业的设置均适应了地方社会发展和区域经济建设的需要，体现了医药行业对人才的需求，其中有二所为所在省份第一个举办的药学专业。三个专业均办出了各自的水平和特色，均为省级品牌、特色专业。药学专业人才培养目标经过多次修订，基本符合三校作为地方院校的办学定位和自身办学情况，主要定位于培养各类应用型药学人才。

但三个专业的服务面向主要是医药企业，对如何面向药学服务一线培养人才还稍嫌不足，特别是两所医学院校没有充分发挥医学院校在临床药学教育方面的优势。专业点对专业方向的把握还不够准确。

建议紧密结合新医改形势下药学教育发展趋势，重视临床药学教育，加

快社会服务型药学人才培养。尤其是两所医学院校，更应充分发挥自身优势，为学生在附属医院和其他医院药房实习创造条件。应加快开设符合药学专业学生需要的化学、生命科学和医学类课程，加快药学与这些学科在科研和教学上的合作，夯实学生的化学、生命科学和医学基础。根据应用型药学人才培养目标，按照"前期趋同，后期分化"的原则合理设置专业方向和方向课程组。加强学生动手能力、校外见习经历、校内实训经历的培养，做到理论与实践相结合，正确处理通才教育与专才教育的关系。通过设置相关特色课程等途径，将学校办学特色体现在人才培养方案中。

2．教学质量

三所学校药学专业学生的专业思想都比较稳定，总体教学质量较好。在主要课程知识点掌握方面，学生能基本掌握各课程知识点。在学生基本实验技能掌握方面，学生实验操作总体上较规范，能回答专家关于实验方面的问题。师生教学态度比较认真，实验报告、毕业论文和试卷等教学资料均比较规范。实验开出率较高，学生动手能力基本达到要求，毕业生受到用人单位好评，一些已经成为本地区医药行业的中坚力量。学生各类课外活动较丰富。

但通过课程知识点与技能考核等，也可以发现学生的知识基础还不够牢固，知识面拓展不够广，查阅外文文献能力不够强，综合运用所学知识的能力有待加强。学生实验技能的熟练程度也还很不够，实验操作的规范性还有待进一步加强。在各类学生活动中，课外科技创新活动较少。

建议进一步扎实学生课程基本知识点的学习，积极拓宽知识面，加强对英语专业词汇和外文文献的掌握了解程度。积极创造条件，增加学生实验动手操作的机会，从教师自身做起，进一步严格实验基本技能规范。加强学生课外科技创新活动，尤其是学术型的课外活动，引导开展本科生早期科研能力训练。

3．课程体系

三个专业的课程设置均符合专业培养目标的基本要求，专业主干课程设置齐全。实验教学体系比较完善，实验课学时较充足，专业主干课程实验课与相应理论课学时比大于0.8，或主干课程实验课总学时达到550学时甚至600学时以上，实验课指导教师整体素质较好。毕业论文各环节规程较为完整，毕业实习的时间达到了规定的时间要求。毕业论文选题基本符合专业培养目标要求，有一定的实际应用意义。

但三个专业的课程体系设置与社会需要、药学发展的结合还不够紧密，不能及时反映新发展、新变化。课程学时数总体偏多，不利于学生自主学习能力的培养。专业基础课与药学专业的结合不够紧密。有的课程在时间和内容安排上还不够合理，课程间的互相衔接和支撑不够、实验顺序不够科学。实验教学中虽覆盖主要的基本技能，但综合性、设计性实验较少。毕业论文选题水平有待提高，以验证性为主，部分毕业论文与专业培养目标有一定差距，有的论文内容和方法都过于简单，达不到本科生毕业论文水平要求。实习基地的数量和质量还有待提高。

建议在课程设置中体现药学发展两大热点，即药学创新和合理用药，加大药学学科基础从化学模式向化学、生命科学、医学模式的转化，减少化学类课程，增加生物学、医学相关的课程，如细胞生物学、临床药物治疗学选修课等，尤其要增加合理用药方面的知识和技能，加快药学服务型人才培养。并鼓励学生跨专业跨院系选修自己感兴趣的课程，给学生更大的个性发展空间。认真梳理课程内容、适当压缩部分课程学时。增强课程设计的科学性，调整改善课程安排。通过改善实验教学条件等，增加学生实验动手的机会，增设综合性、设计性实验。提高对毕业论文的质量要求，加强对论文的指导。加强毕业实习基地的建设，满足学生需求。

4. 师资队伍

三所学校均较重视药学专业师资队伍建设，建立了整体结构比较合理，具有一定数量规模、学缘结构良好的师资队伍。通过培养和引进相结合的方式，加强师资队伍建设。专业负责人和课程负责人的教育背景和职称均符合要求。绝大多数从事药学学科专业课程体系课程教学工作的师资均具备药学学历教育背景，35 岁以下青年教师的学历水平总体较高。根据听课情况，教师教学水平较好。结合地方社会经济发展，近几年来教师承担多项国家和省级科研项目，科研项目、发表论文数都在稳步增长。

但三个专业的师资队伍整体仍偏弱，缺乏一批高水平学科带头人和课程负责人，师资以青年教师为主，总体职称偏低。学科之间师资队伍发展还不够平衡，师资队伍梯队建设还不尽完善。有的学校师资的专业背景和青年教师学历还未能达到基本要求。化学、生命科学和医学类课程的教师与药学专业课程教师的合作较少，不利于学科发展和课程教学。有力促进学科发展的科研项目较少，重数量，质量不够，科研促教学有待加强。对教学研究的重视程度还不够，教改项目少，现有的教学研究课题也以校级为主，缺乏较高层次的项目组织和立项。教师教材编写水平总体不高，主编教材较少。

建议三校药学专业继续将师资队伍建设放在突出重要的位置，制定一些特殊政策，加强高层次师资的引进，加大对青年教师的培养力度，通过"送出去"培养，提供更多进修学习机会，设立人才工程、青年基金、骨干基金，建设校级"质量工程"项目等途径，尽快使现有的人才成长起来。引导生命科学、医学等课程教师与药学专业教师之间在科研课题和教学上的融合和互动。进一步帮助教师确定科研方向，强化科研氛围，改革科研管理制度，增强教师参与科研的积极性，使科研促教学有实效。在硬件条件上创造更好的科研条件，建立满足教师科研需求的校级重点实验室。进一步加强教学研究，从投入和政策上予以支持。

5. 教学条件

三所学校均重视药学专业办学条件建设，经费能够按要求比例投入并逐年增加。总体实验教学条件能够基本满足实验教学要求，实验室管理比较规范。教师工作努力，在部分实验室实验条件有限的情况下，也能认真完成教学任务，如采用轮组方式开展实验教学，争取各方面的支持。有一定数量的药学专业相关图书资料。建设了一批相对稳定的校外实习基地。

但相对于学生规模，三个专业的实验教学条件仍显得不足，有的实验室面积不足，有的实验分组人数较多，很多大型仪器以示教为主，学生动手机会较少。有的院校大型仪器集中在研究所，不能真正用于本科生日常实验教学。

建议大力加强实验室建设，加快改善实验教学条件，加大实验室向本科生的开放力度。加快药学专业学生校内实训基地建设。从学校层面对校外实习基地建设给予支持，增设药学服务部门如医院药房、社会药房等类型的实习基地，加大对实习基地指导教师的培训。在医药企业实习基地的建设中，要特别注重有研发能力的医药企事业实习基地的建设，加强学生能力培养。加快外文图书资料和数据库的引进。

6. 学生发展

三校药学专业学生生源较好，新生报到率较高。重视毕业生的就业工作，努力拓展就业渠道，如有学院要求毕业论文指导教师协助推荐就业单位，并给予奖励，该学院就业率较高，一般在90%以上，毕业生的社会满意度较高，在基层工作表现较好。学校在职业规划、就业指导、心理辅导等方面措施得当，服务意识强，效果显著。

但两所医学院校药学专业学生实际的第一志愿报考和录取率仍不太高。科技创新活动氛围不够浓厚，学术讲座总体较少，学生的视野不够开阔。在学生各类获奖中，体现专业能力和素质方面的内容不多。

建议加强对药学专业的招生宣传力度，进一步提高第一志愿录取率。加强对学生创新科技活动平台的搭建、组织和管理力度。

7. 教学管理

三所学校整体教学管理制度健全，药学院（系）能够严格执行学校有关规定。药学专业教学管理过程比较规范，坚持教学检查和督导制度，基本保证了本科教学质量。

但仍存在着管理规章制度执行不到位的情况。在质量提升方面，尚缺少规划。对教学改革与研究宣传与鼓励措施不足，教研教改课题和论文总体偏少。管理人员参加教学讨论较少。

建议加强对质量监控的反馈和发现问题的整改。通过政策鼓励，提高教师参与教研教改的积极性。加强对教材选用制度的监控与指导。进一步严格把关学生出口，体现在适当提高学位授予标准，进一步完善留级、重修制度等。

五、通过试点认证对药学专业认证制度的建议

1. 尽快建立健全认证机构

按照认证方案，全国药学专业认证由全国药学专业认证委员会组织开展，认证委员会下设全国药学类本科专业认证专家委员会、秘书处以及各分委员会，到目前为止，这些机构仍未建立，所有组织工作由教育部药学类教育指导委员会承担。由于试点阶段，申请认证院校的数量少，由药学类教学指导委员会主任委员单位牵头承担了专家遴选、培训、认证的组织实施工作。但今后如果在全国开展药学专业认证，必须尽快建立健全组织机构，配备专职人员。

2. 认证指标体系的修改建议

目前认证指标体系一级指标中，主要包括专业目标、教学质量、课程体系、师资队伍、支持条件、学生发展、教学管理7个方面。从内容上基本涵盖了影响专业办学质量的各主要要素。但从试点认证的实践中发现，第二项指标教学质量的内容过多，该指标包含2个二级指标分别为学生质量和社会评价，但是学生质量一个二级指标就涉及到专业认证中对学生主要知识点掌握情况的考核和实验基本技能掌握情况的考核两个主要的考核内容，很多参与认证工作的专家均建议二级指标学生质量分成2个二级指标。另外，二级

指标目前的权重建议进行修改，例如第一个指标和第七个指标 2 个二级指标的权重均为 0.5、0.5，当 2 个二级指标结论不同时，如分别为 A、B，则对于一级指标的结论，不能确定是 A、还是 B，因此建议二级指标权重根据论文作者的研究结果进行调整。其次，建议认证结论中加以说明，对于上述情况下的 2 个二级指标，即使权重一致，也必须作统一的要求，根据更重要一些的指标结论作判断。第三，建议制定更加客观化的认证程序，如与教师和学生的会晤中必须涉及的问题，每个指标必须考察的观测点，客观化的程序便于认证专家操作，也使不同的专家组在不同的学校认证的考察结论依据相对统一。

3. 专业认证结果公布形式

正确合适地处理专业认证结果是保证认证目标实现以及认证活动有效性的基础。各国对认证报告的处理主要有两种方法：①方法之一是向所有利益关系人公布报告全文。其优点是可以使有关各方及时、清晰地了解认证结果，为学生择校、新闻界的专业排名提供足够的信息参照；其不足之处在于可能会影响被认证院校与认证专家小组进行公开讨论的参与热情，增强其对认证的防卫心理，降低认证的效度和信度。②方法之二是仅向被认证机构提供详细的同行评估报告，只对外界公布报告的摘要或是公布结论。这种方法的长处是可以一定程度上消除被认证院校的防卫心理，调动其参与认证的积极性，提高认证的信度；不足之处是难以满足社会公众的需求，他们要求增加质量评估活动的透明度，将结果公之于众，接受社会各界的监督。建议对中国药学专业认证的认证报告应非常仔细地描述和总结专家在现场考察的意见和评价，绝对避免将认证报告写成八股文，各个学校千篇一律，必须对专业办学具有明确的指导意见，并将报告反馈给被认证学校以促进改进教学，向社会只公布认证结论。同时通过尽量鼓励办学历史长、水平较高的药学专业办学点参加认证，通过它们起到示范和榜样作用，让通过认证的学校成为一个高水平的联盟。

4. 明确认证经费的筹措渠道

试点认证阶段，所有认证费用是由教育部作为质量工程项目经费拨款的，但如果今后正式开始认证，认证经费的筹措渠道是必须考虑的问题。在国外，认证是一种中介机构提供的服务，申请认证的学校应支付认证申请费用。中国的药学专业认证如果要推广，由谁买单必须明确，否则认证工作将难以推进。

六、认证标准的修改和完善

从 2011 年开始，在对认证工作总结的基础上，将原有标准进行了进一步的修改和完善，与之前相比，最大的变化在于改原有标准为保证标准和发展标准两个层次，修改后的标准和之前标准的对比详见附录 V，现将主要变化简述如下。

（1）将原有标准作为保证标准，额外增加发展标准 如在 B1C1 的专业设置指标中，增加发展标准：专业支撑学科力量强，有相应的硕士点、博士点，专业发展目标定位明确，专业建设思路清晰并取得建设成效，形成专业特色。

再如，在 B4C9 的教师水平及教师发展指标中，增加发展标准：各主干课程均有教授或副教授为本专业学生授课，整体教学水平高，学生对教学质量评价高。能够将科研活动、科研成果运用于教学实践，有效提高教学水平，在培养学生的科学思维、科学方法及科学精神方面取得显著成效。

有明确的师资政策和具有发展思路、切实可行的专业教师队伍建设计划，执行效果好。积极为教师提供专业发展机会，定期开展教师培训和交流，定期对教师教学工作绩效进行考核评估，考评成绩优良。本专业教师具有开展教学改革的能力和实践，承担省（部）级教学改革与教学研究课题，公开发表较高水平的教学改革文章。

在 B6C15 的就业指标中，增加发展标准：专业的毕业生在就业市场上具有较强的竞争力。近三年平均就业率达到 90% 以上。

（2）直接将原有标准拆分为保证标准和发展标准两个部分 如在 B5C12 中教学设施指标中的实践基地要求方面，将原有标准中的"有能够满足教学要求的相对稳定的校外实习基地。"部分作为保证标准，而将"有能够满足教学要求的相对稳定的校外实习基地（建设时间在 3 年以上），每个毕业实习基地点年容纳量不得超过 30 个学生。毕业实习的指导教师必须具备中级以上职称，如在校外实习基地完成毕业论文，指导教师每人带教不超过 3 人。"部分作为发展标准。

（3）对原有标准进行修改作为保证标准，同时增加发展标准 如将 B1C2 培养目标及要求指标改为保证标准为：专业办学宗旨明确，目标清晰，专业人才培养目标定位合理。专业培养要求明确，符合《高等学校药学本科专业规范》的要求。

发展标准为：依据国家医药卫生事业发展以及药学科学和相关学科发展，不断进行改革，以适应社会不断发展变化的需要。专业培养目标及要求的确定应该以广泛利益方的意见为基础，经过学校的行政管理人员、教职人员、学生、用人部门以及政府主管部门或学校的主办者的认真讨论，并广泛宣传，使全校相关专业师生知晓。

由于对认证标准的修改基本上属于这种情况，例子众多，不再一一赘述，详见附录 V《新旧 药学专业认证指标体系对比》。

（4）增加在原有标准中没有的指标层　如在 B1 专业目标层下增加发展规划指标，其保证标准为：有专业中、长期发展规划。

发展标准为：校领导重视专业建设与发展。院系定期回顾与总结专业建设情况，不断完善专业建设计划。规划执行情况良好。

再如将 B6C15 的就业指标改为毕业与就业指标，增加"毕业认定"和"毕业生质量"的内容要求，前者保证标准为：毕业考核及学位授予制度健全，学位授予程序严谨无误、执行严格。

发展标准为：制定明确的措施进行毕业生能力测定或分析，建立毕业后跟踪、调查、反馈制度，并将相关信息用于完善教育计划。

后者保证标准为：社会和用人单位对毕业生的评价较高。无发展标准。

在 B6 学生发展准则层下增设学生参与指标，其保证标准为：在专业建设、教学改革、课程计划的制定和评估以及其他与学生有关的事务中充分尊重学生的意见和建议。支持学生依法成立学生组织。

发展标准为：吸收学生参与学校管理、专业建设、教学改革、课程计划的制定与评估以及其他与学生有关的事务，发挥学生积极作用，成效显著。

综上，修改后的认证标准，一方面在表述更加准确合理；另一方面，将原有标准划分为保证和发展两个标准，充分考虑到了认证是一个过程，而不是一次性的活动，设置不同层次的标准有利于参与认证的学校在认证过程中逐步提高专业办学水平；同时由于不同学校的水平存在差异，设置保证标准也给予了此类学校完成认证的缓冲时间，具有一定的现实意义。

第二节　对建立中国特色的药学专业
认证制度的思考与建议

一、中国与美国、澳大利亚、日本的医药发展状况比较

21世纪是生命科学的时代，与生命和健康息息相关的医药行业，被人们誉为新世纪的朝阳产业，发展前景广阔，特别是加入WTO后，我国的医药行业与国际接轨，将迎来新的发展机遇与挑战。当今世界，随着科学技术的飞速发展与现代文明的进步，作为保障人们生命健康与生活质量的医药事业亦得到了迅速发展，在促进我国经济社会发展中占据着十分重要的地位，同时也是构建社会主义和谐社会的重要内容。党的十七大报告把"人人享有基本医疗卫生服务"确立为全面建设小康社会的新要求之一，明确提出建立国家基本药物制度，保证群众基本用药。

我国制药工业在国民经济中占有重要的特殊地位，医药产业多年来持续增长，其增长率一直高于其他众多行业。截至2007年上半年，我国共有药品生产企业4659家，其中：化学药原料药及其制剂、中成药生产企业4544，生物制剂生产企业115家。在全球2000余种原料药产品中，我国可生产1500种，生产量达80万吨，位居世界第二位。医药工业多个品种产量位居世界第一，如青霉素、维生素C等。作为原料药出口大国，抗生素、维生素、激素、解热镇痛药、氨基酸、生物碱等产品在国际医药市场上占有相当的份额。我国医药工业生产总值由1980年的66亿元上升到2006年的5120亿元，年均增长达到17.6%，远远高于GDP年均增长。

我国医药供应体系逐渐完善和规范，从根本上保证了药品的可获得性和人们用药水平的提高。据统计，至2006年，我国医院、诊所等涉药机构已经达到30.9万家，全国平均约4000人拥有一个药品零售门店；医药商业经营品种规格总数达2.7万个，其中药品约5000种，医疗器材约6000种，极大地满足了13亿人口的基本医疗和用药需求。我国人民的医药消费水平也逐年增长，2006年人均用药水平达到271.08元/人。

尽管我国医疗卫生水平不断提高、医药产业发展迅速，但与发达国家相比还有一定的差距。2007年美国医药产业总收入达3150亿美元，遥遥领先于其他国家位居世界第一。行业直接就业和间接从业人员共约320万人，广泛

分布在全国 50 个州。美国的公共卫生是以商业医疗保险为主和有企业参保计划支持的美国医疗体制，对至少 70% 美国公民来说，他们能够得到高效率的全面医疗保障。美国有人口 2 亿 5 千万，每年国家对医疗卫生的投入经费占国民生产总值（GDP）的 15%，日本卫生总费用占 GDP 比值为 6.4%，2004 - 2005 年度，澳大利亚卫生总费用占 GDP 的比例为 9.8%。[84] 中国 2005 年度卫生总费用占 GDP 的比值为 4.7%。

从药师人力资源的比较来看，我国人均国民医疗费用远远落后于美国、澳大利亚和日本，2006 年为 96 美元，而同期美国为 7200 美元，2005 年澳大利亚和日本数据分别为 3181 和 2936 美元。从执业药师数量上看，中国每 10 万人口的执业药师数量远远落后于美国等其他国家。2006 年中国每 10 万人口执业药师数量为 11.16 人，同期美国为 80 人。即使加上我国医药系统中所有药剂师的数量，我国每 10 万人口药剂师的数量也小于 37.83。远远落后于美国、澳大利亚和日本。（见表 7 - 2 和表 7 - 3）。

表 7 - 2　2006 年药师人力资源比较

国别	GDP（亿美元）	人均 GDP（美元）	执业药师数量（万人）	药剂师数量（万人）	每 10 万人口药剂师数量	人均国民医疗费用（美元）
中国	26971.64	2052	14.3681	35.3565 + 14.3681	37.83（和）/11.16	96
美国	132216.85	43，995	146.63	146.63	80	7200
澳大利亚	6453.06	31851				3181（05 年）
日本	49113.62	38533	2.576	2.567	201.42	2936（05 年）

表 7 - 3　2004 年药师人力资源比较

国别	GDP（亿美元）	人口（万人）	人均 GDP（美元）	执业药师数量	药剂师数量（万人）	每 10 万人口药剂师数量	人均国民医疗费用（美元）
中国	16493	129988	1257	11.2897	35.5451 + 11.289	36.03（和）/8.69	71
美国	116675	31022	37610	139.30	139.30	76	6364
澳大利亚	5183.82	2394	21650	1.49	1.49	73	2897
日本	46234	13397	34510	2.4136	2.4136	188.88	2901

数据来源：（1）GDP 数据来源于世界银行网，人均国民医疗费用数据来自卫生部卫生统计年报

http：//ddp – ext. worldbank. org/ext/DDPQQ/report. do？ method = showReport

（2）药师数据来源于中国的药师数据前一个数据为中国国家统计局公布的中国卫生统计年报中的我国医疗系统中的药剂师数量，后一个数据为国家食品药品监督管理局执业药师资格认证中心提供的执业药师数据．两个数据中有重复的部分，重复的部分为目前医疗系统中执业药师的数量，因此实际数据会比两数据和要小。该数据只作为中国药师人力资源的参考.

（3）《2004 年中国卫生事业发展情况统计公报》卫生部统计信息中心.

（4）中华人民共和国统计局官方网站.

二、药学教育比较

概括中国高等药学专业人才培养与国外药学人才培养的异同点如下：

（一）共性比较

1. 在数量与质量上快速发展

世界各国的高等药学教育都呈现出快速发展的趋势。高等药学教育快速发展一方面表现在，办学数量不断增加。在这样的背景下，各国的高等药学教育都得到了快速发展。1980 年美国共有药学院校 72 所，1994 年为 75 所，2000 年为 82 所。[85]英国在 2007 年有 16 所院校招收药学学生，学生数量入学数量成倍增长，每年有 1600 多名药学专业毕业生。[86]较之于发达国家药学教育在数量上的稳步增长，发展中国家在数量上的增长更加明显。近年来，随着我国专业设置及审批权限的下放，我国的药学类办学点也迅速增加。据统计，我国仅药学一个专业的办学点数量就从 1999 年的 48 所增加到 2007 年的 166 所，招生数量从 1999 年 3085 人剧增到 2007 年的 15568 人，增长了 4 倍。另一方面表现在，高等药学教育办学质量持续提升。1980 年美国所有药学专业毕业生的 6.0% 是药学专业学位（PharmD），到 1992 年上升为 20.3%；同样，开始以药学专业学位（PharmD）作为专业学位的院校，从 1980 年的 7 所，到 1994 年上升为 75 所中的 19 所，而且这个上升趋势还在继续。1992 年美国药学院协会（AACP）的改革执行委员会（Commission to lmplement Change）认为药学学士学位已不再满足药学专业和医疗护理系统的需要，并同意将药学专业学位（PharmD）作为该专业的初级资格要求。[87]

2. 越来越注重与临床相结合

美国对药源性疾病的发生和死亡进行的调查表明，每年因药源性疾病而入院治疗的达 880 万人次，死亡 19 万人，消耗资金 760 亿美元。药师参与临床，开展药学监护后，因药源性疾病而入院治疗人次减至 350 万，死亡人数减至 7.9 万，费用降低至 309 亿美元。我国从 20 世纪 70 年代开始了临床药学工作，但也仅停留在处方分析的程度；80 年代人们更多地关注起"合理用药"，但主要还是针对药物的血药浓度进行检测等；90 年代药师逐步参与临床实践。2002 年卫生部与国家中医药管理局联合颁布了《医疗机构药事管理暂行规定》，《规定》指出："药学部门要建立以病人为中心的药学管理工作模式，开展以合理用药为核心的临床药学工作，参与临床疾病诊断、治疗，提供药学技术服务，提高医疗质量。为医生和病人提供临床药学服务，逐渐成为我国高等药学人才培养的重要使命"。

（二）差异性比较

1. 学位类型不同

我国学位管理部门在 20 世纪 90 年代，也已经开始关注药学技术应用型高层次人才培养问题。在 1997 年国务院学位委员会第十五次会议上，审议通过了《关于调整医学学位类型和设置医学专业学位的几点意见》和《临床医学专业学位试行办法》。根据不同学科及职业背景特点，分为"临床医学专业学位"、"预防医学专业学位"、"口腔医学专业学位"、"药学专业学位"等。然而，在"临床医学专业学位"、"预防医学专业学位"、"口腔医学专业学位"纷纷启动试点后，药学专业学位却一直未能实施。目前我国药学从本科到硕士阶段的培养全部是科学学位。

发达国家早就有了药学专业学位研究生的培养制度。在美国，学位类型比较丰富，一直就是专业性学位与科学性学位并存的学位制度。而且专业性学位的种类与数量都要大大超过科学性学位。至 20 世纪 90 年代，美国专业学位获得者比例已占全部硕士学位获得者人数的 55% 以上。在药学方面，美国专业学位有医院药学硕士学位、药学专业学位（PharmD）、药学和药剂学哲学博士双学位（Joint Doctor of Pharmacy and Doctor of Philosophy in Pharmaceutice）、药学和药理学哲学博士双学位（Joint Doctor of Pharmacy and Doctor of Philosophy in Pharmacology）等。与学位类型相对应，他们的培养目标也比较丰富，能够满足医药各个领域对各类人才的需求。世界主要发达国家的药学专门人才培养由普通学历教育与专业学位教育组成，更多地通过研究生教育来完成，基本没有中专、大专学历层次的药学教育。以美国为例，在普通学历教育领域，药学本科专业的毕业生具有药学理学士学位（Bachelor of Science in Pharmacy），学制大都为 4 年，可以直接从事药学领域各项工作，但是不能从事药师工作。本科毕业生也可以进一步深造，直至获得理学硕士学位

（Master of Scinece，MS）、哲学博士学位（Doctor of Philosophy，Ph. D），毕业后从事药品的生产、管理和科研工作，但是仍然不能从事药师工作。在世界主要发达国家如美国、加拿大、法国等，从事药师工作必须获得药学专业学位，即获得 PharmD 学位是申请参加执业药师资格考试的基本前提，而世界主要的执业药师资格主要适用于药房工作、参与临床医疗和医药保健领域。1988 年起，法国取得"药学专业国家文凭"的学制改为 6～9 年。美国药学专业学位课程的学制规定应不低于 4 学年，并进行至少 2 年的药学预科课程学习，从而为高级专业课程打下基础。以加利福尼亚大学旧金山分校为例，该校开设 2 年制的药学预科和 4 年制药学专业学位教育，进入该学院修读药学专业学位，首先需要通过 2 年的预科学习，即数、理、化、生物、外语、人文科学和社会科学，或者必须大学本科毕业，然后进入药学专业学位课程学习 4 年。[88]

英联邦国家（如英国、澳大利亚、新西兰等）的药学研究生层次的学位也是比较丰富的。在这些国家，研究生学位被认为是"高级学位"。他们把硕士研究生学位分为两种形式：授课式硕士学位和研究式硕士学位。获得硕士学位的学生可进一步攻读博士学位，攻读博士学位常需要具有研究式硕士学位的条件。英联邦国家药学相关研究生学位一般有三种形式：一是获得学士学位（3 年制）的学生经过一年的学习和研究工作可获得的硕士学位，二是许多大学设置的全日制 4 年制（从大学入学开始）药学硕士学位，这种学位不包括职业训练，不能直接获得药师资格。还有就是 5 年制药学硕士，这种学位包括了职业训练。在就业方面，英联邦国家药学相关专业的研究生毕业后多数从事药学服务相关工作。约有 60% 以上的人在医院药房、社区医疗服务机构、药品质量控制、药学服务机构和制药企业工作，这部分研究生都是在学习期间就曾在相关的机构有一定时期的职业训练。

2. 培养目标不同

我国药学本科专业的人才培养目标主要定位为培养适应社会需求的具有药学专业基本理论、基本知识和基本实验技能，良好素质和能力，能从事药物的研发、生产、流通、管理等领域工作的专门人才，人才培养为我国制药工业的发展作出了巨大的贡献。据《中国药学年鉴》数据显示，医药生产企业一直是药学专业毕业生的主要去向之一。2006 年到医药生产企业就业的为 43.71%，2007 年为 46.94%，2008 年达到 54.09%，可见毕业生大部分集中在医药企业。药学本科专业在课程设置上偏重于化学学科，生物学科和临床医学课程比重较小，同时课程中实践环节以实验室技能操作为主，基本无临床实习安排，因此培养出的药学人才不能够胜任临床药学服务岗位的需要。在药学研究生培养方面，经过二十多年的建设与发展，我国药学科学学位研究生教育和高层次人才培养取得了非常显著的成就，为药学教育和科学研究培养了大批高层次人才。经调研，这些毕业生大多活跃在大专院校、科研院所、医药企业的药品研发部门等，从事药学服务的人员比例很小。

世界医药事业的发展和民众对健康需求的日益提高，要求高等药学教育培养的人才不仅仅是制药方面的专家，而且还要了解和能运用与药物治疗相关的理论为患者提供药学服务。1999 年，欧洲药学院学会建议将药学教学计划从实验室转向临床实践。美国、英国和澳大利亚的药学教育的培养目标以患者为中心的临床实践为重点。日本药学教育也从 2006 年开始改 4 年制药学教育为 4 年制和 6 年制并存，6 年制药学教育主要以培养药师型人才为目标。我国药学专业教育长期以来主要以培养制药工业人才为专业培养目标，它曾经为我国医药工业的振兴提供了充足的人力资源和人才支撑，但随着国际药学人才在职业定位、角色职责等方面的变化和国际药学教育发展趋势的转变，目前我国药学专业发展已越来越满足不了多元化的社会需求，尤其是药学服务型人才的培养远滞后于西方发达国家和一些亚洲国家。

3. 课程体系不同

世界主要发达国家很重视培养基础较宽、文理兼备的药学人才，学生除了获得从事药学专业所需的知识和技能外，也必须获得在更为广泛的医疗护理和社会环境中从事药学专业所需的知识和能力。普伊医疗专业委员会 1993 年报告中建议对药学课程进行以下改革：①实行课程改革，培养药学监护必备的各种能力，如批判思维、沟通、遵守职业道德、团队合作、领导才能和爱心；②完善同行审查和评估机制，对提供给病人的医疗服务进行记录、审查和分析；③发展和促进一套应用于门诊护理环境的医药信息系统；④建立足够的各种门诊临床训练模式和地点，以便在提供药学监护方面为药学和其他医疗专业学生提供充分的教育机会。[89]

反映在课程体系上，各国更多地采用以问题为中心的整合型课程。整合型课程打破了学科的限制，强调课程之间的交叉融合，在课程安排上不同课程交替安排，有别于就业论事、基于药品、注重知识记忆以及学科完整性的传统药学教育课程。在课程规模上，以学分数较少的中、小型课程为主，有不少仅 1 学分的微型课程。在课程内容上，侧重以病人为主的治疗方法知识，十分关注课程内容的实用性、创新性。医学课程就在法国药学教育中占有较大的比例，这有利于学生今后积极参与临床讨论用药，可以为有关疾病提供帮助，把获得的理论知识应用到具体的实践中去。法国药学教育中还开设很多专业新课程，以适应生命科学和新兴科技的飞速发展，分子药理学、医学真菌学、基因疗法、药理监测等课程应运而生。同时，世界主要发达国家也十分注重社会人文学科知识的普及，努力为学生毕业后就职做好各项准备。法国除第1学年开设社会人文学科之外，在后期还不断继续讲授相关的科目，而且规定是必修课程。如第五学年学习科目有：法律、企业管理、营销学、人际关系与沟通交流等必修课程。在第6~9学年的药学教育中，则有组织机构与医院管理、人际交流—文献收集、管理法律、质量学等必修课程。在实验课程中，强调实验课的独立地位，课程体系相对完善稳定，注重将科研成果转化为实验教学内容，注重与社会企事业单位、科研单位的结合。在日本，实验课程作为一个完全独立的重要的环节集中安排上课，一个实验室可面向多门相关课程开设实验。[90]

澳大利亚50%的医院药师在从事指导临床用药岗位工作，主要职能从控制药物产品的供应转变为协调药物使用程序。在美国，与临床结合的课程（群）和实习（或见习）多而全面，包括临床案例研究，临床技能、临床药物评价、药房见习，药学专业学位从第一年学习开始就接触临床，最后一年全部进行临床药学实习。所以，进行案例学习，小组讨论，综合性、设计性实验和校外实践性教学也就格外有必要。事实上，世界各国药学教育中也不同程度地存在着实践教学场地有限等困扰，但通过计算机和互联网进入课堂，开展多媒体学习、远程网络学习一定程度上满足了对实践教学的要求。同时也必须指出，讲授式的教学形式并不全然是被动接受的。基于大量科研实践经验的、具有启发性的讲授式教学形式，并非传授孤立的知识，同样可以激发学生主动学习。日本滨松医科大学药理学课程教师在授课时，一般不依照教材进行讲授，也没有教学大纲，而是将教材分成若干讲座，以专题讲座的形式来进行，讲座的主持人是教研室内对该讲座所涉及领域最为熟悉者，讲授的内容主要是介绍该领域的最新研究动态、所面临的难题及最新研制的新药等。

从以上分析可以看出，中国高等药学教育与国际高等药学教育存在明显的差异，见表7-4。专业认证的标准必须是围绕专业目标来开展的，这就决定了中国药学专业认证标准设计与国际上其他国家药学专业认证标准的不同，中国的标准无法脱离中国的实际情况，目前的标准设计也只能建立在对现有人才培养目标实现程度的考察上，并采取一定措施引导药学教育的改革，包括人才培养目标的转变。

表 7 - 4　四国药学教育情况比较（2008 年）

国别	招收药学专业学生的院校数量	培养目标	学制及学位	毕业去向
中国	172	主要为医药工业培养研发、生产的人才	4 年制	制药企业、药物研究机构、医药商业企业、攻读研究生、医院
美国	130	主要培养药学服务人才	PharmD	大部分进入药房、医院、诊所
澳大利亚	16	主要培养药学服务人才	主要是药学学位 3 到 4 年可毕业	大部分进入药房、医院、诊所
日本	74	国立、公立和私立大学定位不同，国立、公立大学以培养药物研发人才为主要目标，私立大学以培养药学服务人才为主要目标	4 年制和 6 年制，4 年制主要培养药物研发人才，6 年制培养药剂师人才	国立大学毕业生中大部分继续攻读研究生、私立大学大部分毕业生去药房或医院诊疗所从事药剂师工作、公立大学中两者比例基本相同

三、专业认证制度建设体现中国国情

（一）认证领域的选择体现中国国情

1. 国际经验

在对美国认证制度评价中，认证专业领域过多的问题已经引起院校的抱怨。作为院校个体除了要接受针对院校整体的区域性认证组织的认证，还要接受针对学科专业的各种专业组织的认证，各个认证组织各有各的标准，这些标准有重合的地方也有相抵触的地方，让院校浪费精力或无所适从。[91]减少专业认证组织数量的呼声也越来越多。由于美国、英国等国家近年来药学院校也面临着扩张的趋势，对于专业认证能否保证专业办学质量也有专家提出质疑。如美国专家 JosephT. DiPiro 博士在美国药学教育杂志上撰文，题为《药学教育的质量赶得上药学院校的扩张吗?》，文中指出：从 1985 年，15 所新的药学院校已经通过了 ACPE 的认证，通过认证的药学教育机构总数达到了 87 所。这些新的院校有公立的也有私立的，且包括了一所营利性的还有一所海外的。另外，许多已经建立起来的学院正在扩大班级规模或开设卫星项目。这种增长一方面是由于对于药师的渴求，一方面是由于申请人数的增加。虽然对于药师的需求平稳，这种增长趋势也是健康的，但是药学教育机构的扩张却凸现出了药学教育质量和认证程序的问题。其中的焦点就是加速药师的培养可能会牺牲教育质量。

从其他国家的经验来说，专业认证也不适于在所有专业中实施，如在墨西哥从 1994 年开始，专门职业理事会开始在一些专业领域组建负责全国性课程认证准则的组织，就专业认证的条件、修业年限、课程安排及专业人员的资格证书等相互认可进行谈判和磋商，选择进行认证的专业为建筑学、保险、农业、商业、会计、牙医、工程、法律、医学、药学、护理、职业病疗法、心理学、物理疗法和兽医 15 个专业领域。[92]香港的专业认证目前主要在工程和会计两个领域进行，分别由对口的两个专业团体香港工程师学会（Hong Kong Institution of Engineers，HKIE）和香港会计师工会（Hong Kong Society of Accountants，HKSA）接受政府授权具体执行。在印度，高等教育从体制上划分为普通教育和专业教育，1987 年，印度议会通过了《全印技术教育委员会法案》，授权该委员会建立一个全国认证委员会，根据它所制定的方针、规范和标准对技术教育机构或教学计划进行周期性的认证，目前主要是在工程教育领域。

2. 政策建议

（1）加强执业资格证书制度与高等教育的联系　从国际经验来看，美国在经 COPA 资格认可的 36 个专业认证组织中，已有三分之一明确将本科专业认证与资格证书制度建立了直接联系。英国有 100 多个专业团体不同程度地参与专业教育和培训的实施与管理。据调查，至少有 70 多家专业团体通过专业资格认证控制着相关专业的就业准入。从美国、澳大利亚药房协会等机构对药学教育认证标准的内容也可以看出，行业协会通过标准来影响专业的教学内容和人才培养的各个环节。目前在我国，高等学校的教学计划由自己确定，课程的安排不一定能正确反映市场需求。而执业资格考试由于与学校教育不接轨，无法使高等学校的基础知识教学与专业素质的养成有机衔接。日本技术者教育认证机构在成立之初，就积极努力把本组织的认证评价制度和国内外的相关制度接轨。这主要表现在两个方面：①努力加入华盛顿协约组织；②积极争取把对院校的认证结果和国家执业药师资格考试相结合。我们可以从日本技术者教育认证机构的措施中获得经验借鉴。日本的技师国家资格考试是日本唯一工学方面的国家资格考试，通过该考试的才能有资格成为技师。技师国家资格考试分两个阶段进行。第一次是专业理论考试，第二次是实际操作技能考试。日本政府2004年发出通告，2001年和2002年日本技术者教育课程认证机构认定的专业毕业的学生可以免去技师国家资格考试的第一次考试。借鉴日本的经验，建议可以从两个方面探索建立专业认证与执业资格制度的衔接，一种可以将执业资格考试分为两部分基本知识和实践能力部分，基本知识部分可以允许药学相关专业的学生在大学毕业前完成，针对目前中国药学办学点多，专业认证还一时无法做到只有认证过的专业毕业学生才能参加执业资格考试的情况下，可以针对通过认证的高校在考核课程上给予部分课程免考的优惠条件，鼓励高校积极参加认证。第二种在认证组织人员组成上吸收执业药师注册中心、药师协会等相关的行业协会参加认证方案的制定和认证的实施，听取行业协会在药学人才培养方面的意见和建议，并将其纳入到认证标准的要求中。

（2）健全并发挥行业协会的作用　专业认证在国外主要依靠行业协会等中介组织和社会团体，而我国到目前为止，专业市场准入的管理纯粹是政府行为，我国传统文化上比较接受行政权威，行业协会的权威和威信的树立有一个过程。因此，在实施药学专业认证制度初期，认证必须依靠行政部门的支持。

（3）健全执业资格制度的法律法规　我国在执业资格制度建设中，已经在部分专业领域立法，如《中华人民共和国注册会计师法》、《中华人民共和国律师法》、《中华人民共和国医师法》等，但在执业药师领域，《中华人民共和国执业药师法》一直在酝酿中，还未出台。综观世界上很多国家都有专门的药师法，这在赋予药师较高的社会地位的同时，也有利于药师更好的发挥其工作职能；而在我国由于执业药师法律的缺失，一方面使得执业药师在医疗机构中处于与医师不对等的地位，得不到应有的重视，从事的工作多是繁杂的事务性工作，不利于其职能的发挥；另一方面也使得执业药师的工作责任不明确，权、责、利不统一；同时由于法律地位得不到保障，造成了我国执业药师的社会地位不高，影响了报考执业药师的积极性，不利于我国执业药师队伍的壮大。

（4）改变执业药师的多头管理现状　执业药师的主要作用之一就是对医

师的处方进行审核和对患者提供用药指导，医疗机构是需要配备执业药师的主要部门之一。但是，现行的卫生系统管理体制在医疗机构药学技术人员培养和使用方面有一套管理现行的方法和模式，形成了依据职称定岗的管理、使用制度。[102] 目前医疗机构执业药师接受卫生系统和药监系统的双重管理，两个部门在制定的政策上存在差异甚至冲突，使得医疗机构执业药师地位尴尬。很多医疗单位不要求也不认可药学技术人员的执业药师资格。根据第十一届全国人民代表大会第一次会议批准的国务院机构改革方案和《国务院关于机构设置的通知》（国发〔2008〕11 号），卫生部的职能包括"起草卫生、食品安全、药品、医疗器械相关法律法规草案"。建议卫生部尽快调整卫生系统和药监系统对医疗系统的药学技术人员的执业准入问题，理顺执业药师的管理体系，给医疗机构执业药师制造一个良好的执业环境。

（5）加快执业药师输入，健全继续教育机制　在与美国、澳大利亚和日本的药师人力资源的比较来看，我国执业药师数量远落后于这三个国家。2012 年国务院下发的《国家药品安全"十二五"规划》中指出：自 2012 年开始，新开办的零售药店必须配备执业药师；到"十二五"末，所有零售药店法人或主要管理者必须具备执业药师资格，所有零售药店和医院药房营业时有执业药师指导合理用药，逾期达不到要求的，取消售药资格。为了弥补执业药师的巨大缺口，当前应该加快执业药师的准入步伐，建议改变当前对报考人员工作年限要求，而是借鉴美国和澳大利亚的学生在校期间实践的做法，使学生在校期间掌握一定的实践技能，这样一方面可以缩短学生毕业后参加执业药师的年限，加快执业药师的输入；另一方面，也可以避免以往报考者在工作若干年后才能报考，其理论知识往往已经淡忘的问题。为提高执业药师队伍和整体水平，执业药师报考条件对学历的要求提高至大专以上，对大专学历的报考者在取得执业药师资格以后增加继续教育学时的要求，以弥补学历上的不足。将来对报考学历要求逐步过渡到本科以上并对报考专业应有严格的限定。

（二）药学专业认证规范的制定体现中国国情

1. 认证机构

从国际经验上看组织药学认证的机构都为行业协会，属于非盈利组织，如美国的 AACP、澳大利亚的 NAPSAC，英国的英国皇家药学会（RPSGB）。以美国为例，认证机构一般由认证决策机构、执行机构和咨询专家三大部分组成。认证机构在人员的组成上，特别注重人员构成的多元化，有来自高校、业界也有来自社会的。这种广泛的人员构成也正反映出各方利益的均衡，同时也从另外一方面保证了机构管理、运行的公正性和合理性。如美国医疗专业认证机构（Liaison Committee on Medical Education，LCME）就由17名成员组成，成员结构如下：[95]

美国医学院校协会（AAMC）代表6人

美国医疗协会（AMA）代表6人

学生代表（分别由AMA和AAMC任命）2人

公众代表（LCME任命）2人

加拿大医学院校认证委员会（CACMS）代表1人

在澳大利亚和新西兰药学认证委员会派出的现场访问小组中通常由三到四位有资格的，对药学课程的组织和结构有经验的，了解当代专业实践要求的人员组成，包括：由大学学院的领导及两位以上有丰富药学实践知识的成员，在澳大利亚和新西兰药学院校认证委员会的成员组成上也作了明确规定：

NAPSAC的组成应当有委员会指派两名委员和

i. 两名澳大利亚和新西兰药学院领导委员会或是继任委员会的组织提名的人员

ii. 一名澳大利亚药学协会的提名人员

iii. 一名新西兰药学委员会的提名人员

iv. 一名澳大利亚医院药师委员会的提名人员

v. 一名澳大利亚药房协会的提名人员

vi. 一名澳大利亚医疗部门顾问委员会的提名人员

vii. 可以经常被委员会指派的任意一名人员

这样构成的专业认证协会把学校中的专业人员和社会上富有经验的从业人士组织起来，无形中加强了学校和行业之间的联系和互动，不仅有助于推进本行业或专业协会标准的完善，而且行业人员与高校人员的互动与交流，促进了高校及时了解社会、行业发展对专业人才知识、能力、素质的要求，推进行业发展中先进技术的共享和办学经验的提高，使得高校的专业发展不再是闭门造车，而是根据社会发展的需要不断充实、不断更新，从而保证专业教育的持续发展与进步，保证高等教育沿着社会需要的方向发展。

专业认证在国外主要依靠行业协会等中介组织和社会团体，而我国到目前为止，专业认证是教育部依托各专业教学指导委员会组织进行。教学指导委员会是教育部领导的学术组织。这使专业认证在与执业制度的衔接上先天不足，已经开展试点领域也并未建立与执业资格衔接的范例。从另外一个角度看，我国传统文化上比较接受行政权威，行业协会的权威和威信的树立有一个过程。在认证工作开展初期，在中国的行业协会并不十分成熟以及中国传统观念的影响下，认证工作的推进还要依靠政府行政部门，但在专家队伍、决策机构的组建上，建议借鉴国际经验，吸收部分行业专家参与。教育部应该从政策层面与国家人事部协调专业认证与执业资格政策的衔接。

2．认证指标体系

标准的设计中指标的选择是关键。中国目前药学专业办学的状况的特点是增长速度快，办学水平和条件严重参差不齐，专业认证的主要出发点在于保证专业办学质量，因此在目前的认证标准中重点关注了影响办学质量的师资、实验室、课程设置等因素。从美国药学专业认证的发展趋势上看，经历了从注重办学条件到注重学习成果的过程。担任美国高等教育认证委员会（CHEA）主席之职的朱迪斯·伊顿这样概括认证所面临的压力和发展的趋势[96]：第一，本来属于志愿性的活动，现在越来越向公众开放；第二，从注重资源和过程向学生学业成绩的结果方面过渡；第三，越来越多地借助电子传输手段实施的专业教学；第四，向国际化方面迈进。在澳大利亚的认证标准中也可以看出标准更加关注"教育输出"，即专业培养的学生的成果。在目前中国的国情下，专业认证应该更多考察办学的条件，但从发展的趋势上看，认证应该朝着更加重视学生学业成绩的方向发展。

在对标准的征求意见中，有院校提出：不同类型不同层次的学校应该有不同的标准。首先，在对院校的评估中的确需要根据大学的不同类型进行分类指导。按照卡耐基促进教学基金会对大学的分类，将美国 4000 多所大专院校分成六大类：①大专学院（Associate's Colleges，其中又分成 14 种类型学校）。②博士点大学（Doctorate—granting Universities，其中又分成 3 种类型大学）。③硕士点大学（Master's Colleges and Universities，其中又分成 3 种类型大学）。④本科学院（Baccalaureate Colleges，其中又分成 3 种类型大学）。⑤专业学院（Special Focus Institutions，其中又分成 9 种类型学校）。⑥部落学院（Tribal Colleges）。但院校的类型分类不适用于专业办学点的分类，国际上也没有通用的具体某个专业办学点的分类标准。另外，从国外认证标准来看，并没有采用对不同的类型的学校采用不同的标准，包括和中国高等药学教育历程比较相近的日本，日本在 2006 年以后，大刀阔斧地改革了高等药学教育，改 4 年制为 4 年和 6 年制，在日本也存在着国立、私立的药学院校培养目标不同的情况，但针对 6 年制的认证方案设计是按照一个标准设计的。是否采用不同的标准主要看认证的出发点。专业认证从发展趋势上是应该重点考察人才培养效果以及和执业资格衔接的具备成为一名合格的执业药师应具备的基本知识、能力、素质的要求。认证初期重点是检查专业培养合格专业人才具备的条件和培养的效果，重点是基本办学条件。因此，目前专业认证的标准是一个对药学专业办学的基本要求，是一个门槛的要求。从认证的目标来说，是希望通过认证使各办学点达到办学基本要求，并不需要也不能通过认证进行水平的评价。因此在认证的推进安排上建议分步分层次实施。首先针对新办院校可以要求办学在一定年限内的学校必须接受认证，其他高校自愿参加。针对办学历史悠久、办学质量高的院校可以延长认证有效时间，或者采取审查资料的形式，不需实地考察，鼓励高水平大学参加认证。

尽管在总体认证标准上没有针对不同类型的大学给出不同的标准，但在单项指标的标准内容上建议可以考虑不同层次的要求。例如在日本对 6 年制药学认证的标准各个指标的要求上区分了三个层次：①在各学部、学科方面，定下的内容一定要达到的基准。例如"要做到……"。②在各学部、学科方面，所定下的内容，尽量采取措施做到的基准。例如"努力要做到……"。③在各学部、学科方面，如果实施了所定下的内容的话，在评价中可获得"优"的评价。例如"希望……"。在美国的临床医学认证标准要求上也体现了不同层次的要求。在标准中有基本要求和更高要求。

目前药学专业认证标准中大部分给出的是最低要求，部分指标要求比较宽泛，比如学生发展和教学管理两个指标，标准要求描述比较简单，建议在标准修改中，每个指标能够给出两类要求，一类是基本要求，是必须要做到的，一类是更高要求，是希望做到的。

3. 专业认证程序

（1）实事求是摒弃形式主义原则 在中国已经开展的各种评估活动中饱受社会批评的就是形式主义，由于评价的形式、方法的问题造成被评对象的弄虚作假。如何在专业认证的程序设计中摒弃形式主义，坚持实事求是的原则是影响到认证可持续发展以及认证的社会可信度的关键因素。荀振芳博士在她的博士论文中指出"忙忙碌碌的事务主义和辛辛苦苦的形式主义，成了教学评价的真实写照""教学评价对于高等学校，在某种意义上已经成为一种类似于高考之于中学生的指挥棒。而教学评价之于教学质量的促进、教改之于人的发展的作用却无人问津，被人们遗忘了。人们只关注评价指标是什么，不管指标要评的是什么；只关心评价标准是什么，却不管这样的标准对教育意味着什么，只关心评价如何通过评价，却不管如何进步和发展"。[97]教育评价中"教育"性的忽略或弱化是大学教育评价现实的最根本的意义缺失。实事求是的原则就是要还原专业认证的"教育"性价值。从程序设计上要求或者是"逼迫"学校寻找认证中的教育性意义。

要做到实事求是，首先要建立认证制度文化建设。从过去评估活动的情况来看，我国的高校评估活动主要由政府主导，高校几乎是被动地接受。要使高校的教师和管理人员充分认识到认证对发挥外部质量保证的作用，通过提高认证的合理、公正、透明水平，使认证结论令人信服，使学校在接受认证过程中得到关于提高专业办学质量的切实指导，使教师和管理人员接受认证。其次，通过科学的认证程序保证实事求是。要在认证的程序设计上做到细致、深入，避免形式的程序，使被认证学校无法弄虚作假。第三，加强认证专家队伍建设。认证机构应该有专职的执行人员和一支高水平的专家队伍。认证质量的高低在很大程度上取决于认证人员的素质，因此，能否有一批高素质的认证评估人员，将直接关系到认证事业的发展。在组织实施过程中应该加强对认证人员的选拔和培训，要做到认证的实事求是首先专家在认证实施中要能够做到实事求是。

（2）尊重被认证学校办学自主权和学术自由原则　美国学者认为，认证在三个基本原则之上严格地建立了认证程序：①高校必须公开宣布其办学目标并在此基础上接受评价；②高校必须通过自我评估在认证中扮演主角；③同行评估作为一种必要的确认机制。这三个原则都体现了学术自由和学校自治的观念。特别是同行评估作为一种必要的确认机制，实际上是将认证作为学校或专业教育作为一门行业的内部事务来看待的，这就有效地避免了外部力量如政府、利益集团、家长等对教育内务事物的外行干涉。

因此，认证机构一般都会明确要求其参与认证活动的专职人员和聘请的评估专家充分尊重被认证学校或专业教师、学生、管理人员的意见，决不介入被认证单位的内部事务，并将这些要求作为认证自愿者培训的重要内容。

美国几乎所有的认证机构都是非政府的自愿者组织，而且认证的主要工作任务是依靠自愿者的无偿奉献完成的。参与认证活动的自愿者多是担任实地考察小组的专家评估员，他们必须投入大量的时间、精力与智慧才能完成认证工作。在实地考察之前，专家评估员必须花费大量的时间和精力认真研读被认证单位的自我评估报告，准备在实地考察时要提出的问题和考察重点，并就自评报告写出初步的评估意见。在实地考察过程中，一般每一个专家评估员都要担任某一具体方面的考察和认证工作。自愿者的内在动机是实现非财富的个人价值最大化，因此，认证机构对自愿者的尊重、自愿者之间的相互尊重和对自愿者的个人价值的承认是认证活动得以进行的基本前提条件。

在中国药学专业认证的程序设计过程中也应该尊重被认证学校办学自主权和学术自由原则。首先认证指标体系突出认证申请人学校或专业的办学目标，充分肯定其办学的多样性、特色化或个性化；其次，认证所需要的信息完全是由认证申请者主动提供的；被认证学校或专业所提供的文件、资料以及教师、学生、管理人员等所提供的信息是对其进行评估的主要依据；第三，认证机构及其实地考察专家所提出的改进意见和建议是否被采纳或实施，完全由被认证单位自己决定，认证机构决不干涉被认证学校或专业的内部事务；第四，对于认证结果，给予被认证学校或专业充分发表意见的机会，并且保证其意见会得到充分考虑并及时予以反馈。

虽然，对于被认证学校或专业而言，认证是一个外部评价过程，但由于认证的主要目的不仅是保证教育质量，而且还要改进教育质量，被认证学校或专业的自我评估和利用认证信息改进教学，在整个认证活动中，学校都被置于十分重要的位置，并成为评价认证活动的效果、效益和效率的最重要指标。因此，被认证学校或专业在认证活动中的主体性地位越来越受到重视和保证，认证机构及其专家组成员实际上变成了被认证学校或专业改进其教学质量的咨询者、帮助者和监督者。认证机构应该强调，认证机构与被认证学校或专业之间建立起共同的认证目标——改进教学质量，是保证认证活动顺利展开并取得理想效果的必要条件。

4. 认证决策

在美国的专业认证中，评价结果分认证机构派出的审查队伍的审查结果和机构的认证评价结果两种。审查队伍在大学自我检查报告书的基础上作出审查结果。审查结果有4种。第一种是"适合"，这在专业审查报告书中记作"A"。得到这个评价的专业课程意味着完全符合机构所规定的标准。第二种是"有值得担忧的地方"，这在专业审查报告书中记作"C"。被评为这一种等级的专业课程，虽然现在符合机构所设定的标准，但是尚有值得改进的地方。对此希望改进的地方大学方应该采取一定的措施。第三种是"尚存在弱点"，这在专业审查报告书中记作"W"。这类专业课程的大部分地方都达到机构的认证基准了，但是达到的程度不是很大，为了提高达成度，尚需要进一步努力。第四种是"不合格"，这在专业审查报告书中记作"D"。上述的审查队伍对大学的审查结果仅代表评价专家对被评价大学的意见，这不是认证评价机构对大学的最终认证评价结果，但是两者之间一般不会有太大差异。

在美国的专业认证中也很少直接给出不合格的结论，这点我们可以在AACP关于认证结果的年度报告中看出，在对于专业中存在的问题，一般会在认证过程中多次到学校查看，进行重点访问。在2008年对已建立起的PharmD项目进行了11次重点访问。每一次重点访问只针对特定的标准进行评估（不是所有的30项），结果有满足标准、满足标准但要追加监控、部分满足标准、不满足标准四种情况。从表7-5可以看出即使是对于各个专业经常被重点访问的指标，认证委员会很少给出不满足的结论，对于存在问题的院校主要通过追加监控的手段来促使学校改进。

表7-5　重点访问中最频繁出现的监控标准

认证标准	满足	满足，追加监控	部分满足	不满足
第2项战略计划	2	4	0	0
第3项任务和目标的成果评估	0	6	1	0
第10项课程发展、教授和改进	3	6	1	0
第14项课程核心——药学实践经验	1	2	4	0
第15项学生学业的评估	1	9	0	0
第17项入学标准，政策，和程序	2	6	0	0
第27项实物设施	3	4	0	0
第28项实践设施	1	6	1	0
第30项财政资源	2	4	1	0

数据来源：美国药学院协会网站. http：//www.accp.com/中 AACP2008年年度报告

日本技术者教育课程认证机构根据审查队伍的审查结果做出认证结果判定，认证结果有三种。审查结果为"A"和"C"的专业，给予5年期的合格认定。审查结果为"W"的，虽然给予合格认定，但是这个合格是有条件的。合格认定不仅时间仅只有2年，而且2年后需要接受中间审查，中间审查合格者方能被认定为完全合格。审查结果为"D"的，给予不合格的认定。但是如下所述，直到目前为止尚没有任何一所大学的工学教育课程得到来自机构的不合格的认证结果。

日本技术者教育认证机构的认证评价具有宽严相济的突出特征。由于到目前为止该机构还没有再认证的实践，这个特征主要表现在初次认证上。初次认证非常严格，虽然从 2001 年到 2006 年，参加初次认证的专业很多，但是合格率非常低，从来没有超过 30%，最高也不过 28% 左右（表 7-6）。但是审查严格中也有非常宽容的一面。被判定为不合格的专业没有，没有被判定为合格的专业，都被判定为需要中间审查。全部需要中间审查的专业在中间审查后都被判定为合格。宽严相济的特征体现了把大学评价作为改进教育的手段，能够很好地达到通过评价改进教育的目的。毕竟评价本身不是目的。

表 7-6　初次认证和中间审查的结果

	初次认证					中间审查			再认定
	申请数	合格数	需要中间审查数	不合格	合格率	审查数	合格数	合格率	
2001 年	3								0
2002 年	32	9	23	0	28.1%				0
2003 年	67	8	59	0	11.9%				0
2004 年	84	18	66	0	21.4%	23	23	100%	0
2005 年	95	22	73	0	23.2%	59	59	100%	0

注：再认定为实初次认定的 5 年之后。需要中间审查者，其审查为初次认证 2 年后。

资料来源：JABBEE 副会长大中逸雄［日本技术教育认定的现状与展望］。2006-6-1

中国药学专业认证的方案设计中建议吸收日本的经验，采取刚柔相济的策略。在认证工作正式启动初期，对各学校提供的申请报告和自评报告的审查必须十分严格，加强对学校自评的要求，针对学校自评报告中专家认为可能达不到要求的地方要求学校必须在现场考察前整改。中国是一个人情社会，在专家进入现场考察时难免会给被认证学校"手下留情"，因此，现场考察前要求学校的自评和整改就显得尤为重要。对于基本达到认证标准的学校建议可以延长自评报告的审查期，在此期间，可以针对发现的问题进行个别专家的现场查看，以检查具体问题的整改是否真实有效。另外建议尽快建立一个全国药学专业办学点的办学状况的数据库，目前，关于药学专业办学点的数据都来于《中国药学年鉴》，但由于种种原因药学年鉴只收集到举办药学类专业的 58 所办学点的数据，并且不够全面。建议药学类教学指导委员会或者将来即将成立的药学类专业认证委员会作为专业认证的组织机构应该建立一个数据库，全面收集全国各药学类专业办学点的数据，这样在认证实施进度的推进上才能够根据全国各学校办学历史目前的整体水平做出合理的设计。数据收集的常态化也可以避免个别院校在认证时在数据上弄虚作假。

（三）与执业资格的政策衔接上体现中国国情

1. 我国执业药师制度概况

执业药师是指经全国统一考试合格，取得《执业药师资格证书》并经注册登记取得《执业药师注册证》，在药品生产、经营、使用单位中执业的药学技术人员。1994 年 3 月 15 日原国家医药管理局与人事部联合颁发了《执业药师资格制度暂行规定》，原国家中医药管理局与人事部于 1995 年 7 月 5 日联合颁发了《执业中药师资格制度暂行规定》，从此我国开始实施执业药师资格制度。1998 年，国家药品监督管理局正式成立，被赋予了实施执业药师资格制度的职能，与人事部对原规定进行了修改，颁发了新的《执业药师资格制度暂行规定》。2002 年 9 月 15 日开始施行的《药品管理法实施条例》，将配备执业药师作为药品零售企业销售处方药和甲类非处方药的必要条件之一，执业药师的作用和地位第一次在法规中得到承认。2003 年 10 月，国家食品药品监督管理局在调研论证的前提下，起草并上报了《中华人民共和国执业药师法》（送审稿），但是，至今尚未正式出台。

我国执业药师资格考试实行全国统一大纲、统一命题、统一组织。执业药师资格考试每年 10 月份举行。考试以两年为一个周期，参加全部科目考试的人员须在连续两个考试年度内通过全部科目的考试。考试科目包括药学（中药学）专业知识（一），药学（中药学）专业知识（二），药事管理与法规，综合知识与技能四个科目。在综合知识与技能中还包括外语考试，考生可任选英语或日语。

由于缺乏强制药房、药店配备、使用执业药师这样的积极、刚性的政策来正确引导和有力拉动，近年来获得执业药师资格的人数呈现了下降的趋势，2007 年，通过执业药师考试认证的药学技术人员已经下降到不足 1 万人，执业药师队伍增长缓慢（图 7-1），执业药师在各个省份的分布也十分不平衡（表 7-6）。

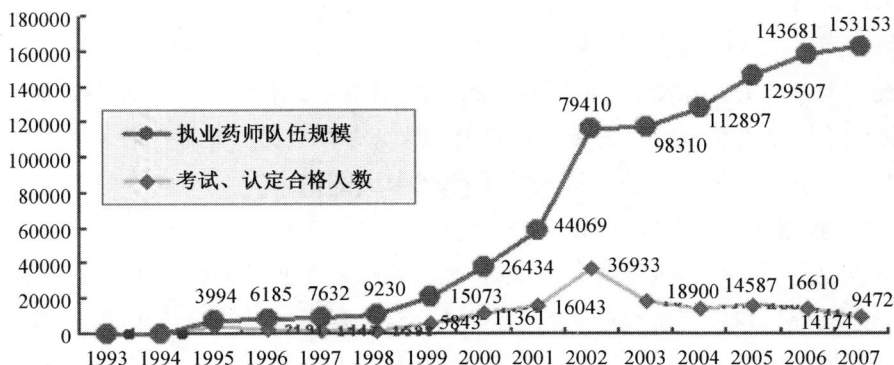

图 7-1　执行药师队伍发展路线图

资料来源：国家食品药品管理局执业药师注册中心

表 7-7　2007 年各省执业药师职格人数

省份	执业药师人数	省份	执业药师人数	省份	执业药师人数
江苏	12 698	安徽	5 193	重庆	2 638
山东	11 179	福建	5 052	云南	2 621
河南	10 472	河北	5 022	甘肃	2 154
浙江	9 838	江西	4 402	新疆	1 847
广东	9 106	黑龙江	4 262	贵州	1 202
上海	7 227	内蒙古	4 251	宁夏	682
湖北	7 192	山西	4 069	海南	655
河南	6 742	天津	3 776	青海	453
北京	6 694	吉林	3 724	西藏	64
四川	6 416	陕西	3 444	合计	153 153
辽宁	6 163	广西	3 402		

资料来源：杨世民．我国实施执业药师资格制度的现状及其立法研究 [J]．药学服务与研究 2008.06

　　关于执业药师准入的条件，我国《执业药师资格制度暂行规定》第九条规定：①取得药学、中药学或相关专业中专学历，从事药学或中药学专业工作满 7 年；②药学大专毕业，从事药学工作满 5 年；③药学大学本科毕业，从事医药工作满 3 年；④取得硕士或相等学历，工作满 1 年；⑤取得博士学历者，均可申请参加执业药师资格考试，考试合格者，可以获得《执业药师资格证书》。在对执业药师制度准入条件的建议的文献中，主要有以下观点：

①我国目前准入考试政策存在问题，执业药师资格制度准入条件中对学历、毕业年限、专业结构的要求比较宽泛。[98] ②为适应我国加入 WTO 的新形势、新要求，加强国际互认，我国应采取必要措施，逐步将执业药师申请者的学历条件提高至大学本科药学专业毕业，且不应再允许医学专业的人员报考执业药师，执业药师申请者必须有相应的实习经历，博士学历者也不例外。[99] ③作为一种专业的资格，各国法律多给以严格的专业和学历的准入性限制，这种准入性限制有利于药师职业阶层的优良的素质和较强的业务能力的保持，进而充分发挥出药师在保障民众用药安全以及生命健康方面的不可替代的重要作用。相关的具体规定如：加拿大（药学本科文凭或相当的实际学术水平）、英国（适当的学位或药学专业的毕业生）、美国（药学本科学位或相当学历）、美国阿拉斯加州（认可的研究生学位、药学专业学士学位等）、新加坡（指定大学的药学学位或文凭）、日本（认可的药学专业毕业）、新西兰（药学本科毕业并附成绩单复印件）、香港（指定大学药学专业文凭或认可的证书）等。多数国家在法律中区分了本国的学历资格与外国的学历资格，对外国的学历资格法律作了专门的规定，对其认定由法定机构依法定程序而定。[100]

很多学者都提出我国执业药师资格考试的内容偏重于药学基础理论方面，对临床实践则重视不够。可以将执业药师定位于药品的流通和使用环节，定位于药品的调配及药学服务上。而药品的研制和生产领域，对专业人员的知识素质与能力结构的要求与流通使用环节相去甚远，不宜列入统一的执业药师资格中去。为了纠正这种偏差，执业药师立法应当明确，只有面向患者提供药学服务以及对药品质量保证起关键性作用的药品流通岗位，才必须通过执业药师考试，药品的研制、生产以及药品流通领域的非关键性岗位都不需要参加执业药师考试。与此相适应，药学高等教育应当加快发展主要面向临床、以培养执业药师为目标的临床药学专业，使高等药学教育结构合理分化。[101]

2. 政策建议

我国执业制度刚刚起步，存在四个方面的问题：一是执业资格证书制度与高等教育联系不够紧密，从国际经验来看，美国在经 COPA 资格认可的 36 个专业认证组织中，已有三分之一明确将本科专业认证与资格证书制度建立了直接联系。英国有 100 多个专业团体不同程度地参与专业教育和培训的实施与管理。据调查，至少有 70 多家专业团体通过专业资格认证控制着相关专业的就业准入。从美国、澳大利亚药房协会等机构对药学教育认证标准的内容也可以看出，行业协会通过标准来影响专业的教学内容和人才培养的各个环节。目前在我国，高等学校的教学计划由自己确定，课程的安排不一定能正确反映市场需求。而执业资格考试由于与学校教育不接轨，无法使高等学校的基础知识教学与专业素质的养成有机衔接。日本技术者教育认证机构在成立之初，就积极努力把本组织的认证评价制度和国内外的相关制度接轨。这主要表现在两个方面：①努力加入华盛顿协约组织；②积极争取把对院校的认证结果和国家执业药师资格考试相结合。我们可以从日本技术者教育认证机构的措施中获得经验借鉴。日本的技师国家资格考试是日本唯一工学方面的国家资格考试，通过该考试的才能有资格成为技师。技师国家资格考试分两个阶段进行。第一次是专业理论考试，第二次是实际操作技能考试。日本政府2004年发出通告，2001年和2002年日本技术者教育课程认证机构认定的专业毕业的学生可以免去技师国家资格考试的第一次考试。借鉴日本的经验，建议可以从两个方面探索建立专业认证与执业资格制度的衔接，一种可以将执业资格考试分为两部分基本知识和实践能力部分，基本知识部分可以允许药学相关专业的学生在大学毕业前完成，针对目前中国药学办学点多，专业认证还一时无法做到只有认证过的专业毕业学生才能参加执业资格考试的情况下，可以针对通过认证的高校在考核课程上给予部分课程免考的优惠条件，鼓励高校积极参加认证。第二种在认证组织人员组成上吸收执业药师注册中心、药师协会等相关的行业协会参加认证方案的制定和认证的实施，听取行业协会在药学人才培养方面的意见和建议，并将其纳入到认证标准的要求中。二是行业协会不够健全，作用发挥有限。专业认证在国外主要依靠行业协会等中介组织和社会团体，而我国到目前为止，专业市场准入的管理纯粹是政府行为，我国传统文化上比较接受行政权威，行业协会的权威和威信的树立有一个过程。因此，在实施药学专业认证制度初期，认证必须依靠行政部门的支持。三是目前我国执业资格制度的法律法规还不够健全。我国在执业资格制度建设中，已经在部分专业领域立法，如《中华人民共和国注册会计师法》、《中华人民共和国律师法》、《中华人民共和国医师法》等，但在执业药师领域，《中华人民共和国执业药师法》一直在酝酿中，还未出台。第四，执业药师的主要作用之一就是对医师的处方进行审核和对患者提供用药指导，医疗机构是需要配备执业药师的主要部门之一。但是，现行的卫生系统管理体制在医疗机构药学技术人员培养和使用方面有一套管理现行的方法和模式，形成了依据职称定岗的管理、使用制度。[102] 目前医疗机构执业药师接受卫生系统和药监系统的双重管理，两个部门在制定的政策上存在差异甚至冲突，使得医疗机构执业药师地位尴尬。很多医疗单位不要求也不认可药学技术人员的执业药师资格。根据第十一届全国人民代表大会第一次会议批准的国务院机构改革方案和《国务院关于机构设置的通知》（国发〔2008〕11 号），卫生部的职能包括"起草卫生、食品安全、药品、医疗器械相关法律法规草案"。建议卫生部尽快调整卫生系统和药监系统对医疗系统的药学技术人员的执业准入问题，理顺执业药师的管理体系，给医疗机构执业药师制造一个良好的执业环境。

附录 I

药学教育认证委员会

PharmD（The Doctor of Pharmacy Degree）项目

认证标准与指南

2006 年 1 月 15 日批准

2006 年 2 月 17 日发布

2007 年 7 月 1 日生效

药学教育认证委员会

伊利诺伊州　芝加哥

2006

序　言

● 药学教育认证委员会（ACPE）

药学教育认证委员会（ACPE）是国家药学专业项目的认证机构，并提供药学的继续教育。ACPE（2003 年以前称美国药学教育委员会）于 1932 年成立，目的是给予药学专业学位项目认证，1975 年其范围扩展包含了提供药学继续教育的认证（www. acpe – accredit. org）。ACPE 的使命就是确保药学教育的质量并推动其发展。ACPE 是一个独立自主的机构，理事会由美国药学院协会（AACP），美国药剂师协会（AphA），国家药房董事协会（NABP）指派，每个协会可指派三名，国家教育委员会也指派一名。自 1952 年认证项目开始，ACPE 相继得到了美国教育部的认可，并于 2004 年 4 月获得了高等教育认证委员会的认可。国家药房董事会规定：在美国毕业于通过认证的药学学位项目的申请人才可参加北美药师资格证考试（NAPLEX）。

● 药学专业学位是向执业药师基本资格过渡的唯一准入标准

经过几十年的辩论，药学学位作为执业药师基本资格的过渡在 ACPE 于 1997 年 6 月 14 日采纳了药学专业项目认证标准与指南时启动。新标准的实施需要从 2000 – 2001 学年的专业课程的转变开始，于 2004 – 2005 学年最后一名 ACPE 认证的药学项目的学士毕业时完成过渡。很多药学院都能很好地提前转变并采纳药学专业项目认证标准与指南，而且所有的项目都在实施期限内完成。

● 标准修订：背景

所有的认证机构，包括 ACPE，每隔一段时间都重审并修订他们的标准，许多环境因素都要求 ACPE 对其标准进行认真地再评估，这些因素包括：

• 从 1997 年采用药学标准以来 ACPE 在认证过程中所获的经验；

• ACPE 利益相关者们关于标准质量的提高所作的反馈；

• 医药研究所（www. iom. edu）的报告指明我们的医疗系统需要在提高药品安全性和治疗效果方面作出改变，包括所有的从事医疗工作的职业人员在他们的学习训练期内所要掌握的五项技能；

• 合作医疗实践法规现今已被四十多个州所采用，其中药师对于病患的照看的角色范围有所扩大；

• 2004 年美国药学院协会药学教育发展中心（CAPE）教育目的的修订是在教育工作者和实践工作者所组成的咨询顾问小组的指导下完成的。这些教学结果旨在为发展中的药学教育大纲提供参考目标；

• 北美执业药师资格证考试计划的修订（www. nabp. net）于 2005 年前期开始生效；

• 2003 年《医疗保健制度现代化法案》指出药师需要对高危病人进行药物治疗服务（www. cms. hhs. gov）；

• 美国药学院协会的"学术－实践合作计划"——为展示药房实践典范和实验基地框架结构发展的网址为：

（www. aacp. org/Docs/MainNavigation/Resources/7046 － ExemplaryPharmacy-PracticeSitesCreteria. pdf）；

• 由十一家药学机构包括 ACPE 所接受的"药房从业者的共同任务"《2015 年药房实践前景》（附录 A）于 2005 年发布。

● 标准修订：过程

2003 年 3 月，ACPE 向利益相关者（包括药学院，药学专业组织，药剂师学生组织，和其他认证机构）宣布了修订 PharmD 学位标准的意图，并收到了利益相关者们的很多书面意见、建议。此外，一项允许匿名补充的网上调查也发给了所有药学院院长。根据收到的反馈，第一次修订的标准版本在 2005 年 2 月呈交给了 ACPE 的利益相关者，紧接着，在国家药学大会上举行了一系列的公开听证会。收到的评论又促使了标准的进一步完善和修订指南的发展。经过学术及实践团体不同部门的顾问小组对于指南草案的广泛审阅，ACPE 董事会在 2005 年 6 月下旬将第二次的标准修订稿和第一次的指南修订稿发给了利益相关者，另外又召开了一些公开听证会。另外一项允许药学院院长或被他们选派的人匿名补充的网上调查也于 2005 年秋季展开，ACPE 又收到了一些书面反馈。标准与指南的修定版于 2006 年 1 月 15 日得到采用，于 2007 年 7 月 1 日正式生效。新版标准将被称为"2007 版标准"，从 2007 － 2008 学年起经过 ACPE 评估的学院必须遵循新的标准与指南。

● 标准修订：不同之处

• 原则及重点：将标准与指南一起修订来确保那些有能力和自信与其他医疗工作者合作，能够为救助病患和对其专业作出贡献的学生的发展。本次修订更加强调具有必要的科学性和可操作性的考察学生能力的方法，将学生的发展视作是职业的、终身的学习者的重要性。这套标准强调发展学生的专业知识、技能、态度、价值观、合理可靠的判断力和最高水平的道德操行。在整个修订过程中，ACPE 的焦点就集中在前面的《标准修订：背景》中提到的环境因素。

- 标准和指南修订过程的再定义：ACPE 董事会决定将标准的审阅和修订过程与指南的审阅和修订分开进行。标准大约会每隔六到八年审定一次，指南将会根据利益相关者的反馈和经验进行修改和完善。

- 标准：卷册与术语。尽管标准的条数与上一版相同，但已经过再整理、简化和明确。本版标准分为六个部分，序言介绍了每部分的目的和内容。现在的标准统一使用了动词"必须"，指出了认证的绝对要求。这版标准仔细地确保了术语使用的前后一致性。

- 指南：卷册与术语。指南为药学院了解每条标准的广度与范围提供帮助。来自 ACPE 利益相关者们的反馈要求更加明确的阐述，这导致了指南的条数的增加。如果质量保证要求与标准相关的问题阐述明确，指南中就使用"必须"。指南在指导建议质量提高方面使用"应该"。"一般情况下"这个术语指出并不是随后的条款在任何情况下都适用。在不适用的情况下，学院可以选择指南以外的方法来满足标准的要求。同时，ACPE 或许会要求学院给出更多更高水准的证据。指南里有些"应该"的陈述或许在未来的修订当中变成"必须"的陈述。指南中用"＊"标注的准则是表示要提供专门的相关指导，如果相关，特定地与完成学位有关的新的启动项目和可替换的其他学位项目有关，例如课程的提速，通向药学专业的学位后的药学学习，地理上分散的校园，远程学习活动和其他教育创新活动。

- 脚注：为了定义及阐明所用术语，使用了更多脚注。它替代了上一版的标准与指南中的术语表。

- 重点领域：根据利益相关者的反馈，标准与指南的以下几个方面（已按字母顺序排列）在修订过程中得到重视。

a. 沟通的技巧

b. 课程内容

c. 评价/评估/结果

d. 经验教育

e. 教学人员问题

f. 专业间的团队合作

g. 病患的安全

h. 专业技能

i. 专业精神

j. 地方认证

k. 学术和研究

l. 学生入学和培养

● 体裁：在标准与指南的准备中借鉴了《芝加哥体裁手册》，芝加哥大学出版社于 2003 年在芝加哥出版的第 15 版。

● 摘要

ACPE 希望在此次专业项目标准修订版的实施过渡阶段，与各药科院校一同合作，并在这个过程中学到很多有助于进一步修订标准与指南的知识。与此同时，ACPE 将会寻找机会以更好、更标准化的方法来评价标准所取得的成果，包括对用来监督所有认证项目的过程与结果的方法的鉴定。另外，ACPE 也会改进其政策与程序，让认证与评估更加标准，更加一致，更有效率，效果更好。我们始终欢迎并重视 ACPE 利益相关者们的反馈。

ACPE 理事会及全体员工
2006. 1. 15

目　　录

5．教员的标准

6．设施与资源的标准

使命、计划、评估的标准

本章标准内容的目的在于确保学院的专业学位项目有明确的前后衔接的使命、预期的目标和价值，策略的计划过程以保证使命的完成。学院必须有一个以评估方法为基础的评估计划，以便对已完成的使命和目标给予评价。其使命和目标必须符合药学专业的前景和需要，以更好地服务社会。

标准1：学院的使命及目标

标准2：策略计划

标准3：使命和目标的成果评价

标准1：学院的使命及目标

药学院（以下称"学院"）必须对其使命、在教学领域、研究领域等其他学术活动、服务、药房实践和其价值公开声明。此份声明必须与学院所属的大学的使命相兼容。这些目标必须包括学院的基本责任，即为有必要技能的学生做好为患者实施药物治疗（包括药物治疗管理服务）的准备，药房实践的进步及其对社会的贡献，对研究和其他学术活动的追求，和对疗效的评价与评估。

指南1.1

学院对于药房实践、研究和教育的愿景应该与专业要求的目标相一致。

指南1.2

学院对于教育、研究和其他学术活动的愿景应该支持教员和学生通过基础及应用研究推动创新。研究应与增进疗效、改进教学方法有关。其愿景也应包括与其他利益相关者一起发展新的改进实践模式的责任。

指南1.3

学院的使命与目标声明应该涉及专业学位项目的教学原则，这些项目为毕业生在生物医药、药学、社会-行为-行政、临床科学方面，及他们进入药学行业和为促进专业的发展提出的实践申请方面打下全面的基础。

指南1.4

学院的价值观应当对特定的文化表示支持，包括以下方面：

● 尊重并反映当前的药房实践和将来的药学实践前景；

● 尊重并促进行政机构、教员、校友和学生之间的合作并形成良好的氛围；

- 尊重并促进学院广泛参与其使命相关的药学和医疗团体或协会；
- 尊重并支持满足学生多样化的需要，为其终身教育做好准备；
- 尊重并支持药学专业研究生的专业教育和药剂师的培训，例如提供居住证明，设立奖学金、开设研究生课程，还包括联合学位培养；
- 尊重并支持教师及员工、导师、校友和其他药师的专业继续培训；
- 尊重并支持新教师在教学及学术上的发展及建议；
- 尊重并促进创新、专业精神、道德操行、领导才能、学识的发展；
- 尊重并鼓励老师、学生的多样性；
- 尊重并支持不同的利益相关者的需要，包括教师、行政人员、员工、学生、导师、校友等；
- 尊重并重视科学进步；
- 尊重并推动专业学科间的学习与合作性实践；
- 尊重并信奉质量保证和不断的质量提升。

指南 1.5 *

对于新的启动项目和其他完成学位的渠道，学院必须保证：

- 新的启动项目必须与大学或学院的使命与目标保持一致；
- 不论项目途径或地理位置，对所有学生负有同样的责任；
- 资源分配公平公正。

标准 2：战略计划

学院必须发展、实施，并定期修订其战略计划来促进其使命与目标的进步。战略计划的发展过程必须涉及方方面面，根据需要请求老师、学生、员工、行政人员、校友和其他利益相关者给予信息和评论，要得到大学行政部门的支持，并以摘要的形式散发给主要的利益相关者。

指南 2.1

策略计划应阐明短期内（如 3－5 年）的策略目标，这对学院的使命与目标的进步至关重要。

指南 2.2

策略目标应与学院的使命与目标区别开来，因为后者描述的是预期效果而前者是达到预期效果的步骤。

指南 2.3

总的来说，战略计划应该：

- 有连续性，和能满足项目和教学需求的、系统的、广泛的反馈与修订；
- 考虑利用外部条件；
- 争取唤起主要利益相关者对于策略计划的责任意识与承诺；
- 以当前的测试和预测的环境、专业、项目因素为基础；
- 评估学院的优势和弱势，机遇和威胁；
- 与大学的策略计划保持一致；
- 抓住有利于与其他医疗职业和从业者相互合作的机遇；
- 包括对于学院使命声明、目标、和价值观的回顾；
- 将策略目标与行动放在首位；
- 确定可测结果和程序对其进行评估；
- 订立可行的时间限制；
- 确定需要合理分配的资源（如教员，技术、财政、硬件支持）；
- 责任分工；
- 建立持续的程序监督报告进展机制。

指南 2.4

学院考虑的实质的改变必须在战略计划程序中声明。计划必须考虑到实现改变所需的所有资源（包括经济、人力和硬件资源）和改变对现有项目的冲击。学院必须在行动前告知 ACPE 所作的任何的实质性改变，以便有充足的时间评价其是否符合标准或是否需要额外监督。

指南 2.5 *

涉及的新的启动项目（如其他完成学位的途径，包括地理上分散的校区和远程学习活动）的实质性改变应该有文件支持，并且应包括在战略计划程序当中，以确保有足够的时间去发展。

标准 3：使命与目标的成果评价

学院必须建立并实施一套评价计划对其使命与目标所取得的成果进行评估。其中必须对专业学位项目的预期效果所完成的程度进行评价（包括学生学习情况的评价和课程有效性的评价）。同样的，对研究和其他学术活动、服务、药房实践项目的预期效果所完成的程度进行评价。学院必须将评价的分析应用于专业学位项目的继续发展与改进中。

指南 3.1

评价计划必须描述一个连贯的系统的评价程序，涵盖学院和认证标准的方方面面。这项计划必须以事实为根据，信奉质量持续进步的原则和方法学。

作为策略计划程序的组成部分，评价计划和详细的评估都应通过内外部利益相关者对其完整性、恰当性、有效性进行检查。

指南 3.2

总的来说，评价计划应该描述：

- 专业学位项目的预期效果（包括对学生学习情况和课程有效性的评估），研究其他学术活动、服务、药房实践项目；
- 将要进行评价的程序与结果及评价的频率；
- 承担数据收集、分析、传播工作的个人；
- 有责任接受并且有权处理发现结果的各方；
- 相应的改变（如对于课程的修订或关于教师、学生，政策和程序的改进）是如何实施、存档和沟通的；
- 除了 ACPE 的所有认证的项目外，用来作为同行参照的学院及其筛选基准；
- 成功实施所需的资源（如教师、员工、经济资源、硬件资源）。

指南 3.3

总的来说，评价计划中的评估应当：

- 包括明确的形式与总结方法；
- 涉及所有相关的内外部的利益相关者；
- 允许匿名提供信息和支持，并对发现的结果提供综合分析；
- 能用来评价将来的趋势；
- 包括可获得的标准或常见仪器和数据，如通过美国药学院协会（AACP）和国家药房董事协会（NABP）获得的数据和常见仪器，使其可以与其他认证的专业学位项目及同级的学院进行比较。

指南 3.4

学院应通过书面的年度报告或网站的形式将其在评价计划中的主要发现和行动一年一次向主要的利益相关者公开，例如书面的年度报告或其网站。

指南 3.5 *

评价计划必须包括能够进行比较的和建立起其他完成学位项目的途径的可比性的评估，这些途径包括地理上分散的校区和远程学习活动。

组织和行政的标准

本章标准的目的在于确保处于大学的构架内的学院的组织与支持，确保其与其他大学，外界的实践与研究团体，内部的组织、领导和管理层的关系的发展，按照促进学院使命与目标的方式运行。

标准4：机构的认证

标准5：学院和大学的关系

标准6：学院和其他行政部门的关系

标准7：学院的组织和管理

标准8：院长的资格与责任

标准4：机构的认证

附属的学院或独立的学院，在有新项目的情况下必须取得由美国教育部认可的区域认证机构的所有认证。

指南4.1

非从属于经地方认证的机构的学院或自身未得到地方认证的学院必须在规定的时间内及时取得适当的地方认证机构的认证。

指南4.2

任何可能对专业学位项目的质量带来负面影响或不符合 ACPE 标准的地方或机构的认证行为一经确认，学院必须尽快向 ACPE 报告。

指南4.3

如有同时影响到地方的认证和项目认证的实质性的改变发生（如经地方认证的机构认证的新的药学项目的发展），学院必须确保同时告知双方的认证团体。

标准5：学院和大学的关系

学院必须是大学框架下的独立单位，还要有一位院长来领导。为了维持和促进专业学位项目的发展，大学校长（或其他负有最终责任的大学高级职员）和院长必须一起合作来保障足够的经济与物质（教学和研究）资源、师资力量、教工、学生资源、实践基地、导师资源、图书馆资源、技术资源和行政资源来满足所有的 ACPE 标准。

指南5.1

学院必须根据大学的政策与程序参与到大学的管理中。

指南 5.2

学院必须在大学的政策和程序内，在政府和联邦的条例下享有以下自主权：

- 项目的评价；
- 课程的定义和教授；
- 规章、政策和程序的发展；
- 学生入学与培养政策；
- 教师与员工的雇用、发展、评价与留用。

指南 5.3

学院的隶属和组织关系必须在大学的组织规定中阐明。

标准 6：学院和其他行政关系

学院必须在大学的全力支持下在校园内外开展合适的教学、研究和学术活动，建立实践与服务关系，合作与合营关系，来支持并推动大学的使命与目标的发展。

指南 6.1

各种关系、合作与合伙，都应促进专业学位项目、研究和其他学术活动、服务和药房实践项目的预期效果的达成。

指南 6.2

总体上，各种关系，合作和合营关系都应：

- 促进跨专业、跨学科的融合与协作；
- 限定服务与教育成分的边界
- 提供在各种实践背景下教学与看护病患的必要的联合活动；
- 争取满足社区的需要；
- 支持研究生教育、研究生居住权的认证、研究员的培训、合并选择学位的发展与加强；
- 确保给予学院适当的控制与监督；
- 促进专业研究的发展；
- 以相互服务与信任的精神来发展与维持。

指南 6.3

由授权的团体代表签署的正式协议应该得到发展，以便将各种关系、合作的性质与意图、团体的法定责任、财政安排（如果有的话）编入其中。协议应该为定期的、共同的回顾做准备。

标准7：学院的组织和管理

学院的人员组织和安排必须有助于实现其使命与目标。学院的行政部门必须有明确的权力与责任，必须促进组织单位的发展与综合，并且必须恰当地分配资源。学院必须有出版的、更新的管理文件，例如规章、政策和程序，这些文件都是在院长的领导下，在遵守大学规章的情况下，由教员一致通过产生。

指南7.1

学院的行政领导应该发挥统一的团队作用，并对实现学院的使命和目标负责。员工的支持应为行政领导保证他们的效用做准备。为确保领导和团队的行政能力的增长与发展，应该设计学术研讨会、项目、顾问和其他活动。

指南7.2

总的来说，行政领导个人的或集体的职责应当包括：

- 按照课程要求和在学院的安排下推动药学学科和实践课程的发展；
- 对教师进行指导、发展和评价；
- 确保课程的有效开展、授课和改进，包括对课程学习和药房实践经历的监督和质量保证；
- 管理运作与预算事务；
- 促进研究和其他学术活动；
- 确保综合有效的评价评估系统的正常运转；
- 背景、评价和实现的目标要与学院的使命与目标保持一致，并作为学院系统的计划与评价的一部分。

指南7.3

行政领导必须有明确的责任和权力来履行他们的责任。如果学院将他的教职工以二级单位来组织，例如系或部门，二级单位的目标必须与学院的使命与目标一致。根据其目标和其对专业项目的贡献来评价每个组织单位的有效性。

指南7.4

教职工如有正当理由，应该给予其机会并鼓励其参与到学院的管理系统中来。

指南7.5

院部会议和院部委员会必须成为学院管理系统的一部分。建立委员会是为了给使命与目标的关键部分提供建议。适当的院部委员会应包括教职员、学生、导师、校友和药学从业人员。院部会议和委员会的活动记录应当保存下来，以便与合适的社团进行交流。

指南 7.6

学院必须建立、维护与其利益相关者们的交流体系。

指南 7.7

总的来说，学院的规章、政策和程序应该致力于组织和行政事务，例如：

- 学院的管理；
- 遵守大学的规章、政策和程序；
- 专业责任；
- 学术自由；
- 研究与学识；
- 知识产权；
- 雇用合同或委派信和服务条件；
- 教职工的雇用、升迁和任期（如果可实行）；
- 申诉；
- 教职工的员工责任与投票权；
- 院部的高级职员；
- 院部会议与院部委员会；
- 政策的发展与采用；
- 规章的暂缓实行与补缺规章的修改；
- 规章、政策和程序的定期审查时间安排。

指南 7.8

学院必须有政策和程序来解决潜在的系统错误，不管错误是技术上的、行政上的还是课程上的。突发事件计划必须包括：对于重要申请和系统数据的安全备份，为弥补错过的课程和丢掉的学分提供机制，保障交流和信息传播的其他渠道，在一个项目部分或完全失去成功的希望时为保护学生而创造退出策略。

指南 7.9 ∗

其他的项目途径必须与学院常规的行政结构、政策和程序（包括计划、监督和评价）相统一，并且必须受到属于学院的一位行政人员的监督。学院必须确保维持行政部门、教职工、导师和参与远程学习活动的学生之间的工作流动与交流。学院必须对远程学习活动的学术质量和整体性，以及预期的成果和预期不到的结果保留有最终的责任，不考虑提供教育或技术服务的任何合同安排，合营关系和财团。

标准 8：院长资格与责任

院长必须有资历领导药学专业教育和实践，包括研究、学术活动和服务。院长必须是主要的行政人员和教学上的高级职员，并且能够直接联系到大学校长或其他大学对学院负有最终责任的官员。院长必须能够团结并鼓舞行政人员、教职工、导师和学生一起朝着使命与目标努力。院长应确保达到 ACPE 的所有认证要求，包括及时地呈交关于实质性改变的计划的报告与通知。

指南 8.1

领导学院完成其使命与目标，院长的资格与特点必须包括：

- 拥有药学学位，精通当代药学和医疗系统；
- 总体上要在学术上关注专业，特别要关注药学实践的方方面面；
- 要在与学院的使命与目标相关领域发表过有关药学和生物医药的文章；
- 合适的领导和管理才能，有在学术（最好）或医疗部门的工作经验；
- 有很强的书面沟通和人际交往能力；
- 致力于系统性的计划、评价和项目改进；
- 致力于教学和学生的学业，包括教学法；
- 致力于研究和学术的进步；
- 有能力并愿意代表以下方面并表示坚决的支持：

在大学行政部门中代表学院，

在社区，州或国家医疗启动项目中代表学院及药学专业；

- 有记录证明并且愿意继续积极地参与药学专业性和科学性的社团事务中；

指南 8.2

院长必须有责任确保：

- 使命与目标的发展、阐明和实施；
- 利益相关者对于使命与目标的认可；
- 教育、研究、服务和药房实践项目的发展、实施、评价和加强；
- 策略计划与评价计划的发展与进步，包括结果评估；
- 对于有能力的教职员的聘用、发展和留用；

- 对于有资格的学生的招收项目的启动、实施和管理；
- 学业表现和进步标准的建立与实施；
- 资源的获取和以使命为本的分配；
- 继续加强学院在校园中以及在外部利益相关者中的知名度。

指南 8.3

为了完成这些责任，院长必须有学院组织单位的其他行政领导的辅助与全面支持，还要有足够的员工支持，如果院长在大学内部分派到了其他实质性的行政责任，那么就必须给予院长办公室额外的行政支持，来确保学院事务的有效处理。

指南 8.4

院长必须对遵从 ACPE 的认证标准，政策及程序负责任。如需要使学院符合要求的补救行动，院长必须采取必要步骤确保及时有效地符合要求。在这种情况下，如有需要，院长应该向 ACPE 咨询、征求意见。

课程的标准

本章标准的目的是为了确保学院的课程设置能够在生物医药、药学、社会－行为－行政和临床科学方面打下全面的基础，及为毕业生进入药学行业，在其药学事业中有所贡献做好必要的能力准备。简述了所要求的课程内容、组织、顺序、结果和需要的实践经验的类型与特征。此外，还说明了促进学生学习的方法，终身学习技能的发展，及用评价体系来衡量、评估、促进学生学习有效性的必要性。正如医药研究院对于所有从事医疗职业的人所提出的建议，药师作为跨专业团队的成员必须受到过以病人为中心提供服务的教育，强调有事实根据的实践，质量提高的方法和信息科学技术。

标准 9：课程的目的

标准 10：课程的发展 教授与改进

标准 11：教学与学习方法

标准 12：专业技能与期盼结果

标准 13：课程核心——知识 技能 态度 和价值观

标准 14：课程核心——药房实践经验

标准 15：学生的学习和课程的效果评价与评估

标准 9：课程的目的

学院的专业学位项目课程必须能为毕业生进入任何环境下的药房实践做好专业能力的准备，来确保最适宜的药物治疗效果和病人的安全，满足获得药师资格证的教育要求，满足大学对取得学位的要求。

课程必须有利于毕业生知识的扩展，这些知识要具备先进的科学标准，满足专业技能的提升、态度和价值观的正确引导，具有能够将学识综合应用于当前药房实践和专业发展的能力；毕业生必须能在药房实践和提供医疗服务中随机应变。

指南 9.1

发展学生的知识、技能、态度和价值观的时候，学院必须确保课程能够促进专业评价的发展，致力于提升道德标准，遵守实践规则。学院必须确保课程涉及病人安全、文化权、对健康状态的认识、医疗差距，并且要培养学生在跨专业团队中所需的工作能力。

指南 9.2

学院的课程设置应该指导正规的教学进程，包括内容、指导性程序、课程的教授和经验教育。

标准 10：课程的发展 教授与改进

学院的教职员必须对课程的发展、组织、教授和改进负责。课程必须明确预期结果，并得到发展，要注意顺序及内容的结合，教学和学习方法的选择及评价方法的选择。所有的课程途径都必须同时包括必修和选修课及实践经历，必须有效地促进学生的发展和专业技能的获得。

学位项目的专业部分的课程安排不得少于四个学年或不得少于与其相当的学时或学分。课程中必须包括课堂理论教学，来提供要求的科学基础；包括初级的药房实践经历（不少于课程长度的 5%）；包括高级药房实践经历（不少于课程长度的 25%）。

指南 10.1

课程委员会或与其相当的部门必须代表教职工管理课程的发展、评价和改进，以确保课程的设置与教职工和行政部门的集中观点相一致。学生代表也应参与到课程发展与改进中。课程必须符合大学的政策和程序，符合认证标准。

指南 10.2

课程委员会或与其相应的部门必须以评估数据为基础掌握足够的资源，

作为对课程结构、内容、程序和结果有序而系统的审核进行管理的中坚力量。总的来说，委员应致力于：

- 在评价数据和对课程从组织、内容到预期能力和结果的定期详细计划的指导下获得最佳的安排、重申和跨机构的、跨院部学科的课程内容与协调性指导的整合；
- 唤起教职员对彼此课程的注意（包括内容、深度、使用的教学方法、到采用的课程技能和结果）；
- 课程内容的应用与加强（例如基础科学的教师会提供与实践有关的应用和实例，实践课的教师强调药物治疗的科学基础）；
- 为学生提供合理平衡的课业负担；
- 使学生在发展特殊兴趣方面有足够的选修课（学院内外）可选，有足够的药房实践；
- 对经验证的教学和学习方法的使用，为促进最佳学习方法的推广对创新事物的引进与评价；
- 与课程大纲保持一致；
- 标准化的适当的课程学分分配。

标准 11：教育与学习方法

学院在其所有的课程和项目途径中，必须应用并统一教育和学习方法。这些已从课程评价中表现出来的方法，通过确保获得既定的结果，促进批判性思维和解决问题的能力的发展与成熟，来满足学生不同的学习需要，使学生完成从依赖到积极、自主、终身学习的过渡，来培养毕业生成为有能力的药师。

指南 11.1

从项目的早期阶段到前沿的实践经历，应当鼓励帮助学生对自己的学业负责（包括对其学习需要的评价，个人学习规划和在知识、技能、态度、价值观的习得，及预期技能和结果的完成情况的自我评定）。也应鼓励学生参与并帮助对其他人的教育，包括病患、照管人员、其他学生和医疗人员。

指南 11.2

批判性思维和解决问题的能力的发展应受到支持。通过电脑和其他指导性技术的应用、实验室经历、案例学习、指导下的小组讨论和其他模拟及实践为基础的练习来支持。指导者应当采取主动的学习策略，并鼓励学生有问题就提出。适当的话，这些技术应当涉及真实的或模拟的病人、药师和其他医疗行业的专业人员。

指南 11.3

应请教教学法和学习策略的专家，例如教育方案的设计者和教育心理学家，来系统地改进教学材料、评估程序、学习活动及其效果。

指南 11.4

鼓励学院在课程的设计和教授方面进行试验。创新性项目、课程或教学方法的发展都应建立在良好的教育原则或有效的教育实践之上。学院必须通过评估活动对其课程创新的有效性进行评价。

指南 11.5 *

对于采用远程学习技术的项目，应按需要采用同时或共时性的教学技术，使学生能够和信息、导师及彼此之间积极交流。远程学习活动的效果必须与学生的人数相协调，并确保通过远程学习能够获得成效。跨校园或跨项目途径的学生互动应得到促进和鼓励。不适合通过远程学习取得的结果（例如体质评估或复合技能评估）应通过其他教学方法取得。

标准 12：专业技能与目标

毕业生通过专业学位项目课程的学习必须具备的执业药师技能是：

• 根据优良疗效的原则和有证可考的数据，并考虑相关的法律、道德、社会、文化、经济及专业问题，技术及生物医药、药学、社会－行为－行政、临床科学的发展可能对疗效产生的影响，与病人、处方医生和跨专业医疗团队的其他成员相互合作为病人提供医疗服务；

• 与病人、处方医生、其他医疗服务者及行政、给予支持的人员相互合作，管理使用医疗系统资源，促进健康事业，药品销售与提供应注重安全性、准确性和时效性，增进药物使用的疗效；

• 与病人、社区、高危人群及其他跨专业医疗服务团队的成员相互合作，促进健康事业的发展，身心的健康和疾病预防。

这些专业技能必须用来指导课程中规定的学生学习效果预期的发展。为了预计今后的专业技能，学习效果结论中必须包括成为自觉的终身学习者的必要技能的发展。

指南 12.1

毕业生在毕业时必须具备独立进行药房实践的基础知识、技能、态度、价值观。因此，学院必须确保毕业生具备以下能力：（12）

• 通过以下能力，提供以病人为中心的服务

a 设计、实施、监督、评价、调整具体到每个病人的药物治疗方案，注意健康状况的认知能力、文化多样性和行为－心理－社会的问题，并且有证可考；

b 进行以病人为中心的实践操作（包括药物治疗管理、医患服务操作系统的建立、药品推销以及接受赔偿等）；

●提供以人口为基础的服务，通过能力来发展、实施针对人口的，有事实依据的疾病管理项目，和以流行病学和药物经济学数据分析为基础的协议，以及药物使用标准，药物使用审察和降低风险的策略；

●管理人事、硬件、药物、信息和技术资源，在提供医疗服务中，通过能力确保对这些资源有效的、成本利益最大化的使用；

●管理用药系统，通过应用针对病人及人口的数据、质量提高策略、药物安全与减少不合理用药的项目和研究程序，来减少药物使用事故，提高疗效，参与药物使用和医疗政策的发展，帮助设计药事效益；

●通过应用人口特殊化的数据、质量提高策略、信息学和研究程序的能力，来识别解决公共医疗问题，帮助发展医疗政策，促进医疗和疾病防治服务及医疗政策的可用度。

为了能胜任以上几项，药学毕业生也必须能够：

●与病人、医疗服务人员、医生、护士等医疗服务工作人员、政策制定者、社团成员、及行政和全体员工相互交流与合作，建立一个为病人服务的团队；

●对专业的、非专业的科学著述进行检索、分析和解释来提供药品信息，为病人及其家庭或医疗服务者和其他相关工作人员提供建议；

●在信息学方面是能手；

●在符合法律、道德、社会、经济和职业准则的情况下履行责任；

●通过识别分析涌现出来的议题、产品和服务来保持专业水准。

标准 13：课程核心——知识 技能 态度 和价值

为获得专业能力提供必要的全面的科学基础，专业学位课程必须包括以下几项：

●生物医药

●药学科学

●社会/行为/行政科学

●临床科学

必须通过课程，包括药房实践经历，融合、应用、加强和增进知识、实践技能、专业态度及价值观。

指南 13.1（14）

生物医药、药学、社会－行为－行政学和临床科学必须有足够的深度、广度、及时性、质量、顺序和重点，为专业学位项目的培养目标提供基础和支持。这些科学必须为药物的使用和其他疾病治疗与预防方法的理解提供基础。

指南 13.2

除药学项目外，由大学学术单位所提供指导的领域，必须在符合专业学位课程目标的前提下开展。必须建立适当的评估联系机制来确保有效的指导性授课，确保取得专业学位项目的教育目标。

指南 13.3

学院课程应涉及超越一些专业目标外的问题，例如交流技能、职业技能、批判性思维、解决问题的能力、健康及身心健康、病人安全、团队合作、数学技能和信息管理。

指南 13.4

当课程内容融合了各学科知识，每个学科的核心知识基础与效果应具备足够的深度、广度和重点来确保取得期望的能力。

标准 14：核心课程——药房实践经历

● 学院必须在课程中提供连续统一的必修及选修药房实践经历，从初级的到高级的，涉及足够的广度，强度，持续时间，从而支持取得标准 12 所述的专业技能；

● 药房实践经历必须结合、应用、加强、推动通过课程其他部分所取得的知识、技能、态度和价值观。每种药房实践经历的目标及学生、导师、及地点的责任必须得到详细说明。学生的表现，患者与医疗人员的互动的性质及范围，预期效果的取得必须有文件证明且受到评估；

● 药房实践经历必须包括在各种不同的实践环境下和各患者群体的互动，及与其他医疗专业人员的合作。大多数药房实践经历必须由有资历的、在美国得到许可的药师导师监督。

指南 14.1

导师在学院中应当有全职的、兼职的、附属的或其他明确的岗位，应该精通对于学生的预期结果及能最好地强化学习的教学法。在这方面，学院必须确保导师特别是新导师，接受继续教育培训和发展。导师应当密切监督学生并与学生建立重要的互动关系。药房实践经历中学生与导师的比例应能满足进行个人指导、监督、评估的标准。

指南 14.2

当将学生分配给导师和实践地点时，学院应尽力避免会给导师和学生及预期目标带来负面影响的情况。

指南 14.3

禁止学生在有学分设置的药房实践经历（介绍性的或高级的）中收取报酬。其他的没有学分的在药房环境中的工作经历（例如不属于初级或高级的药房实践经历的）也许会在课程发展中有所要求。

指南 14.4

初级药房实践经历必须涉及在社区与机构环境下的真实的实践经历，在适当地监督与实践规章允许的情况下，允许学生承担直接的医患责任。在其他类型的实践环境中的额外实践经历也可以应用。初级药房实践经历应该在课程早期开设，与提供专业介绍的课程教学工作相联系，渐渐地进入高级药房实践经历的教育。这些教学课程本身不应该被视作对初级药房实践经历的课程要求。

指南 14.5

• 高级药房实践经历组织应当提供一系列平衡的必修（大部分）和选修经历，能够不断地提供持续不变的、有足够强度的，有一定持续时间及范围（从药师在提供医疗服务时可能遇到病人和病情上看）的经历，使药师能够达到效果预期评估所规定技能。总体上，必修和选修的经历应该是全职的，连续性的、在药师导师监督与管理下进行的医疗服务的；

• 所有项目途径中必修的高级药房实践经历必须在美国或其领土和领地上进行，必修经历必须包括在各年龄层次病人中开展主要的、准确的、及时的、预防性的医疗服务，并在以下环境中发展药师进行医患服务的能力：

• 社区药房
• 医院或医疗系统的药房
• 流动医疗服务
• 住院病人/急诊

• 必修的高级药房实践经历应该强调在整个医疗服务的提供系统中连续性治疗的需要，包括关于病人状况，药物治疗和其他疗法的信息的可及性及共享性；

●在其他的情况下的选修的高级药房实践经历（例如研究、管理、药品信息、长期治疗、养老院、家庭医疗服务），应当补充必修经历，并根据学生的个人兴趣为学生提供足够的、创新的机会，使其在专业方面逐渐成熟。如果有助于毕业生的必要技能发展，而且学院能够实施政策和程序来确保环境与导师的质量，学院可以提供美国领土领地外的选修高级药房实践经历。

指南 14.6

应对所有药房实践经历建立起质量保证程序，并且加以实施来促进学生达到规定能力，为评估学生表现提供反馈信息，支持标准化、连贯性及内部评估人员的可靠性。所有的实践地点及导师都应按照为一定的标准来挑选，该标准应该是有利于质量改进的，且经常进行周期性的回顾。。

标准 15：学生的学习和课程的效果评价与评估

●作为评估计划的一部分，学院必须开展和实施评估活动来收集关于预期学生学习结果的信息。评估活动必须在整个专业学位项目中系统地连续地采用各种有效可靠的措施。学院必须对评估方法进行分析来提高学生的学习能力，促进专业能力的获得。

●学院必须系统地连续地评估其课程机构、内容、组织和效果。学院必须应用结果分析方法持续改进课程及教学。

指南 15.1

学院的学生学习评估应当：

●使用各种评估方式；

●评价学习经历是如何合适于能力的发展和教学指导及监督实践经验是否对能力发展合适，及指导方法（例如陈述、示范、讨论）、应用的材料是否合适；

●对各种医疗环境下经评定取得了预期能力的毕业生，将其作品作为示范并记录下来；

●结合定期的，心理测量方面健康的，全面的，以知识与表现为根据的评估，包括允许所有经认证的同级的机构进行比较与基准定位的国家标准化评估（除了毕业生在许可证考试中的表现之外）；

●除了使用促进知识掌握的教学方法外，还应使用学习与评价相结合以及批判性思维等方法提高学生解决问题的能力

●包括学生的自我评估及教师和导师对学生专业能力的发展与职业行为

的表现的评估；

　　●促进教师、实践单位、导师之间的评估的一致性与可靠性。

　　指南 15.2

　　必须发展课程有效性的评估系统，总体上应当：

　　●鼓励有数据支撑的课程结构、内容、程序、效果的持续改进；

　　●对生物医药、药学、社会－行为－行政及临床科学的预期能力与效果的成果进行评估，包括在药房实践中能综合反映所有以上学科的全面课程技能与结果；

　　●包括教师、学生、行政人员、导师、从业人员、州药房董事会成员，及其他人提供的信息；

　　●培养并评估自发的学生学习；

　　●培养并评估实验与革新；

　　●对药房实践中的变化及教育和实践技术作出反应；

　　●确保教学环境及指导方法产生有效及高效的学习经历；

　　●有事实根据。

　　指南 15.3

　　学院必须确保其授予的学位的可信度及学位与学生学业的统一性。正规的考试应在确保学生身份和限制学术不正当行为发生机率的情况下进行。

　　指南 15.4

　　学生的作品选集应用来记录学生在课程和实践经历中取得的成果。作品集应当标准化，并且包括学生的自我评估，以及教师和导师对于学习效果的评估。

　　指南 15.5

　　学院应当有机制来评估纠正学习效率低下的根本原因。从这方面来看，学院的评估应当包括对于教职人员、学生所感到的压力的测评，并且对项目的结果和学习士气产生负作用的潜在影响因素进行评估。

对学生的标准

　　本章标准的目的是为了确保学院有足够的资源，公平的政策与程序和能支持学生入学、进步、个人及专业的发展，并且为项目质量进步提供信息的能力。

标准 16：学生服务组织

标准 17：入学标准、政策及程序

标准 18：学分互认和课程免修

标准 19：学生的进步

标准 20：学生投诉政策

标准 21：项目信息

标准 22：学生的代表与观点

标准 23：职业操行与和谐的关系

标准 16：学生服务组织

学院必须有专为学生服务的组织机构。负责管理这个组织机构的行政官员必须监督协调学院的学生服务。

指南 16.1

学院应确保致力于学生服务的组织机构，在总体上

- 有足够的员工和资源来履行职责；
- 与大学的学生服务相联系；
- 负责招收新生的项目和入学及晋级过程；
- 负责预期的学生和新生的定位，应当包括使命、目标、价值观、学院教育情况的介绍；
- 提供定位、培训、补习来帮助学生熟练地应用项目的技术及教学法；
- 提供信息方面的资料（印刷的或电子的），例如学生手册有相关的政策、程序、规范、和描述学院和药学学位项目的公告；
- 管理学生的奖学金、奖励及贷款；
- 提供学生需要的足够的学术的建议和职业途径咨询；
- 通过大学资源或其他安排协调使学生获得个人咨询；
- 确定专业技术标准作为入学与晋级程序的一部分；
- 计划并参与支持学生作为专业人员的发展的活动；
- 为指导老师、助教、顾问、和其他与提供学生服务相关的人员提供培训或培训的机会；
- 为教授有残障的学生的教师提供支持以确保教学的有效和高效；
- 核实学位需求是否完成。

指南 16.2

学院必须有齐备的、准确的、和安全的学生记录系统。学生记录必须是机密的而且始终符合《家庭教育权力和隐私法》（FERPA）。学生服务人员必须熟悉 FERPA 和其操作。

指南 16.3

学院必须为学生提供经济援助信息和指南。

指南 16.4

学院必须为学生提供足够的医疗和咨询服务。必须建立适当的免疫标准，及确保这些标准得以满足的方法。学院应该有适合的政策，以便有校外课程或药房实践经历的学生充分地了解他们的保险涉及范围和在哪里或如何获得医疗与咨询服务。

指南 16.5

学院必须建立与实施学生服务政策，包括入学与晋级政策，以确保州及联邦法律法规所规定的对种族、宗教、性别、生活方式、性取向、民族血统或残疾等的不歧视。

标准 17：入学标准、政策及程序

• 学院必须建立并使学生和预期的学生获得进入专业学位项目的标准、政策及程序。入学材料必须明确规定学术预期、必备的交际能力、可能要求交代的个人的历史资料，毕业的专业标准。作为评估计划的一部分，学院必须定期评定标准、政策、程序来确保选拔有潜力在专业学位项目中取得学术成功的，有能力获得职业技能的和在不同的文化环境下进行实践的学生；

• 学生入学管理必须与可及的实物资源、财力、教职工、实践场所、导师及其他行政资源情况相符。院长及学院组成的委员会必须分担学生入学及遴选的最终责任。

指南 17.1

进入专业学位项目的职业前教育要求（这些标准要求在四学年之前进行不得少于两学年的或等同于大学水平的课程学习）应当提供基础的科学知识，例如普通化学、有机化学、生物科学（注重人类的发展与疾病）、数学、信息与通信技术及物理。此外，足够的通识教育，如人文科学、行为科学、社会科学及交际能力应该在职前要求中注明，来鼓励拓宽智力及兴趣，从而促进专业从业人员理解社会文化多样性和提供医疗服务所需的能力的发展。通识教育也可以与专业学位项目的课程同步或统一。

指南 17.2

●学生也可以通过早期的保送计划得到专业学位项目的录取。在这样的入学安排中，在学院与相关的机构或直接与学生之间应该有一份正式的公开的协议。待其成功地完成入学要求及申请程序，保送生应当被专业学位项目接纳。

●进入第一年专业课程学习的保送生应当与直接进入第一年专业学习的学生具有相同的资历。

指南 17.3

●入学标准、政策及程序和其他能够激发学生潜力成为自主的终身学习的职业者的良好的能力（对知识的好奇心，领导能力，情感的成熟，同情心，道德行为，动机，勤勉，和交际能力）应当在学校教育的成果中体现。入学程序应当在学生的选择上多样化，同时要保证有后续的法律规范。

●对申请人个人标准化的面试必须成为入学程序的一部分，面试包括对口头交际能力的评估，对于药学专业的认识，和照顾病患的责任心。面试应当由教职工和导师来进行，并且应当在校园中或校外安静的地点进行或应用视频会议技术。为了增进面试的可靠度，面试官应当接受面试程序标准化方法的培训。写作交际能力也必须得到标准化的评估。在决定谁有资格进入面试时还应考虑平均成绩以外的因素。

指南 17.4

州法令或规章认定的犯罪或其他活动应当得到确认，这可能会限制学生进入实验场所的权利或可能影响学生未来获得执照的资格。大学的政策与程序应当适当且可用，能在以下方面提供建议：学生入学前或在专业学位项目中需公开的信息类型，入学前和在专业学位项目中所适用的背景核查，及由这些公开或背景核查导致的潜在的不利结果。

指南 17.5

学院必须制定使用入学标准，在挑选专业学位项目和专业中有成功潜力的学生而进行的入学考试、评估及面试时设定对他们的表现的期望。

指南 17.6

应当确立一个招新计划为空缺岗位提供源源不断的、高水准的、多样化的申请人。不管申请人数有多少或质量如何，入学标准、政策及程序都不应当有所怠慢。

指南 17.7

作为评估标准的一部分，学院应当进行入学标准、政策及程序与学生在专业学位项目中的成就及职业实践表现两者之间关联性的研究。

指南 17.8 ＊

学院应当通过入学咨询程序来评估一个远程学生是否有自身动机、责任心、技能及其从远程学习环境中受益和成功的能力。获取的信息应当用来更新将来的入学和招新政策及决定。所有纳入远程学习项目或途径的学生应当具备使用项目中应用的基本的技术知识和设备的能力。未确定有效性的新项目的启动计划，其初始课程、方法或项目注册人数应当有限制地和逐步地增加，直到建立起有效的启动计划。在招收学生进入新项目时必须要提前六个月咨询药学教育认证委员会。

标准 18：学分互认和课程免修

学院必须在理性的程序和有证可考的评估的基础上制定出供学生使用的学分转移和课程放弃政策。

指南 18.1

学院必须在入学前或转入专业学位项目前实施同等教育课程（职业前的或专业的）评估的政策及程序。

指南 18.2

完成药学专业项目的学分可以从药学教育认证委员会认证的一个专业学位项目中转移至另一个项目。

指南 18.3 ＊

● 对于有非传统课程途径的学院，例如为经药学教育认证委员会认证的药学学士学位项目的毕业生或为多专业学位项目的学生提供的项目，入学标准及学分的互认转移应当根据候选人的个性化评估结果来定制；

● 必要条件只可能在对专业能力教育方面有良好评估的情况下放弃（如标准 12 所述），这样的评估可能通过持续的药学教育、其他研究生教育和训练，及早期的药房实践经历获得。

指南 18.4 ＊

提供多样化的专业学位项目途径的学院必须建立并实施相应的政策及程序，以满足学生学分互认或更换项目途径的要求。

标准 19：学生的进步

学院必须制定出学生或潜在的学生可用的关于学术进步、学术鉴定、辅导、错过的课程及学分、退学、再入学、学生有权行使正当程序及上诉机制的标准、政策及程序。

指南 19.1

学院应当发展入学标准、政策及程序，学生服务，课程评估和改进以及能力评估，以保证学生在预定的时间内成功地完成专业学位项目。

指南 19.2

学院以学习成绩的形式监督学生表现的系统，必须能够提早发觉学业上的困难。学院应当提供个性化的学生服务，例如导师的支持和教师建议。

指南 19.3

学院应当有考虑到专业行为及学术整体化的评估的发展政策。

指南 19.4

学院应当记录学生的滞留与转出，目的是为了认清和分析形势，作出项目上的适当调整。

指南 19.5 ∗

提供多样化专业学位项目途径的学院必须确保所有的学生都能够获得个性化的学生服务系统。

标准 20：学生投诉政策

学院必须制定出可用的学生投诉政策，包括与认证标准相关的，与学生对正当程序的权利相关的，和与投诉机制相关的书面投诉所遵循的程序。学生必须就他们如何能够将未解决的涉及认证标准的投诉提交给药学教育认证委员会方面获得信息。

指南 20.1

学院必须有关于学生投诉政策的信息，并且定期增进其可用性。

指南 20.2

学院必须按时间顺序保存学生对认证标准方面的事务的投诉记录，并允许药学教育认证委员会评估访问时进行当场检查。

指南 20.3

在现场评估过程中，如果学生对认证标准的投诉已导致法律程序或法律程序结果，学院必须告知药学教育认证委员会。

标准 21：项目信息

学院必须提供给学生或预期学生可用的完整的并且准确的对于专业学位项目的描述，包括当前的认证地位。

指南 21.1

当前的描述（电子版的或印刷版的），例如学院的目录册，学生手册，或相关的学院文件应当可用，总体上包括以下几点：

- 使命、目标和专业学位项目的教育原则；
- 课程计划、课程及学时；
- 支持课程的可用资源；
- 与入学、进步和开放学生记录的相关标准、政策及程序；
- 在入学前或在专业学位项目中可能要求学生交代以往历史资料，在入学前或在专业学位项目中隶属的背景，和由这种交代或背景导致的潜在不利结果；
- 学院的晋级政策、年级计划和 GPA 计算政策；
- 学生守则文件，例如道德、操行和职业行为；
- 校外课程要求，例如其他地点的实践经历；
- 毕业要求；
- 学费，包括退还政策；
- 经济资助指南；
- 不歧视声明；
- 校园内外住宿的规定，包括校外实践时也可以提供住处；
- 毕业和就业率；
- 项目当前的认证地位和与药学教育认证委员会的联系信息；
- 最近参加标准化许可证考试的毕业生的首次通过率；
- 专业要求的预期的态度、价值观、特点和道德；
- 有关学生生活的政策描述，例如残疾人的住宿、骚扰、反暴力和其他情况；
- 免疫和其他健康或实践地点的要求。

指南 21.2 *

入学政策、程序及惯例必须完全和清楚地反映远程学习的条件和要求，包括对任何在远程中无法实现的要求的完全的公开。提供多样化项目途径的学院应当就提供设施及服务评估出适当的学费。当问询时，学院应当能够就项目间学费的差异或设施及服务的区别作出解释。

标准 22：学生的代表与观点

在合适的情况下，学院必须在委员会中、在政策制定机构中和在评估活动中，考虑到学生的观点并允许学生代表加入。

指南 22.1

学院应当设立学生组织及适当的委员会、例如学生－教工联络委员会来发展学生的领导能力及专业精神，确保有学生对话论坛，确保学生能在看法观点上得到充分地交流。

指南 22.2

学院必须将学生代表纳入适当的项目委员会中，自学认证和策略计划活动中也有学生代表参加。

指南 22.3

方法与技术，例如课程评估、兴趣小组、与院长及其他行政领导的见面和全国标准化的调查（例如那些通过美国药学院联合会中可以获得），应当系统性地应用于学生对教师、课程、学生服务和专业学位项目的各方面。如此得来的评估数据应当系统地进行分析并应用与改进项目的各个方面，并且要考虑到纵向的跨专业的评估。学院应当与学生一同分享参与项目评估与改进的系统进程中的共同成果。

指南 22.4 *

学生应该享有公平的代表权，不管学生加入的是哪种项目途径。

标准 23：职业操行与和谐的关系

学院必须提供给学生能够促进职业操行和学生、教职工、行政人员、导师之间的和谐关系的环境与文化。教师、行政人员、导师和员工必须致力于发展学生的专业精神和领导能力，为学生树立导师与积极形象的典范。

指南 23.1

通过广泛程序，学院必须制定出一套与大学学生、教师、导师、员工职业精神相一致的政策，明确背离政策后可能的行动措施，以及上诉的正当程序。

指南 23.2

学院应当鼓励并支持学生加入学生自治组织。

指南 23.3

学院应当支持学生、教师、行政人员、导师和员工加入适当的当地的、州的、国家的药学、科学和其他专业组织。

指南 23.4

学院应当实行策略和项目来拓宽学生在这些领域中的专业知识面，例如科学调查，对于专业的学术关注，研究的相关性与价值，和通过客座讲师，参与课程内外活动，服务学习及其他有益活动的研究生教育与培训。

指南 23.5

学院应当通过调查结果、兴趣小组或其他方式，对学生、教师、行政人员、导师和员工间的关系是否和谐作出评估。

指南 23.6

应当通过正式或非正式的活动增进学生与教师、行政人员、导师及员工的互动。为了培养和谐的关系和积极形象的典范，学院应当鼓励教师对学生委员会进行指导，鼓励教师、行政人员、导师、及员工参与学生专业的或社会的活动中。

教员的标准

本章标准的目的是为了确保学院有公正平等的政策及程序和能力来吸引、发展、保留数量充足的有能力的教员来为学院的使命与目标作出贡献。

标准 24：教员——量的因素

标准 25：教员——质的因素

标准 26：教员的专业继续发展与表现审查

标准 24：教员——量的因素

学院必须有足够的有能力的全职教员来有效地开展和评估专业学位项目，同时学院还必须为教师的发展、研究及其他学术活动、服务和药学实践提供充足的时间。

指南 24.1

在全职教师之间，应当有适当的各学科内的学术专题与经验的交叉与平衡。全职教员可以由兼职的（联合教学的或合作支持的）及志愿教师来补充。志愿教师应当有助教职称或其他适当的学术头衔或明确的职位。

指南 24.2

全职教师的人数必须足够，在不需要学院行政人员的主要参与的情况下，确保有时间来：

- 通过课堂、小组、实验室、实践模拟对经验教育的监督和规定来有效地组织和教授课程
- 进行教师指导
- 进行学生建议及指导

- 开展研究和其他学术活动
- 作为教育家及学者进行教师发展
- 开展服务及药学实践
- 参加学院和大学的委员会
- 开展评估活动

总的来说，这样的全职教师应当符合每年美国药学院联合会对于同等规模和使命的项目收集到的数据所显示的生师比（包括所有项目途径的学生）。

指南24.3

学生与导师的比例，作为课程实践经历的组成部分，应当足够提供个性化的指导和评估监督，并且符合州的法令与规章。考虑的重要因素有每位导师在担当初级药房实践指导中，特别是在高级药房实践经历中辅导的学生人数，实践地点的环境及指导性教育的特征。

指南24.4

应当有足够的员工资源，例如行政助理、秘书、学生服务人员、助教、实验室技术员、及信息与通讯技术人员，来保证学院的有效运作。

指南24.5

应当通过能力计划及考虑到项目的重大变动、退休、潜在的病休和在项目中职责的准备时间的招聘和留任政策，来确保足够的师资力量。上课前，所有的教师应当有与教学经验及对学科的熟练程度相称的时间来备课。实践教师应当有足够的时间在给学生布置任务前安排好实验实践场所。

标准25：教员——质的因素

学院必须有有资格的教员，不论是个人还是集体，都致力于其使命与目标并且尊重同事和学生。教师必须具备必需的专业和学术技能，掌握当代教育原则与技能方面的知识与能力，并致力于专业的进步与对研究和其他学术活动的追求。教师的责任包括药房实践，他们必须满足所有适用于实践的职业许可要求。学院必须鼓励与其项目使命相称的教员发展。

指南25.1

全职教师应当持有与其项目职责相称的博士学位。理科教师应当接受博士教育和博士后研究培训或相当的经验来增进学识促进研究。药房实践教师应当具备额外的职业培训（住院实习、团体合作或同等经历）和具有或正在从事的与其实践与教学责任相关的委任状（例如专业证明）。教师应当有学术上的和发表文章的证明。

指南 25.2

与大学政策一致的学院应当建立并实行确认教师、行政人员和员工的教育及培训证明的程序来确保要求的任务能够可靠地进行，并确保调查考虑到其他的标准（例如犯罪记录）。

指南 25.3

学院必须确保建立和使用连续性的教师聘用、提拔、终身任职（适用情况下）、留任政策与程序。

指南 25.4

学院必须确保教师的组成，包括来自校内和校外的围绕相关科目：生物化学、药学、社会－行为－管理、临床科学满足使命声明中确定的教育与研究需要。教师应当为学生提供其学科独有的内容与观点，对培养学生解决问题的能力及终身学习的能力起至关重要作用的内容和观点。任何学科的教师都必须具有或发展在各种环境下对当前或未来预期的药房实践的概念性认识。为了确保对于课程基础的理解和促进教学与研究的合作，教师应当对其他学科同事的学术研究内容有大致的了解。

指南 25.5

学院应当根据确保按照不歧视的政策，如州及联邦法令规章中规定的，以种族、宗教、性别、生活方式、性取向、出生国或残疾等为基础的不歧视政策，来挑选教员。学院应当通过招聘政策与程序努力使教师、行政人员及员工多样化。

指南 25.6

为了保持和加强教师的实践技能及为了发展学生此方面的技能，指导涉及病患服务的药房实践，或提供当代医疗服务指导的药房实践的教师应当参与患者药物治疗管理。

指南 25.7

教师必须有能力持续的致力于有效的教学。有效的教学要求学科知识、有效的交流技能和对教育学的理解，包括课程的构架与教授。教师应当使用支持多种教育方式（例如模拟与案例研究）和评估方式（例如测验与临床表现评估）的教学技术与方法。应当为从事药房实践经历的志愿教师提供教育辅助系统的帮助。

指南 25.8

教师应当通过学术生产和传播知识。学术，包括教学学术，应当通过大量的研究和其他学术活动清楚地展示出来，例如对于科学的、专业的、教育文献的贡献，著作及评论文章的出版，成功地获得支持研究和其他学术活动的校外经费等。学院必须为鼓励教师对于知识的发展与传播创造良好的环境并且应当通过奖学金促进学生知识的进步和智力的增长。鼓励学院或附属于机构的学院提供研究生教育与培训，包括经认证的住院实习和团体项目。

指南 25.9

为了支持学生职业价值观的发展和对影响药学专业的问题的理解，教师和行政人员应当积极地加入药学专业和科学组织。

指南 25.10 *

远程教育项目中的教师、导师和助教应当不只有能力提供自身课程领域内的指导，还要有能力通过培训和体验管理、教授、评估远程学习的学生及为其评级。

标准 26：教员的职业继续发展与表现评价

学院必须有针对全职、兼职和志愿教师及员工的、与其职责相一致的职业继续发展项目。学院必须定期地评价教员的表现。表现评价的标准必须与专业学位项目中教员的职责相称。

标准 26.1

学院必须拥有或提供支持给教师和导师作为教育家、研究者、学者、从业者的职业继续发展项目，并确保与其在项目中的职责相当。

总体上，这种针对全职和兼职以及志愿教师的适当的项目应当：

- 支持达到晋升和终身任职（如果适用）的要求；
- 支持获取或加强教育多样化学生所需的技能；
- 协助教师在成为或保持为成果丰硕的学者方面的努力；
- 鼓励获得新的资格；
- 找到更好地评估学生预期能力的方法；
- 为教师、导师及助教提供定位和继续培训，帮助他们精通项目技术及教学法的使用；
- 在整合课程中发展学生社会交际能力、领导能力和职业精神；
- 对首次任职的导师的强制性先于对学生的训导；
- 包括出席相关专业的会议；
- 鼓励教师加入学院内外的专业组织或再教育项目和会议；
- 鼓励师生的专业再发展；

● 为教师间的互相指导提供机遇；

● 确保对药学教育认证委员会的认证标准、指南、政策及程序的理解，并帮助院长确保符合要求；

另外，针对志愿教师的项目和活动应当支持他们的专业发展。

指南 26.2

教员评估程序应当一年一次，涉及自我评估，并且包括适当的同行、主管和学生对其的评估。教员自我评估及改进工具的使用应得到鼓励。

指南 26.3

总体上，为了与其项目职责相称，所有的教师都应该在以下方面接受评估：

● 教学能力、交际能力与药学教育相关的办事效率；

● 通过研究和其他学术活动包括出版产生与传播知识；

● 致力于个人专业再发展；

● 患者医疗服务活动；

● 对于药学专业发展和促进所作的贡献；

● 对于学生专业发展的进步所作的贡献；

● 对学院的使命与目标的达成所作的贡献与支持；

● 对于项目及一般社区所作的服务贡献。

指南 26.4

适合于其项目职责的教师专业再发展的有效性的证明应当包括：

● 教育、研究、和其他学术活动及实践责任的评估；

● 创新教育、研究、和其他学术活动及实践典范的发展与评估；

● 参加专业和学术会议；

● 学术工作的介绍；

● 作为学院及外部组织的官员或委员会成员所作的服务；

● 继续教育计划的介绍；

● 其他促进社会药学专业发展所作的努力；

指南 26.5

所有的员工都应接受与其职责相称的评估，根据其：

● 协助行政人员、教师、导师、学生、校友和其他利益相关者的能力；

● 知识和技能再发展的责任感；

● 支持使命达成的共同努力；

● 对于项目和一般社区的服务贡献。

指南 26.6

教师的评估程序应当认可并珍视那些通过学术建议、职业生涯咨询、和学生组织建议为学生专业的发展作出贡献的教师。

指南 26.7

对于学院院长和其他行政领导的定期评价应当包括行政人员、教师、学生和导师提供的信息。

设施与资源的标准

本章标准的目的是为了确保学院有足够的和适当的硬件、图书馆、教育、实践场所和经济资源来提供高水平的药学专业学位项目并达到学院的使命与目标及认证标准。

标准27：硬件设施

标准28：实践设施

标准29：图书馆及教育资源

标准30：经济资源

标准 27：硬件设施

学院必须有充足的适当的硬件设施来达到其使命与目标。硬件设施必须能够促进管理层、教师、学生间的互动。硬件设施必须达到法定标准并且安全，维护良好，装备充分。

指南 27.1

硬件设施必须能够为教学和学习提供理想的、舒适的、安全的环境，总体上应当包括：

● 应当为行政人员和主要教师提供的用于研究的私人空间和学生咨询建议的办公室；

● 与员工职责相称的住宿；

● 报告厅、小教室、会议室来适应课程及其他项目上的需要；

● 提供学生个人或小组研究的设施；

● 支持其使命的信息通讯技术，包括教员的发展，具有适当的数据保护和恢复系统；

●专门用于专业课程讲授和实践模拟的实验室，反映当代药学实践及标准，包括应用于静脉内临时制剂和其他药物治疗的设施；

●实验室及其他资源，例如仪器，支持研究和其他学术活动；

●学生活动场所，包括为专业组织材料和会议的空间，为学生的生活提供良好的环境；

●满足管理层、教师、导师和学生所需的适当的、先进的、维护良好的器材。

指南27.2

对于在专业课程工作与研究中要用动物的学院，必须喂养符合可接受的实验动物标准的、适当的、足够的实验动物。动物实验必须符合学院动物饲养与使用委员会（或相当的机构）要求。鼓励实验室动物饲养和使用项目的认证。

指南27.3

学院内专门用于人体研究的场所必须符合州及联邦的法令规章。学院教师从事的人体研究，不论是在学院内还是其他地方，都必须经过适当的学院审查委员会的批准并达到州及联邦的研究标准。

指南27.4

学生、教师、导师、导员和助教应该能够获取适当的资源，来确保所有的项目途径都能取得同等的项目结果，包括获取技术、设计、和成果服务来支持学院各种启动计划。对于教育资源和技术的选择应当以适合于课程与学生为基础。应当维护重要系统和数据的可恢复支持。需要的时候应当能够获得通讯及信息发送的其他方法。

指南27.5 *

分校或远程校园应当有或提供与学生、教职员的人数与提供的活动和服务相称的，与本校质量与功用相当的硬件设施。

标准28：实践设施

为了辅助初级的和高级的药房实践经历（必修的或选修的）及为了促进药房实践地点的患者医疗服务协作（适用情况下），学院必须建立并实行足够数量的混合的实践设施的选择标准，并确保有实践设施的书面协议。

指南28.1

在将学生分配到实践地点之前，学院必须对可能的地点和导师进行筛选，以确保教育经历会给学生带来达到必要能力的机会。

指南 28.2

对于所有必修的药房实践经历地点，和对于经常使用的选修药房实践经历的地点来说，在实践地点与学院间必须至少达成一份书面的附属协议。考虑到学生的教育，协议中必须明确地规定各方的责任、义务和期望。协议中应当规定在协议终止时要提前通知以便有足够的时间发展另外的附属地点，如果有必要的话。协议也应当涉及与学生有关的事项，例如医疗服务、违章规定、犯罪记录、学生举报、免疫政策、和职业行为期望。

指南 28.3

学院必须确保必修和选修药房实践经历地点的多样化。总体上，必修药房实践经历的地点应该具有以下特点：

- 达到或超越所有的提供病患服务的法定的和专业的标准；
- 有多样化的病人，在文化、病情、性别和年龄等方面适当地多样化；
- 根据轮换的学习目标，有足够的病人人数；
- 能够获得学习和信息资源；
- 对于药学学生的教育富有责任感；
- 有能够辅助从事药学专业学生教育的专业人员的管理；
- 有能够培养支持药师和学生与病人互动的实践环境；
- 每日与导师和有资格被分派给导师的学生联系，确保学生能够获得反馈并有机会提问；
- 有装备充足的用来支持学生培训的，能够反映当代实践情况的技术；
- 为多样化的病人提供药物治疗管理和医疗服务；
- 有足够的专业人员、辅助的技术和记录人员来满足学习目标，并为导师与学生的互动提供合适的时间；
- 为病患和其他医疗服务人员提供教育场所；
- 作为经认证的药学学生的培训地发挥功用；
- 与其他医疗服务人员建立起互相合作的职业或培训关系。

学院应该能够确保有许多可用的合格的选修药房实践经历的场所（例如州或国家药房协会、州药房董事会、药事利益管理机构、保险公司、药品生产企业、药品信息中心及研究实验室）来支持达到课程要求的能力及满足学生的兴趣。

标准 29：图书馆及教育资源

学院必须确保图书馆及其他教育资源对所有的教师、导师、和学生开放，并且要足够支持专业学位项目，能根据项目的任务与目标辅助研究和其他学术活动。学院必须将这些资源完全地结合并应用在教育和学习的过程中。

指南 29.1

总体上，图书馆和教育资源应当：

● 满足大众接受的对于图书馆和教育资源及方法的标准和惯例；

● 包括能够支持教育项目的，利用工具（例如美国药学院协会的《药学教育的基础资源》、及书面的学院使命与目标的政策发展集）挑选出来的印刷品及网上期刊、数据库和其他资源；

● 由在学院工作的有资格的图书管理员和与学院有良好工作关系的媒体专业人员（例如在读硕士）来管理；

● 为学生、教师、导师提供足够的研究、阅读、电脑使用空间；

● 有教师联络处或委员会来确保有足够的收藏、教育技术及服务，并确保它们与教学项目的适当的统一；

● 为不在校园的教师、学生及导师尽可能地提供远程通讯技术和机制来促进图书馆信息的使用；

● 有搜索、通用借阅和其他方法获得不在馆藏之内的材料。

指南 29.2

学院应当安排有组织的项目来教导教师和学生有效高效地使用图书馆和教育资源。

指南 29.3

为了促进改善，有关图书馆和教育资源的充足性和应用方法，应当考虑和评估教师的意见，还应获取利用率的评价。

标准 30：经济资源

学院必需有必要的经济资源来实现其使命与目标。学院必须确保学生的入学率与其资源相适应。

指南 30.1

用以发展项目的资源必须足以使学院达到它的既定使命，并能朝着目标取得合理的进步。未被授权的资源储备在解决意外事件时应当可用。

指南 30.2

学院必须根据良好的可接受的商业计划、发展和管理预算而运作。经济资源必须有效高效地进行配置：

- 支持使命、目标和策略计划的所有方面；
- 保证项目开展的稳定性；
- 允许有效的教师、行政人员和员工的招聘、留任和发展；
- 维护和改进硬件设施、器材、和其他教育和研究资源；
- 使教育、研究和其他学术活动与实践能够创新；
- 衡量、记录、分析、证明和分配评估活动；
- 确保有足够的高质量的实践场所和导师来支持课程。

指南 30.3

必须根据资源的条件包括学费和专业费用来计划管理入学。有招收范围和学生人数重大改变的项目应当制定经济计划，包括改变发生时及发生后一段时期的收入与花费计划。计划应当显示出哪些地方需要增添资源以及它们如何满足由改变引起的项目要求。总的说来，药学项目特定的学费和专业费用增加应当总体退还给学院，以用来保证教学质量和教学质量的不断进步。禁止为了主要支持非相关教育项目而增加药学学生的学费。

指南 30.4

有大学支持的学院，应当发展并维护经济支持的广泛基础，包括从私人赠予、捐赠收益、合同、和其他募款机制中获得外部资金的项目。大学负责药学项目的管理人员应当清楚专业学位项目所需的资源，例如奖学金、学术支持、图书馆教育资源以及教育经验。从外界获得的资源应该没有限制，可以涉及优良教育的和道德的各项政策，并且这些资源应当用来维持和支持使命的统一。

指南 30.5

院长必须及时地将可能给专业学位项目或学院的使命与目标带来负面影响的预算削减或其他经济因素及时地报告药学教育认证委员会。

指南 30.6 *

学院必须确保有足够的资金来维持所有项目中相当的设施。这些资金应当包括定期的科技更新材料。学院的启动计划不应该给管理的有效性带来负面影响，不应该导致教师负担过重或不当的经济压力和经济不稳定。教育方面的新方法应当有成本回报，尽管如此，经济方面的考虑因素，例如发展规模经济不应当削弱对发展学术上有效的教育经验的要求。

附录 A

药房从业人员委员会
2015 年药房实践展望

背景

药房从业人员联合委员会（JCPP），包括七个药房从业人员小组（药房管理服务研究院、美国药师学会、美国临床药学学会、美国药师协会、美国药师顾问社团、美国医疗系统药师社团、国家药师联合会）和四个联络处（药学教育认证委员会，美国药学院协会、国家药房董事会协会、国家州药房协会执行委员会），都认同了以下 2015 年的首选的共同前景。

JCPP 的《药房实践的未来前景》是一份经一致同意的文件，清楚地说明了药学前景和如何去实践。同样重要的是，文件描述了药房实践将如何造福社会。在 2004 年 11 月 JCPP 会议后，JCPP 成员的执行官员正式采用了这份文件，随后理事会的每个 JCPP 成员予以认可。

委员会必须依据药物的优化使用及其致力于实践工作的情况确定和排序出顶尖的药房组织，

药房实践的未来前景

前景综述

药师将会成为负责为患者提供服务，确保最佳的药物治疗效果的医疗服务专业人员。

2015 年的药房实践

药房实践的基础。药学教育将培养出提供以病人为中心和以人口为基础的达到最佳药物疗效的，能够管理医疗服务系统资源来增进疗效的，能够促进医疗改进、福利和疾病预防的药师。药师应当发展并维护：

- 照料患者的责任心
- 深层次的药物治疗、生物化学、社会行为学、及临床科学的知识

- 以事实为根据的治疗原则与指南、发展的科学与涌现的技术、当代药房实践相关的法律、道德、社会、文化、经济、和专业问题，具备将这些应用于当代药学实践的能力。

药师将如何实践。药师将会有药物治疗管理的自主权，并对患者的药物疗效负责。在这方面，他们将与病人、服务人员、医疗专业人员，及有资格的辅助人员交流合作。作为药物使用的专家，药师将负责：

- 合理用药，包括药物疗效的评价与保证
- 促进福利、医疗进步、疾病预防
- 设计和监督安全、准确、和及时的药物治疗分配系统

与其他学科的医疗服务人员合作，药师将会成为：

- 最值得信赖的和最易获取的药物治疗和相关设备及供给的来源
- 有关药物治疗安全性、适当性、及有效使用的主要的无偏见信息和建议的主要资源
- 患者医疗提供者，医疗系统和支付者认为其对确保预期的药物治疗效果负有责任

药房实践如何有益于社会。通过确保以下方面，药师在提供有效的医疗服务必不可少这点会得到公众认可：

- 药物治疗管理随时准备为所有患者服务
- 更经常地取得药物治疗预期效果
- 药物的过度使用、使用不足、或误用最小化
- 更加有效地达到药物相关的公共健康目标
- 药物治疗的成本回报最优化

附录 B

有关课程的科学基础的附加指导

在 2003 至 2006 年标准修订的过程中，ACPE 的利益相关者（教师，从业者，管理者，和其他人员）明确了科学基础的组成部分，他们认为这些组成部分对于药师的发展非常必要。其中的一些方面也许会涉及药学预备课程，而大多数属于专业学位项目课程的范畴。下文列出的大部分会反映必修课程学习，而另一些会在选修课程中涉及。实验室经历和医患模拟应融入到学科之中。主题标题并不代表独立开设课程的需要，而只需在课程中对该部分内容予以充分介绍。课程内容也许会作为单独学科教授或作为融合了多学科的

统一课程教授。我们希望以下的列表会因职业的发展而改变，并最终实现自身的与时俱进。

如此，以下提供的，由学院的使命和目标所推动的信息可以作为课程评估和质量不断进步的基础。

今天不断发展的医疗环境要求药学从业人员具备以下对医患服务效果的基础和实施等重要方面的知识和技能。ACPE 利益相关者建议的学科体系如下：

基础生物科学

解剖学和生理学

• 人体主要系统的结构和功能：皮肤、肌肉骨骼、心血管、淋巴、呼吸系统、消化系统、神经系统、内分泌系统、泌尿系统、生殖系统、体液及电解质

• 分子细胞生物学

• 细胞生理学及细胞的结构与组织

病理学/病理生理学

• 疾病的基础原理和机制，包括：

炎症及修复

变性

对血液动力学的干扰

发育性缺陷

肿瘤形成

• 由药师介入的疾病的病理生理学

微生物学

• 微生物概念的普通原理

• 传染性疾病的原理

• 寄生生物与寄主的关系

• 人类疾病的病原微生物

• 传染性物质引起的炎症反应

• 传染性的临床方面

免疫学

• 人类免疫力和免疫反应

• 抗原与抗体的关系的原理

- 免疫反应的分子生物学
- 抗体的合成、发展、功能和免疫病理学的遗传学基础

生物化学/生物技术

- 生物高分子化学（蛋白质、脂类、糖类、和 DNA）
- 酶学及辅酶与动力学
- 能量利用的代谢途径
- 核酸的新陈代谢，包括 DNA 的复制及修复，RNA，和蛋白质的合成
- DNA 的重组技术

分子生物学/遗传学

- 细胞结构及组成
- 离子通道及受体生理学
- 有丝分裂和减数分裂
- 染色体与 DNA
- 基因的转录和翻译过程
- DNA 的重组技术

生物统计学

- 理解常用的统计学检验及其依据
- 数据集的处理
- 统计结果的评价
- 理解统计学意义与临床意义

药学科学

药物化学

- 涉及药物吸收、分布、代谢和消除（ADME）的药物分子的物理化学性质
- 药理学和治疗学的化学基础
- 治疗疾病的药物的基本药效部分
- 涉及药物靶点相互作用的结构与活性的关系
- 药物代谢的化学途径
- 药物治疗决定的应用

药理学

- 药物作用机制的不同类别
- 药理学在药物选择和疾病治疗中的作用

- 药效动力学及吸收、分布、代谢、消除过程
- 药物的不良反应及副作用
- 药物与靶点的相互作用
- 药物与药物、药物与食物、药物与实验室检测的相互作用
- 药物的发现及研发

生药学和替代补充治疗

- 原药、半提纯和纯化的天然产品的概念
- 植物中药理活性物质的变化和对草药产品限制方面的影响
- 药理活性天然产物的分类概要
- 饮食补充剂（维生素、矿物质、草药）
- 替代药物治疗

- 替代治疗与补充治疗药物的纯度、生物利用度、安全性及有效性的评价
- 草药与药物的相互作用
- 《饮食健康补充与教育法案》及对饮食补充剂和草药产品的限制的影响。

毒理学

- 毒性的机制和毒性动力学
- 异源生物导致机体产生的急性和慢性毒性反应，包括药品和化学品用量过度，药品滥用的毒性体征
- 药物检测的解释
- 解毒剂和中毒处理方法
- 毒药控制中心的作用
- 生物恐怖主义和灾难的事前准备与管理

生物分析/临床化学

- 实验室药物的基本原则和其在对病人的筛选、诊断、评价方面的重要性
- 与病情有关的临床数据

药剂学/生物药剂学

- 剂型的物理化学原理
- 剂型的生物学原理
- 剂型的给药原理（如液体制剂、固体制剂、半固体制剂、控释制剂、

贴剂、和植入剂）

- 剂型的稳定型与剂型药物的降解
- 剂型制备使用的材料与方法

药物代谢动力学／临床药物代谢动力学

- 体内药物代谢动力学的基本原理（线性的与非线性的）
- 生物利用度／生物等效性的原理
- 药物的起效与维持的生理学决定因素
- 药物、疾病、食物对于吸收、分布、代谢、排出的影响
- 常用药及治疗指数低的药物的临床药物代谢动力学
- 药物代谢动力学和药效学的分界

药学基因组学／遗传学

- 疾病与药物作用的遗传学基础
- 药物代谢变化的遗传学基础
- 与疾病和药物开发有关的基因组学和蛋白质组学原理
- 个体化用药剂量的遗传学基础

临时配制制剂／非肠道给药制剂／肠道给药制剂

- 《美国药典》制剂配制指导与《食品药品监督管理局（FDA）政策符合指南》
- 应用在制备和分发个别临时处方的技术和原则，包括配制剂型的日期标注
- 液体制剂（非肠外给药的、肠内给药的）、固体制剂、半固体制剂、及局部给药的制剂
- 剂型制备预测
- 无菌混合技术

《美国药典》（USP）第 797 章

稳定性与无菌检查及日期标准

洁净室要求

注入设备及导管

社会／行为／管理药学

医疗服务系统

- 美国、州和地方服务系统的介绍及其之间的协调
- 美国医疗服务系统的社会、政治、经济因素

- 影响药学产品及服务销售的原则
- 公共与私人保险公司、医药产业及美国医疗系统在管理中的角色作用
- 《医疗保险方案》与《医疗辅助计划》
- 贫困医疗计划
- 美国医疗系统中与过量用药、用药不足、误用有关的问题和发生率

经济学/药物经济学

- 与药物经济分析有关的经济学原理
- 与医患相联系的药物经济学概念
- 应用经济学理论和与健康相关的生活品质概念来改善有限的医疗资源的分配

实践管理

- 应用在各种药房实践环境和医疗效果下的管理原理（计划、组织、指导、及资源的控制）
- 在实践环境下的员工管理，包括药师、技术人员、和其他辅助性的人员
- 计划、组织、指导及药学资源控制的原理
- 需要评估和应对各种变化，增强竞争力，提高质量，优化医疗服务所需的工具，包括信息学
- 用药安全系统的管理
- 在变换医疗环境的情况下，增进病人医疗服务连续性的策略
- 营销原理
- 基础会计学原理
- 传染控制
- 项目管理
- 用药环节的管理与改善
- 第三方管理与被管理的医疗系统
- 微观与宏观水平下的医疗改进机制

药物流行病学

- 针对大范围人群研究药物使用及其疗效，将其应用到流行病学学科中
- 能够提供有造福人类效果的，或对人类有不良反应的和其他与药物使用受益有关的可能性的评价研究
- 采用药物不良反应和其他与药物安全相关的连续监测的方法

药事法规与规章性事宜

- 药房实践的法律基础

- 法律对于药师责任的规定及限制

- 通过减少与药物有关的事故从而减轻药师在责任中的作用

- 民事与刑事责任

- 商业合同法

药学史

- 药学发展概论是一门有特殊作用的学科

- 焦点从药物向病人与药物的转移，包括临床药学服务和为病人提供的
药师服务的其他方面

- 药学发展史中的重大里程碑事件与贡献者

伦理学

- 职业行为准则

- 与药物的开发、维护、出售、处方及使用有关的伦理问题

- 处理伦理上的困境

- 利益摩擦

- 在实施以病人为中心的服务与临床研究中的伦理问题

- 临终关怀的原则

- 团队合作中的伦理问题

职业交流

- 有效的口头或书面的人际交流

- 健康状况的认知能力

- 在不同的环境下，作为个人及作为团队的一员，与不同的病人、病人
家庭、药师、及其他医疗职业人员进行交流

- 询问的技巧

- 主动聆听与同情心

- 果断与解决问题的技巧

- 文化对于健康信息交流的影响

- 团队的表现能力

- 处理困境的策略

- 药师建议及咨询的文件

- 行为修饰的原则

实践的社会与行为方面

- 药学是以病人为中心的专业
- 病人与其他医疗服务人员对于药师能力的理解
- 医患服务中药师的作用
- 在与其他医疗从业人员的互动中药师的作用
- 领导技能的发展
- 参与药房组织方面、规章、州与联邦事务的重要性

临床科学

药房实践及药师医疗服务

- 药学职业的概论
- 当代的实践问题
- 药师在医疗团队中出现的独特作用
- 药师医患服务与药物治疗管理服务的概念
- 由药师管理的以病人为中心的药学服务的原则
- 效果监控的方法与评价技术
- 问题的识别（例如重复给药、剂量、药物的相互作用、药物不良反应及相互作用、频率、剂型与适应证不符）与解决
- 在医患服务中药学服务计划的作用
- 药物治疗的正负结果的监控
- 以事实为根据的实践及决策
- 药物毒性及超剂量用药的临床管理原则
- 家庭诊断设备

药物分发及销售系统

- 处方药物的准备与分发
- 病人药物概况的发展与持续
- 用药错误识别与预防
- 药物毒性的识别与预防
- 与所有实践环境有关的销售系统问题
- 自动化与技术在工作效率与病人安全上的作用
- 用药过程的安全保证
- "用药错误降低"计划
- 连续的质量提高计划

药物治疗学

- 各种疾病状况和在临床环境下解释的临床实践指导原则
- 在医患决策中，核心科学知识与以系统为基础的知识要相互结合
- 加强与药物治疗方案及临床实践指导有关的基础学科
- 验证药物有用性的临床试验的评价
- 以事实为根据而作出的决策在医患服务中的应用
- 药物正负效果的监控
- 对于各种疾病状况的诊断、应对和监控过程中的诊断检查
- 疼痛控制与缓解疼痛的概念
- 身心健康与非药物治疗的推广
- 疾病的防治与监控
- 非处方药物治疗
- 膳食补充剂
- 以病人为中心的与文化相关的治疗方案设计
- 药源性疾病

针对特殊人群的药师服务

- 针对特殊人群（例如儿童、老年人、孕妇、囊性纤维化、镰刀型细胞贫血症、腹部疾病、遗传问题和其他情况）的处方和非处方药物治疗的病理生理学与药物治疗的选择
  - 对于特殊人群患者的剂量计算与调整
  - 对于特殊患者的药物的正负疗效的监控

药物信息

- 药物信息应用的基础
- 在药学服务的实施中药物信息技能的应用
- 质量保证的药物信息检索技术
- 判断各种信息资源的可靠性的能力

药物的安全性

- 药物治疗的失误/系统方法
- 失误中的人为因素
- 减少失误的策略
- 药物治疗安全性中的领导力

文献评价与研究设计

- 研究设计的基础与方法论
- 原始文献的评价原则
- 原始文献实际含义
- 基于事实的药房实践中的研究设计与分析的原则

患者评估实验室

- 获得综合的病史
- 熟悉基本的评估技术（视诊、触诊、敲诊、听诊），术语，和由普通病情与药物治疗引起的改变
- 分类治疗与转诊的技能
- 治疗药物的浓度及解释方面的知识
- 对于普通临床实验室的价值及诊断检测与普通病情的影响的知识
- 假阳性及假阴性结果
- 非处方药的疗效点测试设备（例如血糖测量计、妊娠测试、对 HbA1c 的家庭检测、药物筛选）
- 心电图记录与普通的心电图异常的原理
- 先进的心脏生命支持

选修课

- 在整个课程中通过向学生授课，提供给他们多样的机会，这些课程设计旨在发展学生的个人兴趣，拓宽他们对于职业机遇的理解，和达到课程的目标。

附录 C

有关药房实践经验的附加指导

以下信息是从 ACPE 理事们那里收到的，与药学实验性教育有关的评论的汇总。与附录 B 一样，这些信息是为了反映课程、取得不断的质量进步而提供的，对学院的使命与目标有促进作用。

总体指导

药房实践经历应当：

- 确保每个学生都有多样的机会在各种环境下开展以病人为中心的医疗

活动

●与课程的其他组成部分深入、有机、细致地协调

●要求积极参与并具有医患责任，目的是为了发展和培养每个学生所必须具备的独立与合作实践技能、判断力、专业操行、态度与价值观、自信、及个人职责。

期望学生所具备的能力在不同的实践环境下不断地得到发展，药师与病人、医生、护士、其他医疗服务从业人员及管理者应相互合作。

所有的药房实践经历应该建立起一个总体目标与学习模板，及具体的学习目标。药房实践经历模版的目标应当明确要获得的技能，预期病人的类型（如果适用的话），学生的责任感水平，达到目标所需的环境。对于涉及直接医患服务的药房实践，学院应该明确学生可能遇到的主要的病情/状况。学院也应该明确学生与病人互动的程度与互动发生的环境。

每种药房实践的目标应该在专业技能上有所计划，从整体来看，每位学生的体验教育都能为达到所规定的技能提供机遇。

应该制订明确的标准使教师和学生能够通过体验在中期与完成时评价其发展。应该提供给学生展示完成所规定要求的机会，通过使用可靠的、经验证的标准来评价他们所掌握的技能。

在相同地点的教育实践经历，例如社区药房，应该使学生形成一个具有可比性的教育目标与技能指标，特别是在高级药房实践中。

药房实践经历的监督

负责相关课程中药房实践监督与质量保证的指导者或同等人员应当有足够的实践与学术经验以及管理技能，在与其他教师和从业人员交流中达成互认性，并且以便于学院对药房实践发展的方式来指导项目。学院应该能够保证由拥有适当专业技能、受到支持、具有权力的人来评估，明确不足（如果适用的话）、再做出所必要的改变。这个人应当服务于或任职于主要的委员会，在那里他们提供的信息最有效。

学院应该有系统，例如有计算机化的项目来管理药房实践。

在确保预期目标时应考虑和评估的重要因素包括：每个导师所带的学生数量或指定的地点，实践地点的性质、动态变化和相关责任；导师的经验及其他义务；实践经历的具体目标；学生与学生互动与合作的潜在好处；指导性方法学的应用。

学院应该在不会给评级过程带来负面影响的情况下从学生那里获得关于

导师的教学质量与表现的评价。所采用的评价与报告的方法应该能够促进学生能力的发展，以客观适中的态度对跨专业的关系提出批判性的建议。评估应当包括每位导师的

- 促进学习的能力
- 交际技巧
- 作为专业模范的品质
- 与药学教育相关的效率

采用的质量控制程序应当使用多种方法，例如使用由从业人员、教师和学生组成的审查委员会，由经过训练的人员去实践地点参观与交流。

指导教师

学院应明确对学生发挥积极模范作用的指导教师，总的来说，这些指导教师应展示下列操行、品质及价值观（适用于其实践领域的）：

- 遵循实践伦理与对病人富有同情心并重的原则
- 对于医患结果承担个人责任
- 受过专业训练，有专业经验及与职位相称的能力
- 在临床医疗决策和有事实根据的实践中充分利用临床与科学出版物
- 有教育他人（病人、医疗服务者、其他医疗服务从业人员、学生、药学从业人员）的意愿
- 有能力促进学习
- 能够证明和评价学生的表现
- 通过有系统的、自我导向的方法来继续自身的专业发展
- 以团队中的一员的身份与其他医疗专业人员相互合作
- 忠诚于他们的组织、专业协会与团体

总体上，导师培训应包括：

- 学院使命、目标与价值观的定位
- 学院课程与教学法的回顾
- 药房实践经历的明确目标的回顾
- 考虑到对于学生先前的知识与经验的评估所作的有关目标转换的指导，导师就能够改变目标使教育经验最大化，并且确保恰当的学生与病人及其医疗服务者和其他医疗从业人员（如果合适的话）的互动
- 学院的表现评估与评级体系的回顾

初级药房实践经历

初级药房实践会应用不同的形式，包括：

- 与真实病人的访谈

- 服务学习

- 在社区、研究性机构和长期护理药房的真正实践经历

从这方面看，鼓励学院确定和发展初级药房实践经历，一贯地使学生接触下列活动并允许其参与到以下活动中，但并不仅限于这些：

- 加工与分发新/补充药物

- 开展病人访谈以获取病人信息

- 利用取得的信息写出病人简介

- 对药物信息调查作出反应

- 与其他医疗从业人员进行互动

- 参与旨在造福公众健康的教育活动

- 解读和评价病人的信息

- 定位和确定分类治疗与评估治疗或推荐治疗法的必要性，包括对有药师指导的自我保健的病人进行转诊

- 识别影响健康、药物治疗和/或病情控制的病人具体因素

- 评估病人的健康能力与（用药）依赖性

- 对药物配制、分发和给药进行核算

- 给药

- 进行现场救治和以病人为中心的服务

- 进行体质评估

- 制备及配制临时制剂与无菌产品

- 与病人及其他医疗服务人员进行交流

- 在提供药学服务中与制药技术人员的互动

- 简洁地，有条理地记录病历，使读者对内容有清楚的理解

- 有条理地介绍病例，包括相关信息

- 告知药学服务的第三方

为了符合政策与程序，使用已经确定的标准，如果学院已经评估过或以其他方式证实过学生已经从其他的学院的实践经历中获得了预期所要达到的经验，学院可以免除该学生某些初级药房实践经历的要求。

服务学习：各人的服务学习经历，尽管对于预期的学生的态度及价值观

发展有益，但其质量不足以作为初级药房实践经历，除非这些经历明确地包括以上所述的活动。学院可以用这些经历来补充初级药房实践经历。使用服务性实践学习活动的学院，不论是否作为初级药房实践经历的一部分，都应该确保开展这些活动。总体上包括：

- 满足社团需要
- 建立或加强社团与学术机构的关系
- 培养公民意识与职业责任感，培养关心他人的意识
- 服务活动与所要求的学术课程相统一
- 提供构建化的时间来反映服务学习经验
- 通过拓宽学生的课外学习与在社团中的学习加强教学课程的教育
- 提供能够与其他医疗专业的学生和从业者互动的机会
- 努力平衡服务与学习间的关系

高级药房实践经历

在高级药房实践中学生大部分时间应该涉及对病人的直接照料。直接的病患治疗经历应持续足够长的时间，以便提供连续性的医患服务以及为学生在特定的实践环境下提供掌握实践技能的机会。一系列所必备的与辅助性的实践操作能力应在协调中共同达到。可能的话，学术医疗中心应提供实践经历，提供给学生接触或参与创新性医疗服务实施与治疗的机会。

鼓励学院确定或发展学生的高级药房实践经历，始终如一的使学生能够参与以初级的药房实践活动为基础的活动，并提出建议。总体上，在法律允许的层面上，学生应在具备必要的高级药房实践经历的情况下所应参与的活动包括以下几点，但并不仅限于此，

- 作为跨专业团队的一员进行实践
- 与病人及其他医疗人员交流病人具体使用的药物、剂量方案、剂型、给药途径、给药系统的合理性，最后对其进行相关鉴别与评估。
- 就自我保健产品与病人进行协商
- 推荐处方及非处方的药物，膳食补充剂，饮食，营养，传统的非药物疗法，辅助及替代的疗法
- 在切合实际环境和合乎法律规范的情况下给药
- 鉴别并报告药物治疗的失误与药物的不良反应
- 通过监控、评价病人信息来控制药物的剂量方案
- 为不同的患者群提供药师医患服务

- 为不同的患者群提供病患教育
- 就医疗条件、身心健康、膳食补充剂、耐用医疗设备、医疗及药品器械等方面对公众及医疗从业人员进行教育
- 在决定做出的过程中，应该充分检索、评价、掌握、使用临床及科学出版物
- 通过访问、评价、应用信息来促进医疗服务的优化
- 保证在不同医疗环境下药物治疗的连续性
- 参与到有关认证、合法性、法规/立法、及安全性要求的讨论与任务中去
- 参与到有关药品批准程序及关键组织在公共安全与标准设定的讨论与任务中去
- 参与到可能影响制药业的有关的医疗政策的问题的讨论与任务中去
- 相关技术应该用于药房实践的工作中去

学生在正常的学习时间以外，应该积极参加社区医院或与医疗健康有关的系统进行锻炼，来增强药学实践经验。在有利于学习的前提下，可能包括：

- 制备和分发药物
- 药物储藏、制备、调配的管理系统
- 分配与使用重要资源及监督制药技术人员
- 参与采购活动
- 为病患医疗服务系统制定商业计划，包括决定需求、可行性、资源以及基金来源
- 完善药物的使用管理体制并将其体系应用在药物的安全性上
- 参与到提高制药质量的项目中去
- 参与到新的医患服务的设计、发展、营销、偿补过程中去
- 参与到有关人力资源管理，药物资源管理，药物数据管理系统的讨论与任务中去，包括药房工作量统计及财务核算
- 参与到药房的规划过程中去
- 进行药物使用情况重新审查
- 管理研究性用药的使用
- 参与医疗系统常规程序的制定
- 参与治疗方案的修订
- 参与医疗紧急事件的处理

• 对财务及临床效果进行前瞻性和回顾性的分析，来支持所提出的建议以及完善治疗指南

学生在规定的学习期间以外，还应该参加如紧急救护和基本的医疗实践操作等额外活动，从而具备医学高级药房实践经历。在适当的学习环境下所参加的课外活动包括：

• 制订与分析临床药物指导守则；

• 参与医疗系统常规程序的制定；

• 参与新的医患服务的设计、开发、营销、偿补过程中去；

• 参与到与人力资源管理，药物资源管理，药物数据管理系统相关的讨论与任务中去，包括药房工作及财务绩效管理活动。

选修课

• 在整个课程中，应当给学生提供更多的机会来参与相关的药学实践，这些实践的目的在于发展个人兴趣爱好，拓宽他们对于专业的理解，达到课程效果。

附录 II

新西兰和澳大利亚药学院认证委员会
隶属药学注册机构
澳大利亚和新西兰药学学位课程认证

认证标准

第一版 2005. 11

1. 介绍

认证标准是 NASPAC 和其评估人员用来评估药学院提供的学位课程是否能培养出具有必要知识、技能和资质的毕业生的标准。

寻求认证的学院必须证明出其满足或能够满足所有的标准。不能满足标准之处必须设定计划去满足。如果认为其能够满足必要的教学目标但不能满足某项标准，就必须详述其途径和提供支持性的意见。

除了有明确的参考标准，每项标准还随附注解，这些并不是说明性的。如果学院满足了注解中指导性的要求，有理由认为其满足了这条标准。学院可以选择用不同的方法，但必须证明他们的方法能够满足标准。

认证标准致力于以下可注册学位课程：

● 可获得学士学位的四年全日制本科课程，和

● 可获得硕士学位的两年全日制研究生课程，该课程只对具备有认证标准所指定的必备的知识与技能的本科生开放。

对于大学或其他教育机构，想要开设获得澳大利亚和新西兰注册药师资格的学位或课程，必须在正式计划开始前得到药房注册委员会的批准。对于此类课程的批准不在 NASPAC 程序的范围内。

COPRA 主要关心的是：确保想要成为被认可具有注册资格药学学位的毕业生在经过一定时期进一步的注册前培训后具有必要的技能基础。因此，标准关注的是教育成果和投入/过程。教育成果在两种相关方法框架内进行衡量：

● 一定的资质

● 一定的药学专业知识和技能

指导性课程为课程开发人员和评估人员提供了一套课程清单，如果要实现预期教学目标，课程中就要包含这些项目。

投入/过程标准宽泛，主要是规范药学教学中的关键因素，认为药学素质教育的开展不必遵循唯一的模式。因此，标准的目的是为新的药学院和课程的预评估及现有学院和课程的评估提供客观公正的基础。标准可以用以下的示意图概括。

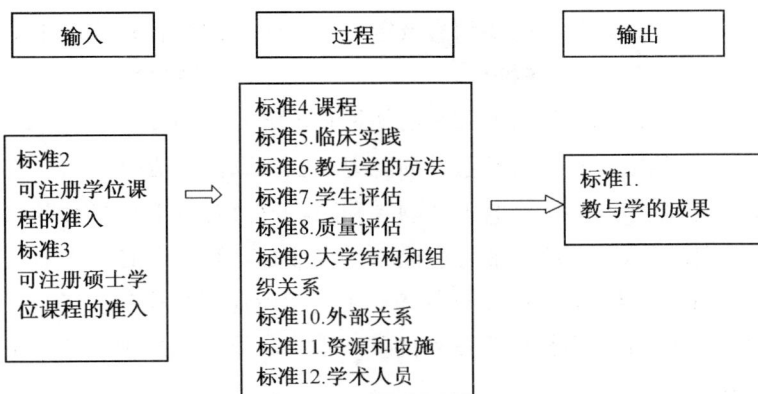

```
┌──────────┐        ┌──────────┐        ┌──────────┐
│   输入   │        │   过程   │        │   输出   │
└──────────┘        └──────────┘        └──────────┘
```

输入	过程	输出
标准2 可注册学位课程的准入 标准3 可注册硕士学位课程的准入 ⇒	标准4.课程 标准5.临床实践 标准6.教与学的方法 标准7.学生评估 标准8.质量评估 标准9.大学结构和组织关系 标准10.外部关系 标准11.资源和设施 标准12.学术人员 ⇒	标准1. 教与学的成果

2. 认证标准

标准 1. 教与学的成果　输出

1. 可注册药学学位课程培养出的毕业生，必须能够在注册前培训项目期间获得澳大利亚和新西兰药房实践认可并具备开展监督指导下的实践必要的知识、技能和资质。

注

1.1 课程的内容和教学必须培养毕业生以下一般性资质

G1. 交流：能有效地交流信息、观点并分析

G2. 批判性思维：有逻辑地分析问题的能力，考虑不同的选择和观点，作出全面的决策

G3. 文化理解：文化多样性的理解，包括本土问题（新西兰学生，Waitangi 条约的框架内）和多文化主义

G4. 道德：道德认识，道德标准和社会责任

G5. 信息识别能力：对于获得、组织、和展示信息的信息识别力的认识，特别是通过计算机的活动

G6. 学科间的观点：学术开放性和好奇心，当前知识的局限性及对学科间的联系的认识

G7. 终生学习：致力于终生学习，有应用知识，拓展现有技能，适应环境变化，和学习新技能的能力

G8. 计算能力：理解基本数学关系并进行计算，清楚估算数量级，正确使用单位

G9. 局限性的认识：认识到工作需在个人能力范围内

G10. 研究：认识何时需要信息及定位、检索、评估和有效运用信息开展研究的能力

G11. 学识：最基本的获取和发展知识和理解能力的要求

G12. 自我激励：自我管理活动的能力和独立工作的能力

G13. 团队合作：能够作为团队领导和团队成员有效工作的能力

G14. 工作场所相关的技能：事业心、自信心、和个人的责任感

1.2 课程的内容和教学必须培养毕业生药学专业的知识和技能

P1. 有关附录1指示性课程项目的基本信息、概念、原理、和理论的知识和批判性理解。

P2. 应用知识和理解来满足病人和其他医疗人员的需要的能力

P3. 能够清楚正确地将交流、批判性的思维、信息识别和研究中的常用技巧应用在药学、临床和实验信息中的能力。

P4. 正确计算用药剂量和剂量方案的能力

P5. 安全合理地制备临时无菌药物制剂的能力

P6. 获取、解释和评价病人及临床数据的能力

P7. 安全合理地评价处方和其他用药请求及分发药物的能力

P8. 对病人和其他医疗人员进行用药和使用建议的能力。毕业生必须具备对于药品安全的理解和对不良反应事件的识别、预防和管理的能力

P9. 安全处理化学品和药品的能力

P10. 理解标准实验室程序和标准制药仪器的操作，并有选择适当技术和步骤的能力

1.3 成功地获得以上结果，应使毕业生具有澳大利亚药学协会2003版的资格标准和新西兰药学协会资格标准的知识、技能和资质。尽管如此，药学院应该就注1.1和1.2中详细的知识、技能和资质根据相关国家的资格标准进行自我评估。

标准2. 可注册学位课程的准入 输入

2. 学士和硕士阶段的可注册学位课程接受的学生必须显示其学术能力，沟通能力和足够获取毕业时预期的知识、技能、能力和资格的知识背景。

注

2.1 学生应具有与课程学术要求相称的大学入学得分，或通过客观透明的方法显示出同等的学术能力和交流技能。

2.2 学生应当有全面的化学、数学和英语背景，不论是通过高中所学的课程/NCEA 水平 2/3 或相当的中学水平，或通过大学学习获得相当背景。

2.3 留学生应当通过职业英语测试（OET）或雅思显示其精通英语，水平足以进行有效的学习并能在学习过程中特别是在外部实习中，与公众人员和医疗工作者进行交流。毕业时，学生应具备澳大利亚药学考试协会所要求的专业知识的熟练水平。如果入学要求较低，药学院应当在学生进入主修的临床实习前，提供明确的课程以提高学生在 APEC 水平上的熟练程度。

标准 3. 可注册硕士学位课程的准入

3. 允许进入可注册研究生硕士课程的学生必须有不低于学士水平的高等教育学历。另外，他们必须具备全面的当代的基础生物和自然科学的背景，药学学士水平以上。

注

3.1 为了让进入硕士阶段学习的毕业生在两年内获得必要的知识、技能、能力和资格，有必要将药学学士学位前两年教授的基础科学作为进入研究生学习的前提。

3.2 在申请时没有满足所有前提条件但允许入学的学生应在可注册硕士学位课程开始前完成有关学习，达到前提条件。

3.3 应当将申请前所有的学习在十年内完成作为前提条件。

标准 4. 课程 过程

4. 可注册药学学位课程必须涵盖列举在附录 1 中的指示性课程，而且有足够的广度和深度。

注

4.1COPRA 决定可注册的进入硕士学位课程毕业生必须具有相当于四年学士学位课程最后三年的学习水平。这项要求是为了确保硕士课程中在药学学科教育的深度和广度上至少保持和本科一致。尽管等同的条件并不明确，COPRA 也并不想对大学如何满足要求作出规定，两年的可注册硕士学位课程并没有形成明确的包括专业预科的学位途径。

4.2NAPSAC 并没有关注与 MCEETYA 认可的高等教育资格指南所规定的硕士学位课程一致性的问题。尽管如此，也要考虑指示性课程结构能否在满足教学的深度和广度，以及课程中所包含的项目研究与 HE 资格指南的一致性。

标准5. 临床实习　过程

5. 可注册药学学位课程必须包括多样的足够长时间的观察和实践性的临床实习经历。

注

5.1 学院应当在课程的第一年为学生提供药学实践。鼓励涉及面广，包括老年护理机构和一般性实践。

5.2 期望在学士学位课程的第三或第四年侧重点放在有组织的临床实习上。指导性的临床实习时间为250小时，但因为有不同的方式获得标准1中所说明的结果，时间的长短可以有较大的不同。学生应当同时有医院和社区实践的经历。可注册硕士学位学生应当有相同水平的临床实习经历。

5.3 临床实习应当深入课程中，将学生的经验与药学实践，药物治疗学和药学科学的学习统一起来。

标准6. 教和学的方法　过程

6. 课程的教学必须有助于获得标准1所说明的教育成果。

注

6.1 教学法应当多样化，包括讲演、实践课程、教师指导、临床实习、计算机辅助学习、自我管理的学习、互动的小组教学和问题研究学习。

标准7. 学生评估　过程

7. 学院必须有有效的学生评估方法和机制。

注

7.1 评估的方法应当多样。应当对认知学习，必要实践技能的掌握，交流能力和解决问题时计算和数据应用的能力进行测评。

7.2 学院应当有外部审查评估机制。

标准8. 质量保证　过程

8. 提供可注册药学学位课程的大学和负责课程教学的单位，必须有持续和有效的质量保证和改善程序，并进行定期审查。

注

8.1 质量保证程序应当由来自教学人员、学生、实习药师、和代表他们的团体、药房注册机构、和其他利益相关者的有效加入

8.2 大学应当用多种方法来评估药学毕业生的质量和课程的合理性。应当开展对毕业生雇用者和其他利益相关者的调查，并评估毕业生在注册考试时的表现。

标准9. 大学结构和组织关系　过程

9. 可注册药学学位项目在大学组织结构、学术和管理的责任问责系统中的位置必须明确定义，免责的结构和系统必须有助于：

- 在较宽泛的跨专业健康科学教育的框架内发展和维护药学的专业精神。
- 药学教学人员对于课程发展和教学的首要责任
- 决策委员会中负责药学项目的合适员工的代表

标准10. 外部关系　过程

10. 大学必须培养与医院、社区药房和其他与药房实践相关的机构稳定的关系，来确保学生有足够长时间的多样化观察和实践性的学习。

标准11. 资源和设施　过程

11. 可注册药学学位课程必须配有足够的人力资源、设施设备、图书馆和计算机系统及其他基础设施来确保课程有效的教学。

注

11.1 教学设施，包括普通的和特殊的实验室，应当有足够的数量和规模来供给入学学生。作为最低要求，负责药学课程的组织单位应当具备课程教授要求的以下设施：一个模拟药房，一个用于制剂和临时制剂的实验室，和适合于化学和生物教学的实验室。

11.2 当外部设施应用于实践和其他非临床的课程时，大学必须证明它们的性质、使用的时间属性和雇用的人员提供了与专业的内部设施同等质量的教学环境。

11.3 基础科学和药学学科的教学人员数量应当足以进行与个别学生和小组互动，并足够维持必要规模的学术活动（特别参考注12.3）。作为指导值，可注册药学学位课程的入学人数与全日制的药学教学员工的比例应当不大于20:1。

11.4 大学应当有恰当的有效的学生辅助机制，特别是英语语言辅助，和对本土的及毛利学生的辅助。

标准12. 教学员工　过程

12. 对可注册学位课程负责的学院必须有能保持精通当代药学科学和实践教学的员工。

注

12.1 除了满足注10.1所规定的员工的总数外，学院必须有不少于三个药学持续核心岗位。这些人员要精通指导性课程范围内的药学科学和药房实践。

至少其中的一名必须是注册药师。如果学院的药学指定岗位较少，就必须提供详细信息和方法以说明如何确保课程整体或研究个体的发展和教学及提供药学管理范本。

12.2 至少有一名药学教学员工有很高学术水平，并在大学内作为中层员工和相关机构的领导

12.3 教学人员应按学期聘用，并配备资源、提供支持和良好的学术环境，使得他们的药学科学和实践知识能够保持在最前沿。这可以通过研究和学术活动，通过学术发表途径，通过专业发展项目和出席会议，及通过鼓励实践、教育活动、和专业服务来促进。

12.4 学院应当有发展教员（包括教师）的教学技能的项目。

12.5NASPAC 鼓励使用教师职位提供专业领域的专家意见并帮助保持教学和实践的联系。如果教师在教育资源中形成了重要的部分，NAPSAC 会对其资格，教学技能和经验，与学生的互动和较宽泛的教学职责（例如课程发展和评估）给予特别的关注。

（1）"连续的"教学人员：NAPSAC 指的是拥有教学和研究的员工指定职位的人员，而不是非固定职位或没有连续性的学期任职。NAPSAC 并不规定雇用关系的性质但要求保障有足够的员工任期来进行课程的发展、教学和评估。

（2）药学的高级教学人员岗位与标准9. 大学结构和组织关系相关。

附录 1

指导性课程

1. 课程内容

这里采用的指示性课程为《英国药学学位课程指示提纲》，由英国皇家药学协会（RPSGB）开发出版，为反映澳大利亚新西兰的特殊的体系和重点作了小小的改动。英国大纲是经 RPSGB 的允许（仍在获取中）而采用的。课程要接受定期的评估，以反映专业的发展和澳大利亚新西兰特殊的药房实践中出现的问题及健康和教育系统而引起的教学需要。

尽管课程的分组是为了突出病人和避免传统的分类，但这样的分组并不是强加给学院的课程。

病人

学位课程中病人是最主要的焦点。在此标题下分组的项目涉及生物、环境、心理和一些药物治疗的社会基础。课程应当涉及不同的多文化民族的病人需要，特别是澳大利亚新西兰本土的民族。

1. 药师确保病人能够从药物治疗中受益的独特作用

2. 与药学相关的社会科学的原理和方法学。

3. 健康与疾病：定义以及概念。

4. 个人及人际技能的理论和实践，包括书面的和口头的交际能力，及学习能力。

5. 与提供医疗相一致的意见和想法，特别是用药方面。

6. 药师对促进健康和防治疾病的贡献。

7. 正常和非正常的身体机能：生物化学，遗传学，微生物学，营养学，免疫学，生理学，病理学，病理生理学和传染途径。

8. 主要疾病的病原学和流行病学及它们药物治疗的原理。

9. 症状的识别和处理，鉴别诊断原理，重要的诊断方法、检查，和医学术语。

10. 疾病的处理和护理计划，包括临床指导、处方指导、药物治疗评估的应用。

11. 补充疗法。

12. 药品和药物的误用，生理和心理的依赖。与过量用药、药品和物质的误用、或意外接触有关的临床毒理学。

用药：药物的作用

此处的重点是使用的药物，特别是患者的使用药物。列表的前三项范围广泛并且重要性突出。

1. 药物作用的分子基础和生物体内在分子、细胞、生物和生理方面的药物作用。

2. 药物临床治疗使用和在人体的使用，包括禁忌症，不良反应，药物的相互作用和治疗的相关性。

3. 药物的吸收、分布、代谢和排泄及影响因素，包括剂型，给药途径，剂量方案，年龄和疾病。

4．新药和现有药物的临床评估及上市后的监督。临床实验管理规范。

5．新治疗方法的前景。

用药：药物

为了病人的安全和治疗的质量和功效，药学毕业生特别是医疗专业组中的人员要对形成药品生物活性和有效成分的来源和性质有正确地评价和认识。

1．药品中使用的生物技术、化学合成、免疫学、矿物、和植物成分的来源和纯化。

2．药品的理化性质和生物学系统，包括热力学和化学动力学。

3．药品成分的说明，包括物理和化学测试。

4．分析方法：原理、设计、开发、有效性和应用。

5．药品性质的预测：包括分子结构方面的化学相容性。

6．药物设计和发现：原理、方法、及未来前景。

7．细胞和分子生物学，包括与药学相关的基因组学，蛋白质学和基因疗法。

8．测量药物活性的生物学方法和生物学标准。

9．生物技术和生物技术进程。

用药：药物产品

药物制剂和复方，将药物制成合适的剂型给病人服用是药剂学的核心。为了药物治疗的安全性、质量、有效性和经济性，所有的药学毕业生都需要具备这个领域的知识、认识和能力。

1．药品的出售和供应，包括对于建议内容及风险的评估和处理。

2．用药：管制药品；PBS（澳大利亚）和 pharmaceutical scheduling（新西兰）；消费者保护，包括产品的可信度和未经批准的药物。

3．用于制剂的物质和用于给药的装置，它们的生物学、化学、和物理性质，及标准的发展与应用。

4．生物药剂学，发展的药剂学，处方前和处方的研究；人体不同给药途径和特定靶向给药的药物设计和标准化。

5．生产和销售对产品质量的影响，涉及生物学安全性、生物利用度（包括生物等效性）、剂型的均匀性和稳定性。

6．包装和标签；目的、设计和评估。

7．药物产品和生产过程的质量保证，包括药品非临床实验管理规范和药品生产质量管理规范。

8. 微生物污染：来源、测定、结果和控制。

9. 制药产品和医疗器械的灭菌程序和无菌措施；对于灭菌程序的监控。

10. 生产设备和供应链的环境控制。

11. 药品的降解；生物学、化学和物理降解的评估与控制。

12. 免疫学产品、生物技术产品和放射药物产品。

13. 敷料剂和其他创伤处理产品。

14. 医疗器械：类型、规定，特别是在生理功能测定和维护以及在药物给药方面的应用。

15. 与药物、有毒物质和管制物质相关的规章条例。

医疗系统和从业人员的作用

对于能够自信地进行有效实践的药学毕业生来说，他们需要懂得、理解、并掌握在医疗系统中与其他医疗从业人员和其他科学家一起工作的技能。

1. 澳大利亚和新西兰的医疗系统（可适用的）包括初级、中级、高级药师和其他初级、中级、高级级医疗服务从业人员。农村和偏远地区的医疗系统包括土著居民医疗服务。

2. 有照料病人和广大公众的职责：概念、范围、和职业道德的应用。

3. 专业标准和实践指南，自我审核，持续的专业发展，和资格的维护。

4. 临床管理：临床审核和风险管理。质量保证和提高。处理错误和从错误中吸取教训。

5. 信息技术在药学中的应用和在医疗中的更广泛的应用。

更广泛的内容

药学毕业生对医疗和药学如何在更广的世界中恰当的发挥作用有现实的和全面的了解。

1. 与药学有关的政治和法律框架，要求与程序。

2. 医疗政策与经济，特别是药物经济学。

3. 科学的、临床的、医疗服务和社会服务研究；与药学相关的方法与结果。

4. 职业的和环境的健康与安全。

2. 学生的责任

NAPSAC 认为在药学学位课程中讲求方法的多样性和侧重教与学和学习会培养学生必要的知识、技能、和品质。因此，它并没有规定传统学科、药学实践和支撑的基础学科的必要学时。

尽管如此，教学的时间和方式，通过课程学年和普通学科领域的方式作为基准，仍包含在澳大利亚和新西兰药学学士学位课程中的指导性课程中。NAPSAC 希望学士和硕士水平的可注册学位课程的机构能将学时与基准作比较，并就与平均值有重大不同之处给予评价。

药房实践一般的学科领域包括沟通、辅助医疗、咨询、疾病机制、药物分发、流行病学、法医、伦理学、人类行为学、管理学、药物治疗、药物经济学、药学史、医疗系统中的药学（包括适当的农村医疗），实践经历（临床实习等）、职业标准、药物治疗学等。

注意 2002 年的研究包括以下特别说明：

有些领域的授课开始以整体的方法教授而不是更传统的按学科领域，在某一学科中，例如人体系统，会包含对于化学、生物、药理学、药剂学和相关的实践方面的课程。如果这样，整个学科就可归为药学实践领域。不可能将这些学科拆开来挑选其划归领域，因此，这些学院将显示出偏向某个学科而相应的在其他领域较弱。

附录 Ⅲ

日本药学教育（6 年制）第三方评价
评价基准

2007 年版

起草机构：日本药学会药学教育改革大学人会议下设置的药学教育评价研讨委员会和全国药科大学校长、药学院院长会议的药学教育评价实施委员会

目　　录

教员组织、职员组织

9．教员组织、职员组织

　9 – 1 教员组织

　9 – 2 教育、研究活动

　9 – 3 职员组织

　9 – 4 教学评估/教职员的进修

设施、设备

10．设施、设备

　10 – 1 校内的学习环境

　10 – 2 实践实习设施的学习环境

对外部的相应措施

11．与社会的合作

检查

12．自我检查、自我评价

关于评价基准与观点

评价基准是用来制定作为培养药剂师的课程所必须要达到的条件，以及参照有关学部、学科的目标，多方面的分析教学活动等状况为内容的。

根据内容，基准分为以下两种：

（1）在各学部、学科方面，定下的内容一定要达到的基准，例如"要做到……"。

（2）在各学部、学科方面，定下的内容，希望尽量去做的基准。例如"努力要做到……"。

而观点是关于各基准的细则，对于各基准做相关的说明以及示例。

根据内容，观点分为以下三类：

（1）在各学部、学科方面，定下的内容一定要达到的基准。例如"要做到……"。

（2）在各学部、学科方面，所定下的内容，尽量采取措施做到的基准。例如"努力要做到……"。

（3）在各学部、学科方面，如果实施了所定下的内容的话，在评价中可获得"优"的评价。例如"希望……"。

理念与目标

1. 理念与目标

基准 1-1

根据大学各自的方法，设定了作为医疗人士的药剂师必要的知识和应用能力，并且设立了为理解药剂师的道德观和使命感的教育、研究的理念和目标，并公布如下。

观点 1-1-1 理念与目标应在医疗环境里，适当反映出社会及学生对药剂师的需求。

观点 1-1-2 理念与目标应该使教职员工以及学生熟识和理解，同时向社会公布。

观点 1-1-3 不要仅偏重为了通过资格考试而进行的教学，要致力于通过毕业设计等方法掌握更深的知识及其应用能力。

基准 1 - 2

具体实行与理念和目标相符合的教育。

观点 1 - 2 - 1 目标的实现情况应根据学生的学习成绩、在校状况和毕业生的前景、工作状况以及其他必要的事项进行综合判断。

教学计划

2. 医疗人士教育的基本内容

2 - 1 人文教育、医疗伦理教育

基准 2 - 1 - 1

对于要成为作为医疗人士的药剂师要有自我认知和与人建立信赖关系的能力。并在整个工作生涯中去提高，为此要实行完整有效的教育体系。

观点 2 - 1 - 1 - 1 作为医疗人士，药学专家的工作与生命相关。为了能胜任与其使命的相应的活动，必须全学年进行必要的知识、技能以及态度的教育。

观点 2 - 1 - 1 - 2 实行培养药剂师的伦理观、使命感、职业观的教育。

观点 2 - 1 - 1 - 3 作为医疗人士，要理解患者和其他的医疗提供者的心理、立场、环境以及构建相互信赖关系，为此要实行有利于学生掌握必需的知识、技能，以及态度的教育。

观点 2 - 1 - 1 - 4 希望学分与 2 - 2 到 2 - 5 相符，毕业必要条件的 1/5 以上依此设定。

2 - 2 教养教育 （译者认为是文化素养的意思），语言教育

基准 2 - 2 - 1

为作为见识丰富的人打下基础，应广泛学习人文科学、社会科学以及自然科学等，培养多角度看待事物的能力，培养丰富的人文精神和科学精神，为此应实行有体系的、有效的教育。

观点 2 - 2 - 1 - 1 应参考药学预备教育的指导方针，提供广泛的人文教育计划。

观点 2 - 2 - 1 - 2 在安排课程表时，应考虑准备符合学生以及社会需求的选修科目。

观点 2－2－1－3 要制定能够完成的与药学领域的学习相关的课程。

基准 2－2－2

为了面对全球化，要有体系的、有效的实行以培养国际化为目的的语言教学。

观点 2－2－2－1 英语教学中，要努力全面吸收"听""说""读""写"的要素。

观点 2－2－2－2 努力实行掌握在医疗现场，实验室，学术交流会等中必要英语能力的教育。

观点 2－2－2－3 希望全学年都实行为了掌握英语能力的教育。

2－3 医疗安全教育

基准 2－3－1

防止药害、医疗过失、医疗事故相关的教育，要从药品安全使用的观点出发来实行。

观点 2－3－1－1 实行关于药害、医疗过失、医疗事故的概要、背景以及之后如何应对方面的教育。

观点 2－3－1－2 作为教育方法，让被害者或其家属，律师以及医疗相关的安全管理者作为讲师等，努力提供使学生亲身感受的机会的同时，培养学生从科学的、客观的观点看待问题的教育。

2－4 培养终身学习的积极性

基准 2－4－1

作为医疗人士，在培养社会责任感的基础上，使学生认识到终身学习的重要性。

观点 2－4－1－1 由在医疗现场活跃着的药剂师等，来进行医疗的进步以及毕业后研究学习的体验谈等相关教育。

2－5 自我表现能力

为把自己的想法、意见适当地表达出来而实行基本知识、技能以及态度的教育。

观点 2－5－1－1 培养掌握听者以及自身所必需的信息后正确判断状况的能力。

观点 2－5－1－2 培养整理个人以及集体的意见后的表达能力。

观点 2－5－1－3 希望能在全学年都实行此教育。

3．药学教育课程

3－1 药学教育模式、核心课程的完成程度

基准 3－1－1

教学课程的构成以及教学目标要符合药学教育模式、核心课程。

观点 3－1－1－1 各科目的课程提纲已经明确写出了一般目标和要到达目标，这些要适应药学教育模式、核心课程的教学目标。

基准 3－1－2

要实行达到目标的学习领域相适应的学习方法的教育。

观点 3－1－2－1 讲义、演习、实习要有机的结合。

观点 3－1－2－2 为了与医疗现场密切联系，要努力编排具体的病例，在医疗现场的个例，加强配剂学的教学。

观点 3－1－2－3 配备与患者、药剂师、其他的相关医疗人员，药事相关人员的交流体制，希望他们直接参与教学。

基准 3－1－3

在各单位的实施时期应适当设定。

观点 3－1－3－1 在编排时要考虑该科目和其他科目的关联性，努力使学习能够有效果。

基准 3－1－4

实行使药剂师掌握必要的技能和态度的实习教育。

观点 3－1－4－1 为了掌握对培养科学思考能力有帮助的技能以及态度，要充分的进行实验实习。

观点 3－1－4－2 实验实习是作为毕业实习和实践实习的准备，要有适当的内容。

基准 3－1－5

为了提高学生的学习热情，要实行早期体验学习。

观点 3－1－5－1 要让学生到药剂师工作的现场等广泛进行参观学习。

观点 3－1－5－2 由学生组织研讨会、小组讨论等，在提高学习效果上下功夫。

3－2 各大学各自的药学专门教育的内容

基准 3－2－1

各大学各自的药学专门教育的内容，应以理念与目标为基础适当地设置

课程。

观点 3－2－1－1 作为各大学各自的药学专门教育的内容应包括药学教育模式、核心课程以及实践实习模式、核心课程以外的内容的课程。

观点 3－2－1－2 各大学各自的药学专门教育的内容，作为科目或者科目的一部分的构成，应显示课程提纲等。

观点 3－2－1－3 适应学生的需求，各大学各自的药学专门教育的时间安排，希望能考虑选择可能性的构成。

3－3 对药学教育的实施的准备

基准 3－3－1

要准备适当的教学计划，使学生的能力、药学教育的水平有效地提高。

观点 3－3－1－1 考虑每个学生的入学前的学习情况等，针对性地准备教学计划。

观点 3－3－1－2 与观点 3－3－1－1 中教学科目的开讲时间相对应的，安排与之相适应的专业科目的开讲时间。

4．实践实习

4－1 实践实习前的学习

基准 4－1－1

教学目标要与实践实习的模式、核心课程相适应，适当实行实践实习前的学习。

基准 4－1－2

学习方法、时间、地点等，要以实践实习的模式、核心课程为基础设定。

基准 4－1－3

实践实习前的学习的相关指导者，要有适当的构成和充足的人数。

基准 4－1－4

实施时间要适当的设定。

观点 4－1－4－1 应设定在实践实习中能够提高学习效果的时期。

观点 4－1－4－2 实践实习的开始和实践实习前的学习结束的时间不同时，希望能够在实践实习之前确认实践实习前的学习的完成程度。

4－2 药学共同考试

基准 4－2－1

参加实践实习的修习的全体学生都要通过药学共同考试（CBT 和 OSCE），

这是要确认为了实行实践实习，学生是否到达必要的一定的水准的能力。

基准4－2－2

要配备适当的药学共同考试（CBT 和 OSCE）的体制。

观点4－2－2－1 要遵从药学共同考试中心的《实施纲要（暂行）》。

观点4－2－2－2 要配备学校内部的 CBT 委员会和 OSCE 委员会，并发挥作用。

观点4－2－2－3 为了适当实行 CBT 和 OSCE，学校内部的设施和设备要充足。

基准4－2－3

药学共同考试（CBT 和 OSCE）的实施结果要公布。

观点4－2－3－1 实施时间、实施方法、考试人数、合格者人数以及合格标准要公布。

观点4－2－3－2 对于实习设施，要提供观点4－2－3－1的信息。

基准4－2－4

要致力于药学共同考试（CBT 和 OSCE）的实施体制的充实。

观点4－2－4－1 CBT 考试题要努力编写得充实。

观点4－2－4－2 要努力培养 OSCE 评价人员。

4－3 医院、药房实习

基准4－3－1

实践实习的计划和调整，责任的所在，与医院、药房的紧密合作等，要配备为了实行实践实习必要的体制。

观点4－3－1－1 组织实践实习委员会，并发挥作用。

观点4－3－1－2 希望药学部的全体教师都能积极的参与筹划。

基准4－3－2

教育目标应遵照实践实习模式、核心课程设定，实践实习要适当的实施。

基准4－3－3

学习方法、时间、地点等要依据实践实习模式、核心课程设定实施。

观点4－3－3－1 实践实习要在 5 个月以上、医院和药房的实践实习原则上每个都不能短于 2.5 个月。

基准4－3－4

要适当地把学生分配到医院或药房。

观点4－3－4－1 如何决定学生分配的办法与标准要事前提出，保证分配的公正。

观点 4 - 3 - 4 - 2 决定学生分配时，要考虑到上学路途，交通方式等等。

观点 4 - 3 - 4 - 3 如果实习地点较远，大学老师要努力对该学生的实习以及生活予以充分的指导。

基准 4 - 3 - 5

实习单位的指导者与学部、学科之间要适当的协调。

观点 4 - 3 - 5 - 1 要适当协调事前商量、巡查、实习指导、评价以及回馈信息等工作。

基准 4 - 3 - 6

与实习单位的指导者之间应该保持联系，给予学生适当的指导监督。

观点 4 - 3 - 6 - 1 与实习单位的指导者之间，应事先就学生要遵守相关法令，保密义务等相关适当的指导监督协议好，并且确认方法。

观点 4 - 3 - 6 - 2 在实践实习期间，要确认确保学生遵守相关法令。

基准 4 - 3 - 7

设定评价标准以后，应在向学生与实习指导者事先出示的基础上，在实习指导者的协调下，适当地给予评价。

基准 4 - 3 - 8

学生、实习指导者、老师之间，在实习期间，应适当地给予关于实习内容、实习状况以及成果等相关评价的反馈。

5. 培养解决问题的能力的教育

5 - 1 独自钻研、参与型的学习

培养实行独自钻研、参与型的学习态度。

观点 5 - 1 - 1 - 1 着重培养使学生能动的参加学习的学习方法。

观点 5 - 1 - 1 - 2 每个班的人数和演习、实习组的人数要适当。

基准 5 - 1 - 2

为充实自己的独自钻研、参与型的学习配备相关学习计划。

观点 5 - 1 - 2 - 1 独自钻研、参与型的学习，要努力在全学年都不断实行。

观点 5 - 1 - 2 - 2 独自钻研、参与型的学习的学分，要尽量占到毕业必要学分数（实践实习的学分除外）的 1/10 以上。

观点 5 - 1 - 2 - 3 独自钻研、参与型的学习是指基于问题的学习（PBL）

及毕业设计等等。

5-2 毕业设计的实施

基准5-2-1

通过研究课题，向新发现挑战，立足于科学的基础，培养解决问题的能力。制定以培养终身的学习能力为目的的毕业设计。

观点5-2-1-1 应努力提供综合运用药学知识、与培养专业需要的技能、态度相关的研究课题。

观点5-2-1-2 依据毕业实习课程（日本药学会），希望能制定为培养问题解决能力而实行的教学计划。

观点5-2-1-3 在毕业设计所必修的学分方面，应适当设定实施时期和实施期间。

观点5-2-1-4 学部、学科要举办毕业设计答辩会，完成毕业论文。

观点5-2-1-5 希望公开举办毕业论文答辩会。

学　　生

6. 招生

基准6-1

照教学理念与目标，设定并公布入学者招生方针。

观点6-1-1 为了设定入学者招生方针，应设定责任体制。

观点6-1-2 对于希望入学者，应事前发布入学者招生方针等招生相关的信息。

基准6-2

对于招生，应对于学生的特质以及能力进行适当的、客观的评价。

观点6-2-1 在责任体制下，应实行对于学生的特质以及能力的评价等招生相关工作。

观点6-2-2 在选拔学生中，对于入学后教学所需要的基础学习能力，给予适当评价。

观点6-2-3 为了评价作为医疗人士的特性，希望能对申请入学者进行面试。

基准6-3

计划招生人数、要根据教学所需人力、物力资源的实情来适当的设定。

观点 6 – 3 – 1 为了确保适当的教育，要确保必要的教职员的人数和质量。（参照 9 教员组织、职员组织）

观点 6 – 3 – 2 为了确保适当的教育，要确保配备必要的设施和设备。（参照 10 设施、设备）

基准 6 – 4

实际入学人数不能背离计划招生人数。

观点 6 – 4 – 1 实际入学人数，不能超出计划招生人数。

观点 6 – 4 – 2 尽量使包括入学者在内的在籍学生人数，不背离学校计划容纳的学生总数。

7. 成绩评定、完成的认定

基准 7 – 1

成绩评价作为正确反映学生的能力以及资质的、客观的、公正的评价，要以以下的基准为基础来实行。

1. 设定成绩评价的基准，并使学生周知。

2. 应依据该成绩评价基准来进行成绩评价。

3. 要将成绩评价的结果、必要的关联信息，告知作为当事者的学生。

基准 7 – 2

对于无法达到一定水准学习成果的学生，在原则上，限制其对更高学年必修教学科目的修习。

观点 7 – 2 – 1 升级的必要条件（升级所必须修得的学分以及成绩内容），决定办理留级的情况（需要重修的科目范围）等，并使学生周知。

基准 7 – 3

要实行公正、严格的毕业认定。

观点 7 – 3 – 1 在毕业认定中，不能单单只确认是否完成知识的学习，希望也能确认是否完成作为将来的医疗人士相关技能与态度的学习。

8. 对学生的帮助

8 – 1 助学体系

基准 8 – 1 – 1

学生在学期间，为提高教学课程上的成果，需要引入学习指导的体制。

观点 8-1-1-1 对于入学者，要实行适当的能从药学教育整体着眼的入门指南。

观点 8-1-1-2 根据入学前的学习状况，准备教学科目的学习要与之相适应，适当给予学习指导。

观点 8-1-1-3 学习指导（包括实践实习）中要实行适当的指导方针。

基准 8-1-2

为了谋求老师与学生充分的交流，要配备学习商谈、建议的体制。

观点 8-1-2-1 设置并有效、灵活地实施班主任、个人指导的体制和办公时间等。

基准 8-1-3

为了学生在学期间，能够专心修完课程，要努力建立对于学生经济上的援助和学业、学生生活相关的商谈、建议等支持体制。

观点 8-1-3-1 为了与学生谈论健康方面（身体健康，心理健康等等），生活方面，烦恼方面等问题，要设置保健中心，学生商谈室等必要的商谈建议体制，并使学生周知。

观点 8-1-3-2 要使作为医疗系的学生具备自我意识，为了自己的健康管理，应定期进行健康诊断，接受适当的指导。

基准 8-1-4

在学习以及学生生活方面，要尽量考虑到人权的问题。

基准 8-1-5

在学习以及学生生活方面，要尽量考虑到隐私的问题。

基准 8-1-6

对于身体有残疾的人，要在确保他们接受考试的机会的同时，应努力在设施设备上，以及学习生活上配备支援体制。

基准 8-1-7

为使学生根据自己的能力和特性，以及志愿能够自主选择未来的道路，要努力收集、管理、提供必要的情报，并给予适当的指导和建议。

观点 8-1-7-1 为了学生能够选择各自希望的未来道路，要努力设置适当的指导场所等。

观点 8-1-7-2 为了给学生选择职业提供参考，要有努力提供相关社会活动、志愿者活动等信息的体制。

基准 8-1-8

要有收集学生对于教育和学生生活的意见的制度。

观点8-1-8-1听取在校生以及毕业生对学习环境的配备等相关意见，并根据意见努力改善。

观点8-1-8-2希望设立与学习以及学生生活相关的各种委员会，直接听取学生意见。

8-2 对安全的考虑

基准8-2-1

为了学生能安全、放心、专心的学习所配备的体制。

观点8-2-1-1 实习时，要有必要的安全教育体制。

观点8-2-1-2 在实践实习之前，要实施必要的健康诊断、预防接种等。

观点8-2-1-3 要对各种保险（伤害保险，损害赔偿保险等）相关信息收集管理，对学生加入的必要性等进行适当的指导。

观点8-2-1-4 事故或灾害发生时，为了避免伤害，要配备人员，并且要通过举办演讲会的形式使学生和老师周知。

教员组织、职员组织

9. 教员组织、职员组织

9-1 教员组织

基准9-1-1

要配置与理念和目标相对应的必要的教师。

观点9-1-1-1 大学设置基准中规定的专任教师（包括来自企业的教师）的人数以及构成应维持恒定。

观点9-1-1-2 为了进一步提高教学水准，应尽可能多地超出大学设置基准中规定的专任教师（包括来自企业的教师）的人数。〈例如，一名老师（含助手等），最好带10名以内学生〉。

观点9-1-1-3 在观点9-1-1-2中，专任教师中，教师、副教授、讲师、助教的人数和比率最好能构成适当。

基准9-1-2

作为专任教师，应符合以下两种情况的任何一种，并且确保其在专业相关的教育上有指导能力、有很高的见解。

1. 在其专业领域，教育上或研究上都有优秀成绩的人

2. 在其专业领域，有丰富的知识、经验和高度技术技能的人

基准 9 – 1 – 3

要根据理念和目标适当平衡专任教师的科目设置。

观点 9 – 1 – 3 – 1 在关于药学教育上的主要科目上，要配备专任的教授或副教授。

观点 9 – 1 – 3 – 2 教师的上课总时间，要在适当范围内。

观点 9 – 1 – 3 – 3 专任教师的年龄不能有显著偏向。

观点 9 – 1 – 3 – 4 为了辅助教育上、研究上的工作，希望适当配备具有一定资质以及能力的助手。

基准 9 – 1 – 4

关于教师的招聘以及升迁，要设置能适当评价教师在教学上的指导能力的制度，并使之发挥作用。

观点 9 – 1 – 4 – 1 在教师的招聘以及升迁上，不能只偏向研究业绩，也要充分反映在教学上的指导能力等，实施选拔考评。

9 – 2 教育、研究活动

基准 9 – 2 – 1

实施为达成理念所进行的基础教育活动，有助于医疗以及药学的发展与进步。

观点 9 – 2 – 1 – 1 为推动医疗以及药学的发展与进步，要设置能随时代及时调整课程的体制，并使之发挥作用。

观点 9 – 2 – 1 – 2 为了教育跟上时代，要提高教师的资质。

观点 9 – 2 – 1 – 3 为了提高教师的资质，各个教师应公开自我检查和自我评价的结果，包括关于其研究领域的教学经历和经验、实践经历所作出高水平的有教学指导意义的论文（教师最近五年间在教学上或在研究上的业绩等）。

观点 9 – 2 – 1 – 4 希望专任教师通过自我检查和自我评价的方式，将在其在校外所参加的获得专业知识经验的公共活动或贡献社会的活动公布。

基准 9 – 2 – 2

以达成教学目的为基础的研究活动，有助于医疗以及药学的发展进步。

观点 9 – 2 – 2 – 1 关于教师的研究活动，要显示在最近 5 年间的研究

业绩。

观点 9 – 2 – 2 – 2 希望教学内容能反映最新的研究活动。

基准 9 – 2 – 3

要配备教学活动以及研究活动所需的环境（设备、人员、资金等）。

基准 9 – 2 – 4

专任教师应努力维持、提高适应时代的教育和研究能力。

观点 9 – 2 – 4 – 1 来自企业的教师，为应对经常更新的医疗知识，应通过在医疗机关、药局的研修获得专业知识经验进行自学。

9 – 3 职员组织

基准 9 – 3 – 1

要有支持教育活动以及研究活动具体实施的事务体制。

观点 9 – 3 – 1 – 1 根据学部、学科的设置形态以及规模，要适当设置包含职员配置在内的管理运营体制。

观点 9 – 3 – 1 – 2 要配备支持实践实习实施的事务体制、组织，并适当的配备职员。

9 – 4 教学评估／教职员的进修

基准 9 – 4 – 1

要配备以对教育的状况的检查、评价以及其结果为基础，谋求改善、提高的体制，并使其发挥作用。

观点 9 – 4 – 1 – 1 关于教育内容以及方法，教育成果等的状况，要以有代表性的资料或基础资料为基础，进行自我检查、自我评价（把握现状和问题点），在其结果的基础上努力改善。

观点 9 – 4 – 1 – 2 要听取学生的上课评价、满意度评价和学习环境评价等的意见，根据学生的评价结果，在教学状况方面进行自我检查、自我评价。学生要参与适当的自我检查。

观点 9 – 4 – 1 – 3 教师应以评价结果为基础，致力于上课内容、教材以及教学方法等方面的持续改善。

基准 9 – 4 – 2

对教职员研修以及资质的提高要进行适当的管理。

设施、设备

10. 设施、设备

10−1 学校内部的学习环境

基准 10−1−1

要配备设施、设备，使药学教育模式、核心课程，以及药学预备教育入门指南圆满的有效果的进行。

观点 10−1−1−1 从有效实行教育的角度看，教室的规模和数量要适当。

观点 10−1−1−2 为了参与性学习，要确保有能进行小规模教学的教室。

观点 10−1−1−3 为进行演习、实习所需的设施（实验室、信息处理实验室、动物实验设施、RI 教育研究设施、药用植物园等）的规模和设备要适合。

基准 10−1−2

要为圆满实施实践实习前的学习，配备与之适应的设施、设备。

观点 10−1−2−1 为实践实习前的学习所准备的模拟药房、模拟病房等使用设施的规模和设备要适当。

基准 10−1−3

为了毕业研究圆满、有效的进行，要配备适当的设施、设备。

基准 10−1−4

要准备能提供良好的学习环境的图书室和自习室，要配备教育和研究必要的图书以及有质量和数量的学习资料。

观点 10−1−4−1 图书室相对于容纳人数，要有适当的规模。

观点 10−1−4−2 要努力更新图书以及学习资料

观点 10−1−4−3 为了使学生有个舒适的自习环境，要适当配备设施（配备信息处理端口的自习室等），并能考虑开放自习的时间。

10−2 实践实习设施的学习环境

基准 10−2−1

与实践实习模式、核心课程相适应的实践实习，要在有适当的指导者、设备的设施中进行。

外部的相应措施

11. 与社会的合作

基准 11 – 1

在与医疗机关、药局的合作下，努力为医疗以及药学的发展做出贡献。

观点 11 – 1 – 1 要谋求与地区药剂师协会、医院药剂师协会、医生协会等团体以及行政机关的合作，明确医疗、药剂师等的相关课题，努力为药学教育的发展提出建议、作出行动。

观点 11 – 1 – 2 努力推进医疗界和产业界的共同研究。

观点 11 – 1 – 3 希望能够积极参加到医疗信息网中。

基准 11 – 2

努力解决药剂师毕业后研究、终生学习等资质提高的问题。

观点 11 – 2 – 1 要谋求与地区药剂师协会、医院药剂师协会、医生协会等团体的合作，努力配备以提高药剂师的资质为目的的教育计划的开发、提供以及实施的环境。

基准 11 – 3

以保持、提高地区社会的保健卫生为目标，努力配备与地区社会活跃的交流的体制。

观点 11 – 3 – 1 努力向当地居民开展定期的公开讲座。

观点 11 – 3 – 2 希望能够积极开展与保持、提高地区的保健卫生相关的支援活动等。

观点 11 – 3 – 3 希望配备灾害时的支援活动体制。

基准 11 – 4

致力于把国际交流纳入视野，发挥其在保持、提高国际社会保健卫生方面的重要性。

观点 11 – 4 – 1 努力开设英文网站等，积极的向世界发布和收集信息。

观点 11 – 4 – 2 通过积极采取大学间的协定等措施，希望进行能增进国际交流的活动。

观点 11 – 4 – 3 希望设置招收留学生，以及教职员、学生的赴外研修等体制。

检 　 查

12. 自我检查、自我评价 19

基准 12 – 1

对照以上各评价基准的项目对自己进行检查、评价，公布其结果的同时，改善教育、研究活动，并充分利用。

观点 12 – 1 – 1 在自我检查和评价时，要按照其宗旨来适当的设定项目。

观点 12 – 1 – 2 要设置进行自我检查、评价的组织。

观点 12 – 1 – 3 在进行自我检查、评价的组织里，希望能有来自外部的委员。

附录 Ⅳ

全国药学本科专业认证试点指标体系
（含保证标准和发展标准）

一级指标	二级指标	观测点	原有标准	保证标准	发展标准	备注
1. 专业目标	1.1 专业设置	●人才服务面向	专业设置适应国家、地区与行业经济建设、社会文化发展及医药科技进步的需要，符合学校自身条件和发展规划，有明确的服务面向和人才需求。	专业设置适应国家、地区与行业经济建设、社会文化发展及医药科技进步的需要，符合学校自身条件和发展规划，有明确的服务面向和人才需求	专业设置的依据和论证充分，有科学可行的专业建设规划，专业口径、布局符合学校的定位	
		●专业设置	专业设置的依据和论证充分，有科学可行的专业建设规划，有相应学科作依托，专业口径、布局符合学校的定位	专业支撑学科力量强，有相应的硕士点、博士点，专业发展目标定位明确，专业建设思路清晰并取得建设成效，形成专业特色		

注：原有标准指在开展药学专业认证试点阶段采用的认证标准，保证标准和发展标准是认证试点后对认证标准进行修改后的标准

一级指标	二级指标	观测点	原有标准	保证标准	发展标准	备注
1. 专业目标	1.2 培养目标及要求	●专业培养目标	本专业培养德、智、体、美全面发展，具备药学学科基本理论、基本知识和实验技能，能够从事药物研究与开发、药物生产、药物质量控制、药物临床应用等方面工作的专门技术人才	专业办学宗旨明确，目标清晰，专业人才培养目标定位合理	依据国家医药卫生事业发展以及药学科学和相关学科发展，不断进行改革，以适应社会不断发展变化的需要。专业培养目标及要求的确定应该以广泛利益方的意见为基础，经过学校的行政管理人员、教职人员、学生、用人部门以及政府主管部门或学校的主办者的认真讨论，并广泛宣传，使全校相关专业师生知晓	
		●专业培养要求	思想道德与职业素质：学生要达到国家思想政治教育课程的要求以及职业素质（包括思想道德素质、文化素质、业务素质和身体心理素质）的要求，具有较强的社会责任感和药学职业道德。具有较强的表达能力、人际交流的能力及团队合作精神。具有对终身学习的正确认识和自主学习能力 掌握药学基础学科的基本理论与方法：掌握与药学相关的数学、物理学等自然科学的基本理论与方法；掌握与药学相关的化学、生命科学、医学的基本理论与方法。 掌握药学专业的基本知识与实验技能：掌握药物化学、药剂学、药理学、药物分析等学科的基本理论、基本知识、基本技能，受到各学科实验技能、科学研究的基本训练；具备药物研究与开发、药物生产、药物质量控制、药物临床应用的基本能力。 掌握药学相关方面的知识及能力：具有较强的计算机应用能力，掌握文献检索、资料查询及运用现代信息技术获取相关信息的基本方法，能够了解药学及相关学科的发展动态和前沿信息；熟悉药事法规、政策；熟练应用至少一门外语	专业培养要求明确，符合《高等学校药学本科专业规范》的要求		
	1.3 发展规划	●发展规划		有专业中、长期发展规划	校领导重视专业建设与发展。院系定期回顾与总结专业建设情况，不断完善专业建设计划。规划执行情况良好	

一级指标	二级指标	观测点	原有标准	保证标准	发展标准	备注
2. 教学质量	2.1 学生质量	●知识结构与技能	具有较合理的知识结构，较扎实的理论知识与基本技能	具有较合理的知识结构，较扎实的理论知识与基本技能。在知识点现场考察中，平均成绩达到合格及以上	学生基本理论知识和基本技能掌握扎实，具备良好的知识、能力和素质，总体水平较高。在知识点现场考察中，平均成绩达到良好及以上	本专业基本知识点和基本技能可参考《高等学校药学本科专业规范》
		●综合素质	积极参与课外科技创新活动和其他各类有意义的第二课堂活动，具有较高的综合素质	积极参与课外科技创新活动和其他各类有意义的第二课堂活动，具有一定的综合素质	积极参加全国或同专业的学生的各种竞赛，并取得较好成绩	
	2.2 社会评价	●学校外部机构对专业的评价	本专业具有良好的社会声誉，主要包括用人单位和学生继续深造的研究生培养机构对该专业毕业生评价较高，社会舆论对该专业反映较好。毕业学生对本专业给予正面评价	用人单位对专业人才培养效果较为满意，对毕业生反映较好	本专业具有良好的社会声誉，主要包括用人单位和学生继续深造的研究生培养机构对该专业毕业生评价较高，社会舆论对该专业反映较好	
		●毕业生对专业评价		毕业生对本专业给予正面评价	毕业生对学校教育教学工作认可度高、评价好	
3. 课程体系	3.1 课程设置	●教学计划	本专业教学计划中主要包括下列五类课程体系：人文及社会科学课程体系；数学、物理、信息技术课程体系；化学基础课程体系；生物学与医学基础课程体系；学科专业课程体系。要给予学生一定的自主学习空间，设置必要的选修课程。本专业主干课程主要包括化学基础课程、生物学与医学基础课程、学科专业课程，教学内容可参考《专业规范》。各类课程体系分述	教学计划设计内容全面，目标明确，体现德、智、体、美全面发展，有利于人文素质和科学素质的提高，有利于创新精神和实践能力的培养，并执行良好。有完备、规范的课程教学大纲，并执行良好	能够根据国家需要和对人才培养的前瞻性要求，在充分调研的基础上及时修订专业教学计划和课程体系，且依据充分、科学合理，在全国药学教育领域具有示范性和推广价值	

一级指标	二级指标	观测点	原有标准	保证标准	发展标准	备注
3.课程体系	3.1 课程设置	●课程体系	本专业教学计划中主要包括下列五类课程体系：人文及社会科学课程体系；数学、物理、信息技术课程体系；化学基础课程体系；生物学与医学基础课程体系；学科专业课程体系。要给予学生一定的自主学习空间，设置必要的选修课程。本专业主干课程主要包括化学基础课程、生物学与医学基础课程、学科专业课程，教学内容可参考《专业规范》。各类课程体系分述	课程体系科学、合理，符合专业培养目标要求，主要包括：思想政治理论、人文及社会科学课程体系；数学、物理、信息技术课程体系；化学基础课程体系；生物学与医学基础课程体系；学科专业课程体系。主干课程包括化学基础课程、生物学与医学基础课程和学科专业课程	能够根据国家需要和对人才培养的前瞻性要求，在充分调研的基础上及时修订专业教学计划和课程体系，且依据充分、科学合理，在全国药学教育领域具有示范性和推广价值	教学计划内容应包括总体培养目标、业务培养目标、业务培养要求、主干学科、主要课程、修业年限、成绩考核方式、毕业要求与学位授予、教学进程以及课程内容介绍等
		●课程设置		课程设置包括必修课程和选修课程两部分，选修课的设置应达到一定的比例。课程目标明确、具体，具有指导性和可操作性，给予学生一定的自主学习空间	结合本学校的学科优势和培养特色设置课程，形成本专业的课程特色	
		●教学内容与方法		教学内容与方法符合课程目标要求	课程教学内容较充分地反映学科前沿发展，并能有效开展研究性教学，激发学生的求知欲望	

一级指标	二级指标	观测点	原有标准	保证标准	发展标准	备注
3. 课程体系	3.2 实践教学	●实践教学体系	设置完善的实践教学体系。具有满足药学教育需要的完备的实践教学体系，包括实验课程、见习、社会实践、毕业实习和毕业论文等多种形式。本专业必须加强实践性环节的教学，要不断改革实验教学内容与教学方法，创造条件让大学生较早地参加科研和其他各类实践创新活动，以提高学生的实践能力、培养学生的创新意识和创新能力。学校除在校内开展实践外，还要在医药企事业单位、研究院所等单位开展形式多样的校外实践活动，为学生提供参与药学实践的机会，使学生在实验技能和综合实践能力的培养方面得到锻炼	具有满足药学教育需要的实践教学体系，包括实验课程、社会实践、毕业实习和毕业论文等多种形式。学生在实验技能现场考察中，平均成绩达到合格及以上	持续深化实践教学改革，建立有利于学生实践创新能力培养的实践教学体系。创造条件让学生较早地参加科研和其他各类实践创新活动，以培养学生的创新意识，提高学生的实践能力。绝大多数学生都能较早地参加科研与科技创新活动，并切实有所收获，对科学素养的形成发挥积极作用。学生在实验技能现场考察中，平均成绩达到良好及以上	
		●实验教学内容	主要包括无机化学实验、分析化学实验、有机化学实验、物理化学实验、人体解剖生理学实验、微生物学实验、生物化学实验、药物化学实验、药剂学实验、药理学实验、药物分析实验、天然药物化学实验和生药学实验。有综合性、设计性实验的课程门数占实验课程总数的比例应达到60%以上	主要包括无机化学实验、分析化学实验、有机化学实验、物理化学实验、人体解剖生理学实验、微生物学实验、生物化学实验、药物化学实验、药剂学实验、药理学实验、药物分析实验、天然药物化学实验和生药学实验	能够不断更新实验教学内容，改革实验方法，注重因材施教，注重创新精神的培养。有综合性、设计性实验的课程门数占实验课程总数的比例应达到80%以上，并开设一定数量的研究型实验项目	
		●实验教材	应选用国家规划的实验教材或自编的有特色的完整的实验教材	应选用国家规划的实验教材或自编的有特色的完整的实验教材	有实验教材建设规划，有本校教师主编的国家规划实验教材或自编正式出版的系列特色实验教材。实验教材选用整体水平高，使用效果好	
		●实验学时	应形成独立的实验教学体系，主干课程实验课学时与相应理论课学时之比大于等于0.8或主干课程实验课总学时达到550学时以上	应形成独立的实验教学体系，主干课程实验课总学时达到550学时以上	主干课程实验课总学时达到600学时以上	

一级指标	二级指标	观测点	原有标准	保证标准	发展标准	备注
3. 课程体系	3.2 实践教学	●实验教学队伍	承担实验课程教学的教师中具有研究生学历或高级职称的人员应大于等于40%。专业主干课程相应的实验课教学中，每位教师指导学生数小于等于25人	重视实验教学队伍建设，有稳定的实验教学师资。专业主干课程相应的实验课教学中，每位教师指导学生数小于等于35人	具有可持续发展的实验教学队伍，年龄、学历、职称结构合理，能够主持实验教学改革项目。承担实验课程教学的教师中具有研究生学历或高级职称的人员应大于等于40%	
		●校外实践		本专业要在医药企事业单位、研究院所等单位开展形式多样的校外实践活动，为学生提供参与药学实践的机会，使学生在实验技能和综合实践能力的培养方面得到锻炼	建立产学研相结合的校外实践教学运行模式，有一定数量的稳定的校外实习基地，并取得成效，具有示范作用	
	3.3 毕业实习与毕业论文	●选题	毕业论文选题应符合专业培养目标和要求，紧密结合本专业的药学科研与生产的实际问题，综述不能作为毕业论文的选题，保证一个学生一个题目，使学生能够在解决实际问题的过程中学会综合运用所学知识；注意通过毕业实习与毕业论文培养学生的实验动手能力和科研能力、独立解决问题能力和协作精神，尤其要培养学生的创新意识与创新能力	毕业论文选题应符合专业培养目标要求	毕业论文选题结合药学科研与生产的实际问题，综述不能作为毕业论文选题。保证一个学生一个题目，使学生能够在解决实际问题的过程中学会综合运用所学知识。实验性论文选题占全部论文选题的90%以上	毕业论文的综合能力培养包括查阅文献资料能力、综合运用知识能力、研究方案的设计能力、研究方法和手段的运用能力、外文应用能力等
		●内容	论文包括文献综述、正文、参考文献等，内容与选题相符，写作比较规范	论文包括文献综述、正文、参考文献等，内容与选题相符，写作比较规范	论文内容充实，数据完整准确，写作规范，结果讨论有一定深度，结论正确	

一级指标	二级指标	观测点	原有标准	保证标准	发展标准	备注
3.课程体系	3.3 毕业实习与毕业论文	●论文指导及答辩	毕业实习与毕业论文的时间达到16周以上。指导程序规范，每位指导教师指导的学生数不超过6人；有明确的毕业论文管理制度、执行规范，毕业论文的相关材料齐全。至少有三位以上具有讲师以上职称的人员组成答辩小组，答辩程序规范	毕业实习与毕业论文的时间不低于16周。指导程序规范，有明确的毕业论文管理制度、执行规范，毕业论文的相关材料齐全。所有学生均需通过答辩获得毕业论文成绩，答辩程序规范	每位指导教师指导的学生数不超过6人。重视学生科学方法的教育，重视学生科学和创新思维的养成，在培养学生具有较强的提出问题、分析问题和解决问题的能力、实验动手和科研能力、创新思维和协作精神等方面取得显著成效。至少有三位以上具有讲师以上职称的人员组成答辩小组，答辩小组应有副教授以上（含）职称的教师主持	毕业论文的综合能力培养包括查阅文献资料能力、综合运用知识能力、研究方案的设计能力、研究方法和手段的运用能力、外文应用能力等
4.师资队伍	4.1 师资数量与结构	●师资数量	具有满足本专业教学需要的教师数量，专业主干课程教师数量充足；应有具有药学学历教育背景、正高级专业技术职称、学术造诣较高的专业负责人；药物化学、药物分析、药剂学三门课程每门至少有一名具有药学学历教育背景的副教授以上职称的课程负责人，药理学至少有1名具有药学或医学学历教育背景的副教授以上职称的课程负责人	具有满足本专业教学需要的教师数量，专业主干课程教师数量充足；应有具有药学学历教育背景、高级专业技术职称、学术造诣较高的专业负责人。药物化学、药物分析、药剂学三门课程每门至少有一名具有药学学历教育背景的讲师以上职称的课程负责人，药理学至少有1名具有药学或医学学历教育背景的讲师以上职称的课程负责人	根据专业发展规划和定位制定相关政策，积极引进和培养药学专业教师，专任教师数量充足，老中青结合，发展趋势好。药物化学、药物分析、药剂学三门课程每门至少有一名具有药学学历教育背景的教授以上职称的课程负责人，药理学至少有1名具有药学或医学学历教育背景的教授以上职称的课程负责人	

一级指标	二级指标	观测点	原有标准	保证标准	发展标准	备注
4. 师资队伍	4.1 师资数量与结构	●师资结构	从事本专业学科专业课程体系课程教学工作的师资中80%以上的教师必须具备药学学历教育背景。从事专业主干课程教学工作的35岁以下的教师必须具有硕士及以上学位	从事本专业学科专业课程体系课程教学工作的师资中50%以上的教师必须具备药学学历教育背景。从事专业主干课程教学工作的35岁以下的教师必须具有硕士及以上学位	学科专业课程体系教师队伍的年龄、职称、学缘结构合理，学历层次高，80%具有药学学历教育背景（药理学教师可以是医学学历教育背景）。专业主干课程的45岁以下教师必须具有硕士及以上学位，其中从事学科专业主干课程教学工作的35岁以下教师必须具有博士学位	限药学专业专任教师，不含外聘教师。满足本专业教学需要的教师数量指开设药学专业的院校配置的教师数量必须符合学校的办学规模和目标定位，符合教育规律。学校整体师资数量必须符合教育部普通高等学校基本办学条件指标合格标准（教育部教发〔2004〕2号），整体师资结构科学合理

274

一级指标	二级指标	观测点	原有标准	保证标准	发展标准	备注
4. 师资队伍	4.2 教学水平及教师发展	●教学水平	教师能够胜任本科教学任务，学生对教学工作总体比较满意，认证专家进校随机听课的评价优良率达到80%以上，抽查近一年的专业试卷，命题和评分程序规范。学校要为教师发展提供机会和条件，促进教师素质持续提升。教师队伍能够形成合理的梯队，注重培养青年教师，有专业教师队伍的进修、科研和发展规划，并执行良好。教师在很好地完成教学任务的基础上应该从事一定的教学研究	教师能够胜任本科教学任务，学生对教学工作总体比较满意，认证专家进校随机听课的评价良好率达到80%以上。抽查近一年的专业试卷，命题和评分程序规范	各主干课程均有教授或副教授为本专业学生授课，整体教学水平高，学生对教学质量评价高。能够将科研活动、科研成果运用于教学实践，有效提高教学水平，在培养学生的科学思维、科学方法及科学精神方面取得显著成效	
		●教师发展		学校要为教师发展提供机会和条件，促进教师素质持续提升。教师队伍能够形成合理的梯队，注重培养青年教师，有专业教师队伍的进修、科研和发展规划，并执行良好。教师在很好地完成教学任务的基础上应该从事一定的教学研究	有明确的师资政策和具有发展思路、切实可行的专业教师队伍建设计划，执行效果好。积极为教师提供专业发展机会，定期开展教师培训和交流，定期对教师教学工作绩效进行考核评估，考评成绩优良。本专业教师具有开展教学改革的能力和实践，承担省（部）级教学改革与教学研究课题，公开发表较高水平的教学改革文章	师资政策中包含教师培训、人才开发和教师考评等内容

一级指标	二级指标	观测点	原有标准	保证标准	发展标准	备注
4.师资队伍	4.3 科研水平	●科研工作	学科专业课程体系中各课程的负责人要有明确的科研方向，应有主持至少1项省厅级以上药学科研项目的经历。从事专业主干课程教学工作的教师以第一作者或通讯作者近三年发表本专业学术论文或参编正式出版教材数至少达到人均1篇（种）以上	学科专业课程体系中各课程的负责人要有明确的科研方向。从事专业主干课程教学工作的教师近三年有专业论文发表或参编正式出版教材	能够开展药学学科基础和应用前沿领域的科学研究工作，成果突出，水平高。学科专业课程体系教师承担省厅级以上药学科研课题多，其中课程负责人近三年应有主持的国家级药学科研项目。专业主干课程教师近三年以第一作者或通讯作者发表本专业学术论文或参编正式出版教材数达到年人均2篇（种）以上。科研能够有效地促进教学水平的提高	
5.支持条件	5.1 教学经费	●经费投入	教学经费有保证，总量能满足教学需要，本专业仪器设备总值不低于300万元。生均教学科研仪器设备值不低于5000元	教学经费有保证，总量能满足教学需要。本专业仪器设备总值不低于300万元。生均教学科研仪器设备值不低于5000元	教学经费充足，并根据专业建设发展逐年增加经费投入，以保证教育教学质量和专业发展	
	5.2 教学设施	●实验条件	必须建有化学、微生物学、生物化学、药物化学、药剂学、药理学、药物分析、天然药物化学、生药学专业实验室，或相应的实验教学中心。化学基础课程体系和生物学与医学基础课程体系中课程相应的实验课，每组学生数不超过2人；学科专业课程体系中课程相应的实验课，每组学生数不超过3人。在制度和经费上保证实验室对本科生开放	建有化学、微生物学、生物化学、药物化学、药剂学、药理学、药物分析、天然药物化学、生药学等专业实验室，或相应的实验教学中心。实验课程每组学生不超过4人	教室、实验室、实习和实践基地及其相关设施配备完善，设备先进，管理规范，利用率高，能够充分满足教学需要。化学基础课程体系和生物学与医学基础课程体系中课程相应的实验课，每组学生数不超过2人；学科专业课程体系中课程相应的实验课，每组学生数不超过3人。在制度和经费上保证实验室对本科生开放	能充分满足学生培养需要的校外实习基地质量指实习基地具有较强的指导教师力量、较好的药学实验和生产工艺设备条件、较明确的教育支持政策等

276

一级指标	二级指标	观测点	原有标准	保证标准	发展标准	备注
5. 支持条件	5.2 教学设施	●实践基地	有能够满足教学要求的相对稳定的校外实习基地（建设时间在3年以上），每个毕业实习基地点年容纳量不得超过30个学生。毕业实习的指导教师必须具备中级以上职称，如在校外实习基地完成毕业论文，指导教师每人带教不超过3人	有能够满足教学要求的相对稳定的校外实习基地	有能够满足教学要求的相对稳定的校外实习基地（建设时间在3年以上），每个毕业实习基地点年容纳量不得超过30个学生。毕业实习的指导教师必须具备中级以上职称，如在校外实习基地完成毕业论文，指导教师每人带教不超过3人	能充分满足学生培养需要的校外实习基地质量指实习基地具有较强的指导教师力量、较好的药学实验和生产工艺设备条件、较明确的教育支持政策等
	5.3 图书资料	●图书资料与网络资源建设	具备满足教学科研所必需的计算机、网络条件以及图书资料等。能够满足教师的日常教学、科研和学生的学习所需，资源管理规范、共享程度高。学校图书馆或所属院（系、部）的资料室中应具有一定数量与本专业有关的中外文图书、期刊、手册、电子资源等各类资料。其中订阅国家权威机构认可的医药类核心期刊种类数不少于30种，外文期刊应有一定比例，有两年以上积累	具备满足教学科研所必需的计算机、网络条件以及图书资料等。能够满足教师的日常教学、科研和学生的学习所需，资源管理规范、共享程度高。学校图书馆或所属院（系、部）的资料室中应具有一定数量与本专业有关的中外文图书、期刊、手册、电子资源等各类资料	订阅国家权威机构认可的医药类核心期刊种类数不少于30种，外文期刊应有一定比例，有两年以上积累。建有本专业的网上课程资源和文献资源，并不断充实完善，以满足学生自主学习、个性化学习、扩展学习的需求。专业图书文献及网络资源的使用率高，教师和学生能够充分利用信息和通讯技术促进教学	学校每年图书文献资料购置经费及其占学校当年教育事业费拨款的比例必须达到国家有关规定的要求
6. 学生发展	6.1 招生	●招生政策	生源数量充足，质量较高	招生具体政策符合教育主管部门招生政策，能满足招生计划	生源数量充足，第一志愿率达到90%以上。能够根据社会需求，并与有关利益方进行协商，及时调整招生规模和招生要求	
		●招生质量		生源质量较高		

一级指标	二级指标	观测点	原有标准	保证标准	发展标准	备注
6. 学生发展	6.2 毕业与就业	●毕业认定		毕业考核及学位授予制度健全，学位授予程序严谨无误、执行严格	制定明确的措施进行毕业生能力测定或分析，建立毕业后跟踪、调查、反馈制度，并将相关信息用于完善教育计划	
		●就业		本专业的毕业生在就业市场上具有一定的竞争力。近三年平均就业率达到80%以上	专业的毕业生在就业市场上具有较强的竞争力。近三年平均就业率达到90%以上	
		●毕业生质量		社会和用人单位对毕业生的评价较高		
	6.3 学生指导	●学生支持与咨询	具有完善的学生学习指导、职业规划、就业指导、心理辅导等方面的措施并能够很好的执行落实。能够为学生搭建良好的科技创新活动平台，鼓励学生积极参与	具有学生学习指导、职业规划、就业指导、心理辅导等方面的措施并能够很好的执行落实	有专门的学生支持与咨询机构、设有专职人员，并能够及时为学生提供支持、咨询服务，能够对学生在学习、生活、心理、就业等方面进行定期、有效地指导	
		●学生科研		鼓励学生积极参与科学研究与科技创新活动	能够为学生搭建良好的科学研究与科技创新活动平台，学生参与科学研究与科技创新制度化、学生参与比例高，并取得成效	
	6.4 学生参与	●学生参与管理		在专业建设、教学改革、课程计划的制定和评估以及其他与学生有关的事务中充分尊重学生的意见和建议。支持学生依法成立学生组织	吸收学生参与学校管理、专业建设、教学改革、课程计划的制定与评估以及其他与学生有关的事务，发挥学生积极作用，成效显著	

一级指标	二级指标	观测点	原有标准	保证标准	发展标准	备注
7.教学管理	7.1 管理制度	●管理文件	专业教学管理文件和规章制度完备，并能严格贯彻执行，各类档案文件管理规范。具有符合专业培养目标的人才培养方案（培养计划），各门课程的教学大纲、教案等完备，具有科学性、合理性、完整性，并能够根据实际情况及教学质量评价结果及时更新。专业所在院系教学管理人员数量充足，且人员相对稳定	专业教学管理文件和规章制度完备，各类档案文件管理规范。学生成绩评定体系科学、规范	人才培养方案和各项管理文件具有科学性、合理性、完整性，能够严格贯彻执行，有落实、有成效，并能够根据实际情况及教学质量评价结果及时更新。建立学业成绩全过程评定体系，能够积极进行考试研究与改革，对考试结果进行分析，并有效促进教学和考试改革	
		●管理队伍		专业所在院系教学管理人员数量充足，且人员相对稳定	学术组织机构健全，对本专业的教学、科研管理发挥重要作用。行政人员能够做到以人为本、以教学工作为中心，认真履行自身职责	
	7.2 质量控制	●质量控制与评价机制	具有比较完善的质量控制与评价机制，有明确的质量控制内容和要求。主要包含对教师的教学水平和学术水平、专业软硬件建设、教学和学习环境、学生素质、学生的科技创新活动、日常管理运行情况等方面的质量控制。具有比较健全的各主要教学环节的质量标准，并能严格执行，学校或院系定期进行教学质量评价。具有比较完备的毕业生跟踪反馈体系	具有比较完善的质量控制与评价机制，有明确的质量控制内容和要求。具有比较健全的各主要教学环节的质量标准，并能严格执行，学校或院系定期进行教学质量评价	教育评价能够涉及到各个教学环节，包含对教师的教学水平和学术水平、专业软硬件建设、教学和学习环境、学生素质、学生的科技创新活动、日常管理运行情况等各方面的质量控制	
		●信息反馈与收集、分析		教师、学生等的教学信息反馈机制完善，信息收集及时	具有专门的信息反馈机构，反馈渠道多而畅通	

一级指标	二级指标	观测点	原有标准	保证标准	发展标准	备注
7.教学管理	7.2 质量控制	●学校内外部参与评价	具有比较完善的质量控制与评价机制,有明确的质量控制内容和要求。主要包含对教师的教学水平和学术水平、专业软硬件建设、教学和学习环境、学生素质、学生的科技创新活动、日常管理运行情况等各方面的质量控制。具有比较健全的各主要教学环节的质量标准,并能严格执行,学校或院系定期进行教学质量评价。具有比较完备的毕业生跟踪反馈体系	学校领导、教师、学生、行政人员等积极参与专业教学质量评价活动	学校行政主管部门、用人单位、毕业后教育机构、行业等积极参与专业教学质量评价活动,并对教学质量提升发挥重要作用	
		●毕业生质量评价		能够建立学生质量综合评价体系,跟踪毕业生发展	及时根据毕业生情况调整本专业人才培养方案和教学计划,改进教学工作,成效显著	

附录 V

高等学校药学本科专业规范
（讨论稿）

1. 培养目标

本专业培养德、智、体、美全面发展，具备药学学科基本理论、基本知识和实验技能，能够从事药物研究与开发、药物生产、药物质量控制和药物临床应用等方面工作的专门技术人才。

2. 培养要求

（1）素质结构要求

思想道德素质：热爱社会主义祖国，拥护中国共产党领导；学习马列主义、毛泽东思想和中国特色社会主义理论体系，树立科学的世界观和人生观；具有高尚的道德品质、健全的法制意识、诚信意识和集体主义精神；具有较强的社会责任感和药学职业道德。

人文素质：具有良好的文化素养，一定的文学艺术修养，强烈的现代意识和亲善的人际交往意识。

专业素质：具备从事药物研究与开发、药物生产、药物质量控制、药物临床应用等方面工作所应有的科学素养，理解并能运用科学思维方法和科学研究方法，具备创新意识。了解药学及相关领域前沿和发展趋势。

身心素质：养成良好的体育锻炼和卫生习惯，具有良好的身体与心理素质。

（2）能力结构要求

获取知识能力：具有较强的获取知识、更新知识和拓展知识的能力；良好的语言、文字表达能力和社会交往能力，计算机与信息技术应用能力和文献检索能力。

应用知识能力：受到各学科实验技能、科学研究的基本训练，具有较强的综合实践能力，具备药物研究与开发、药物生产、药物质量控制和药物临床应用的基本能力和运用综合理论知识解决实际问题的能力。

创新能力：具有创新意识和初步的科学研究能力；具有归纳、整理、分析实验结果，撰写论文，参与学术交流的能力。

（3）知识结构要求

专业知识：掌握药物化学、药剂学、药理学、药物分析、天然药物化学和生药学等方面的基本理论、基本知识，熟悉药事法规、政策。

自然科学知识：掌握数学、物理、无机化学、有机化学、分析化学（含仪器分析）、物理化学、人体解剖生理学、生物化学、微生物学与免疫学和临床医学等方面的基本理论、基本知识。

人文社会科学知识：具有一定的哲学、心理学、法学、文学、艺术等人文学科知识。

工具性知识：掌握外语、计算机与信息技术应用、文献检索、科研方法、科技写作等方面的知识；了解药学及相关学科的发展动态和前沿信息。

3．主干学科

药学、化学、生物学、基础医学。

4．主要课程及学时要求

4.1 主要课程

主要课程包括化学基础课程体系；生物学与医学基础课程体系；学科专业课程体系。

（1）化学基础课程体系

化学基础课程体系主要包括无机化学、有机化学、分析化学和物理化学课程。

（2）生物学与医学基础课程体系

生物学与医学基础课程体系主要包括人体解剖生理学、生物化学、微生物学与免疫学和临床医学概论课程。

（3）学科专业课程体系

学科专业课程体系主要包括药物化学、药剂学、药理学、药物分析、天然药物化学和生药学课程。

4.2 主要课程理论课最低学时学分要求

课程名称	最低学时（学分）	课程名称	最低学时（学分）
无机化学	48（3）	有机化学	80（5）
分析化学（含仪器分析）	64（4）	物理化学	64（4）
人体解剖生理学	48（3）	生物化学	48（3）
微生物学与免疫学	32（2）	临床医学概论	32（2）
药物化学	48（3）	药剂学	48（3）
药理学	48（3）	药物分析	48（3）
天然药物化学	32（2）	生药学	32（2）

本专业总学分数应控制在 160 至 180 个学分左右。（建议理论课按 16 学时折合 1 学分计算，实验课按 32 学时折合 1 学分计算，见习、实习等按每周折合 1 学分计算）。

5．修业年限

本专业基本学制 4 年。

6．授予学位

授予理学或医学学士学位。

7．相近专业

药物制剂、中药学、临床药学、制药工程等专业。

8．主要实践性环节

本专业必须加强实践性环节的教学，以提高学生的实践能力和创新意识。具有满足药学教育需要的完备的实践教学体系，包括独立设置的实验课程教学、见习、社会实践、毕业实习和毕业论文等多种形式。

主要实验课程应包括：无机化学实验、有机化学实验、分析化学实验、物理化学实验、人体解剖生理学实验、生物化学实验、微生物学与免疫学实验、药物化学实验、药剂学实验、药理学实验、药物分析实验、天然药物化学实验和生药学实验。有综合性、设计性实验的课程占有实验的课程总数的比例应达到 60% 以上。

学校除在校内开展实践外，还需在医药企事业单位、研究院所、医疗机构等单位开展形式多样的校外实践活动，为学生提供参与药学实践的机会，使学生在实验技能和综合实践能力的培养方面得到锻炼。

毕业论文须保证一个学生一个题目，综述不能作为毕业论文的选题。

实践性环节教学安排表

实践教学名称	学时要求
主要课程的实验教学	实验课学时与相应理论课学时之比大于等于 0.8，或主干课程实验课总学时达到 550 学时以上
教学见习、认识见习、生产见习	不少于 1 周
毕业实习（毕业论文）	不少于 16 周
其它实践环节（暑期社会实践、科技活动、军训等）	各学校自主制定

9. 专业基本教学条件

（1）师资队伍

具有满足本专业教学需要的教师数量以及符合本专业可持续发展所需要的师资结构，专业主要课程教师数量充足；学校整体师资数量符合教育部普通高等学校基本办学条件指标合格标准（教育部教发〔2004〕2 号），整体师资结构科学合理，师生比不低于 1:16。

具有药学学历教育背景、正高级专业技术职称、学术造诣较高的专业负责人。其中药物化学、药剂学、药物分析 3 门课程每门至少有 1 名具有药学学历教育背景的副教授以上职称的课程负责人，药理学至少有 1 名具有药学或医学学历教育背景的副教授以上职称的课程负责人。

担任药物化学、药剂学、药物分析、天然药物化学、生药学课程教学的师资中，80% 以上的教师必须具备药学学历教育背景。担任药理学课程教学的师资中，80% 以上的教师必须具备药学或医学学历教育背景。担任 6 门学科专业课程教学的 35 岁以下教师，必须具有硕士及以上学位。

教师能够胜任本科教学任务，积极开展教育教学改革，学生对教学工作总体比较满意，试卷命题和评分程序规范。主要课程的教师以第一作者或通讯作者近三年发表本专业学术论文或参编正式出版教材数至少达到人均 1 篇（种）以上。学科专业课程体系中各课程的负责人要有明确的科研方向，应有主持药学科研项目的经历。

（2）图书资料、教材

有科学的教材选用和评估制度，主要课程应选用国家规划或其他同行公认的优秀教材。

具备满足教学科研所必需的计算机、网络条件以及图书资料等。能够满足教师的日常教学、科研和学生的学习所需，资源管理规范、共享程度高。学校图书馆或所属院（系、部）的资料室中应具有一定数量与本专业有关的中外文图书、期刊、资料、电子资源等各类资料，且各类资料的利用率高。其中订阅医药类核心期刊种类数不少于 30 种，外文期刊应有一定比例。

（3）实验室

必须建有与主要实验课程相对应的实验室，或相应的实验教学中心。生均教学科研仪器设备值不低于 5000 元。化学基础课程体系和生物学与医学基础课程体系中课程相应的实验课，每组学生数不超过 2 人；学科专业课程体系中课程相应的实验课，每组学生数不超过 3 人。在制度和经费上保证实验室对本科生开放。

（4）实习基地

有能够满足教学要求的相对稳定的校内外实习基地，实习基地应能够提供一定的与专业培养目标相关的实习条件，并能进行相应的考核。毕业论文的指导教师必须具备中级以上职称或博士学位。

（5）教学经费

教学经费有保证，总量能满足教学需要，专业仪器设备经费总值不低于 300 万元。每年的正常教学经费不低于学校本专业学费收入的 20%。

10. 专业规范的附录

附录 A　主要课程基本要求

附录 B　主要实践性教学环节基本要求

附录 A

主要课程基本要求

1. 无机化学

无机化学是研究无机化合物的结构、性质、反应、合成和相互间转变规律的一门科学。学习目标：本课程要求学生掌握无机化学基本概念和理论，熟悉相关计算，为后续课程的学习打下良好的基础。课程基本教学内容包括：无机化学发展简介、溶液和气体、热力学初步、化学反应速率和化学平衡、酸碱平衡和沉淀溶解平衡、氧化还原反应和电化学、原子结构、分子结构、配合物。主要知识点包括：溶液的性质、气体的通性、理想气体的分压定律和分体积定律；稀溶液的依数性；热力学第一定律、热化学方程式、盖斯定律、内能、焓、熵、吉布斯自由能和化学反应方向的判据；化学平衡、多重平衡规则、化学反应等温式、化学平衡的移动及其影响因素；反应速率的碰撞理论和过渡状态理论、影响化学反应速率的因素；强电解质溶液理论、酸碱质子理论、弱酸弱碱的电离平衡及有关计算、缓冲溶液的作用原理及相关计算；溶度积原理、分步沉淀和沉淀的转化；氧化还原反应的基本概念、原电池和标准电极电势、电池的电动势、能斯特方程及应用；微观粒子的运动规律、多电子原子结构、元素某些基本性质及其变化规律；离子键理论、共价键理论（包括价键理论、杂化轨道理论、分子轨道理论以及价层电子对互斥理论）、分子间作用力；配合物的组成和命名、配合物的价键理论和晶体场理论、配位平衡的相关计算。

参考学时：不少于48学时。

2. 有机化学

有机化学是研究有机化合物的结构、性质、分离纯化、合成、应用和相互间转变规律的一门科学。学习目标：本课程要求学生掌握有机化学的基本知识、基本理论和基本反应。课程基本教学内容包括：各类有机化合物的结构和命名、主要物理性质和化学性质、结构与反应性的关系、分离和结构鉴定方法、有机化合物的来源和制备方法、重要的有机反应机理、立体化学基础知识。主要知识点包括：（1）烷烃和环烷烃、烯烃、炔烃和二烯烃、卤代烃、芳烃、醇酚醚、醛和酮、羧酸和取代羧酸、羧酸衍生物、有机含氮化合物、杂环化合物、萜类和甾体化合物、糖类等各类化合物的命名、结构、物理性质、化学性质、用途、来源和制备方法；（2）同分异构体的分类、构象异构和构型异构的概念，构型的命名和表示方法、反应中的立体化学等；（3）自由基取代反应、亲电取代反应、亲核取代反应、亲电加成反应、亲核加成反应、消除反应、缩合反应、重排反应、协同反应、氧化还原反应等各种类型有机反应的反应条件、影响因素及应用范围。

参考学时：不少于80学时。

3. 分析化学

分析化学是研究物质的化学组成的分析方法及其相关理论的一门科学。分析化学课程教学分为化学分析和仪器分析两大部分。学习目标：本课程要求学生掌握化学分析和仪器分析的基本知识、基本理论和基本操作。化学分析基本教学内容包括：误差和分析数据处理、酸碱滴定法、络合滴定法、氧化还原滴定法、沉淀滴定法和重量分析法。仪器分析基本教学内容包括：电位法及永停滴定法、紫外－可见分光光度法、荧光分析法、原子吸收分光光度法、红外分光光度法、核磁共振波谱法、质谱法、经典液相色谱法、气相色谱法、高效液相色谱法。化学分析主要知识点包括：误差的概念和分类，有效数字及运算法则，有限量实验数据的统计处理；各滴定分析的基本理论与滴定方法；标准溶液的配制及标定，药物含量测定。仪器分析主要知识点包括：电位法基本概念，常用的指示电极和参比电极，电极电位的计算和测量，电位滴定、永停滴定原理、确定终点的方法及应用；电磁波的波长与能量的关系及电磁波谱的产生过程，波谱分析和质谱分析的理论及其在药物的化学结构分析和定性定量分析中的应用；色谱分析的基本理论，各类色谱分析方法的特点、仪器主要部件及其在药物分离和分析中的应用。

参考学时：不少于 64 学时。

4. 物理化学

物理化学是从研究物理变化和化学变化的联系入手，探求化学变化的基本规律的一门科学。学习目标：本课程要求学生掌握物理化学的基本知识、基本概念及计算方法。掌握化学热力学、化学动力学、电化学、表面胶体等的基本理论、基本知识和有关计算；掌握与药学联系密切的物理化学基本原理；熟悉热力学定律在化学平衡、相平衡等各领域中的应用。课程基本教学内容包括：热力学第一定律和第二定律、化学平衡、相平衡、电化学、化学动力学、表面化学、胶体分散体系、大分子溶液。主要知识点包括：系统、状态函数、过程、功与热、热力学能、可逆过程、焓、热力学第一定律及其应用；卡诺（Carnot）循环、热力学第二定律、熵、热力学第三定律、亥姆霍兹（Helmholtz）自由能、吉布斯（Gibbs）自由能、热力学函数间的关系、多组分体系、化学势及其标准态；平衡常数定义及表示式、范霍夫（Van Hoff）方程、影响化学平衡的条件；相与相律、克劳修斯－克拉贝龙（Clausius－Clapeyron）方程、杠杆规则、蒸馏与精馏、水蒸气蒸馏、各种常见类型的相图；电解质溶液基本概念、电导测定及其应用、强电解质溶液理论、可逆电池、能斯特方程、可逆电池热力学、不可逆电池与极化；反应速率方程、速度常数、基元反应、总包反应、质量作用定律、反应级数、反应分子数、简单级数反应、典型复杂反应、碰撞理论、过渡态理论；表面吉布斯能、表面张力、弯曲表面、润湿与铺展、界面吸附、表面活性剂初步；胶体的分类与制备、胶体的性质（动力学、光学、电学）、胶团结构；扩散双电层理论、溶胶的稳定与聚沉、乳状液、泡沫、气溶胶；高分子的结构特征、平均分子量、黏度与流变性、高分子溶液的稳定性、渗透压、唐南（Donnan）膜平衡。

参考学时：不少于 64 学时。

5．人体解剖生理学

人体解剖生理学是研究人体各部分正常形态结构和生命活动规律的科学。它由人体解剖学和人体生理学两部分组成，前者是研究人体各部正常形态结构的科学，后者是研究人体生命现象或生理功能的科学。学习目标：本课程要求学生了解人体的基本结构，熟悉人体主要器官、系统的形态和结构。掌握现代生理学的基本理论、基本知识，从分子、细胞、器官、系统水平，特别是从整体水平认识人体生理功能、发生机制及其调节。课程基本教学内容包括：人体各系统、各器官正常形态结构，人体各种机能活动发生的原理、发生的条件、人体的机能整体性及其与环境变化的对立统一关系，人体整体及其各系统机能活动的变化规律。主要知识点包括：人体各系统、各器官正常形态结构；正常人体生命现象，主要包括血液循环、呼吸、消化、泌尿、生殖、神经、内分泌、运动等系统产生的原理、活动规律及人体内外环境变化对它们的影响。

参考学时：不少于 48 学时。

6．生物化学

生物化学是生命的化学，是研究生物体化学组成和化学变化规律的一门科学。学习目标：本课程要求学生掌握生物化学的基本理论和基本知识，熟悉药物作用的生物化学原理，了解药物研究的生物化学基础。课程基本教学内容包括：生命的分子基础包括糖和脂类化学、维生素与微量元素、蛋白质和核酸化学、酶；物质代谢与能量转换包括生物氧化、糖代谢、脂代谢、蛋白质分解代谢、核酸与核苷酸代谢、代谢调控；遗传信息传递包括 DNA 复制与修复、基因转录、蛋白质生物合成、基因表达调控；药学生物化学基础。主要知识点包括：多糖、脂类、维生素、蛋白质、核酸的化学结构、性质和生物功能，蛋白质和核酸分离纯化原理与方法，酶的结构、功能及酶反应动力学；线粒体氧化磷酸化、糖的分解与合成代谢及糖代谢调节，脂类贮存与转运、脂类分解与合成代谢及脂代谢调节，氨基酸和蛋白质分解与合成代谢，核苷酸生物合成和分解；原核与真核生物 DNA 复制、DNA 损伤与修复、基因转录、转录调控及转录后加工，蛋白质生物合成及调控、蛋白质合成后加工；

药物代谢转化的酶系、生物药物的分类与应用。

参考学时：不少于 48 学时。

7. 微生物学与免疫学

微生物学是研究微生物的形态、结构、生理、遗传变异、进化、分类，以及微生物与人类、自然界的相互关系的一门科学，免疫学是研究机体免疫系统的组织结构和生理功能的一门科学。学习目标：本课程要求学生掌握微生物学与免疫学的基本理论、基础知识及在药学中的应用。课程基本教学内容包括：细菌、真菌和病毒等微生物主要类群的生物学特性、营养繁殖、遗传变异和分类方法；常用消毒灭菌方法；抗生素药效学研究和药物的微生物学检查方法；免疫系统组成、免疫应答、免疫学检测及免疫预防和治疗等相关知识。主要知识点包括：细菌、放线菌、酵母菌和霉菌的形态结构、生长繁殖和培养特征；病毒的生物学性状及增殖过程；微生物的营养、代谢、生长与繁殖；微生物的控制；微生物的遗传变异和菌种保藏；抗生素分类、活性测定和体内外药效学研究方法；微生物法生产抗生素、氨基酸、维生素、酶等；药品的微生物学检查；抗原的特性、分类、交叉反应及免疫佐剂；免疫系统组成；免疫器官基本知识；免疫细胞类别、重要膜表面分子、细胞亚群及生物学功能；免疫球蛋白结构、类别、特点及生物学活性；补体组成、特性、激活过程；HLA 遗传特点、生物学功能；细胞因子分类及其生物学特性；免疫应答类型，体液免疫及细胞免疫主要过程及效应，免疫耐受和免疫调节等概念；各型超敏反应特点、发生机制及临床常见疾病；免疫学检测和免疫防治的方法。

参考学时：不少于 32 学时。

8. 临床医学概论

临床医学概论是简要介绍疾病发生、发展及其转归的临床医学课程。学习目标：本课程要求学生了解临床医学的基本理论，临床常见疾病的主要临床表现、诊断要点和治疗方法。课程基本教学内容包括：各类疾病流行病学，实验室检查的主要方法及各项指标的临床意义，各类疾病发病机制、主要临床表现、诊断依据和主要治疗方法。主要知识点包括：（1）内科疾病，包括神经精神系统、心血 管系统、呼吸系统、消化系统、泌尿生殖系统、内分泌系统、血液系统等常见病、多发病和传染病的主要症状、体征，诊断依据和药物治疗要点。（2）外科与其他临床学科常见疾病的主要症状、体征、诊断和药物治疗要点。（3）常用实验室检查及其临床意义。

参考学时：不少于 32 学时。

9．药物化学

药物化学是关于药物的发现、发展和确证，并在分子水平上研究药物与人体或者药物与各种病原生物体相互作用规律和理化性质的一门科学。学习目标：本课程要求学生了解药物发展史、药物化学的研究内容和药物开发过程，熟悉药物作用的分子机理、各类药物的发现和发展过程、新药研究的现状，掌握药物分子设计与结构修饰的方法、常用药物的理化性质和临床用途等。课程基本教学内容包括：药物化学的发展史；先导化合物的发现途径和优化方法、药物结构与活性的关系、定量构效关系与计算机辅助药物设计、各类药物的发现和发展过程；常用药物的名称、化学结构、理化性质和用途，重要药物的体内代谢产物与生物活性的关系，典型药物的合成方法、构效关系，药物的化学结构与稳定性的关系。主要知识点包括：药物研究与开发，药物分子设计与结构修饰，镇静催眠药和抗癫痫药、精神神经疾病治疗药、神经退行性疾病治疗药物、镇痛药、局部麻醉药、拟胆碱和抗胆碱药、组胺受体拮抗剂及抗过敏和抗溃疡药、作用于肾上腺素能受体的药物、抗高血压药和利尿药、心脏疾病用药和血脂调节药、甾体激素药物、降血糖药物和骨质疏松治疗药物、合成抗菌药、抗病毒药、抗生素、抗肿瘤药物、抗寄生虫药、非甾体抗炎药、维生素。

参考学时：不少于 48 学时。

10．药剂学

药剂学是研究药物制剂的基本理论、处方设计、制备工艺、质量控制和合理应用等的一门综合性应用技术科学。学习目标：本课程要求学生掌握药物剂型及制剂的理论、处方设计、制备工艺和质量控制等方面的基本知识和技能。本课程基本教学内容包括：药剂学的基本概念、药物剂型的分类，常用剂型、制剂的处方与制备工艺、质量控制、药用辅料的合理应用以及新型药物传输系统和生物药剂学与药物动力学概况等。主要知识点包括：（1）药剂学概论，包括药剂学的基本概念、基本内容与任务、药物制剂研发、生产及管理的基本法规；（2）制剂设计的基本理论，包括制剂处方设计前工作、溶液和微粒分散系、表面活性剂、粉体学、流变学、制剂稳定性；（3）剂型各论，包括固体制剂（散剂、颗粒剂、胶囊剂、滴丸剂、片剂等）、液体制剂（溶液剂、混悬剂和乳剂等）、无菌制剂（注射剂和滴眼剂等）、半固体制剂（软膏剂、凝胶剂等）及其他剂型（栓剂、膜剂、气雾剂和粉雾剂等）；（4）

新制剂技术，包括固体分散技术、包合技术、微囊化技术、脂质体技术、纳米化技术等；（5）新型药物传输系统，包括口服缓释与控释给药系统、靶向给药系统、经皮给药系统等；（6）生物药剂学与药物动力学，包括吸收、分布、代谢及排泄过程，隔室模型、统计矩模型，生物利用度及生物等效性等基本概念。

参考学时：不少于48学时。

11. 药理学

药理学是研究药物与机体（包括病原体）间相互作用规律的一门学科，是药学与医学之间的桥梁和纽带。学习目标：本课程要求学生能够系统地理解和掌握药理学的基础理论、研究方法、发展趋势、新药研发过程等方面知识，为指导临床合理用药及新药研发提供理论依据和思路。课程基本教学内容包括：以生理学、生物化学、病理生理学、细胞生物学等学科知识为基础，综合阐述各类药物的药理作用、作用机制、临床应用、不良反应与防治，以及药物间的相互作用。主要知识点包括：（1）药理学概论，包括药理学的基本概念及发展史、药效学（药物对机体的作用及其作用规律）和药动学（机体对药物处置的动态变化规律）的基本理论，以及药理学在新药发现和新药研制中的重要作用和地位。（2）药理学各论，包括传出神经系统药物、中枢神经系统药物、心血管系统药物、内脏系统药物、激素类药物、化疗药物（包括抗病原微生物药物、抗寄生虫药物和抗恶性肿瘤药物）的药理作用、作用特点、作用机制、体内过程、临床应用、不良反应及其防治。

参考学时：不少于48学时。

12. 药物分析

药物分析是研究与发展药品质量控制和体内药物分析的方法科学，主要运用化学、物理及生物学的方法和技术研究和控制药物及其制剂的质量。学习目标：本课程要求学生具备强烈的药品全面质量控制的观念，具备研究探索药品质量的基本知识和技能，使学生能够胜任药物研究、生产、供应和临床使用过程中的药品质量分析和体内药物分析。课程基本教学内容包括：药品质量分析和控制的基本理论、方法和应用。主要知识点包括：药品质量控制体系、药品标准和药品检验工作的基本程序；药物的鉴别、检查和含量测定的基本规律、基本方法、样品处理和药物分析方法验证；体内药物分析的基本理论、生物样品及其前处理方法、定量分析方法的验证；药物制剂分析的特点与基本方法；药品质量标准研究制订的基本原则、内容与方法；中药和生物药物分析的特点与基本方法；典型药物的结构、性质，及其质量分析控制的基本方法、原理和特点；药物分析的新方法与新技术及其应用进展。

参考学时：不少于 48 学时。

13. 天然药物化学

天然药物化学是运用现代科学理论与方法研究中药及天然药物中化学成分的一门科学。学习目标：本课程要求学生掌握天然药物化学的相关理论，天然活性成分的物理化学性质、提取分离和结构鉴定的基本方法，使学生初步具有从事与天然药物的生产和研究相关工作的基本知识和基本技能。课程基本教学内容包括：各类天然活性成分的主要结构特征、理化性质和检识、提取分离方法，波谱技术和理化鉴定方法在天然活性成分结构鉴定中的应用，天然药物化学在中药、天然药物新药研发中的作用以及研究进展。主要知识点包括：生物碱、糖和苷类、香豆素、醌类、黄酮类、萜类（含三萜）及甾体类化合物的结构特征、理化性质、提取分离和结构鉴定方法，重要天然化合物的生物活性。

参考学时：不少于 32 学时。

14. 生药学

生药学是以天然来源的、未经加工或只经简单加工的、具有医疗或保健作用的植物、动物和矿物为研究对象，研究其质量和变化规律，探讨其资源和可持续利用的一门科学。学习目标：本课程要求学生掌握生药真实性、有效性、安全性评价的基本理论与方法，具备研究、探索生药质量控制和资源可持续利用的基本知识和技能，能够从事与生药（或中药）的生产、供应、临床使用、研究开发相关工作。课程基本教学内容包括：生药质量控制和资源可持续利用的基本理论、方法和应用，最新研究进展及新药开发。主要知识点包括：生药的真实性（生药的真伪鉴别方法，包含植物学的部分基础知识，如植物细胞、植物组织、植物器官的显微构造）、有效性（生药的化学成分及有效成分的定性定量分析）、安全性（生药中的内源性及外源性有害成分及控制方法）评价方法；生药质量标准制订的基本原则、内容与方法；生药质量影响因素及调控；生药资源及可持续利用原理与方法；常用生药：冬虫夏草、茯苓、绵马贯众、银杏叶、麻黄、关木通、细辛、大黄、何首乌、黄连、川乌（含附子）、芍药、防己、厚朴、五味子、肉桂、延胡索、大青叶、苦杏仁、甘草、黄柏、山楂、葛根、黄芪、陈皮、人参、三七、当归、沉香、小茴香、柴胡、川芎、秦皮、马钱子、薄荷、丹参、黄芩、枸杞子、洋金花、地黄、栀子、金银花、党参、茵陈、红花、槟榔、半夏、百部、川贝母、浙贝母、麦冬、西红花、砂仁、天麻、石斛、斑蝥、蟾酥、鹿茸、麝香、牛黄、朱砂、雄黄等的基源、主产地、采制、性状、显微特征、化学成分、理化鉴别、含量测定、药理作用及功效。

参考学时：不少于 32 学时。

附录 B

主要实践性教学环节基本要求

一、药学专业实践性教学环节构成及最低学分要求

1. 实验课程，主要课程的实验教学环节最低学分应不低于 17 学分；
2. 生产实习（认识性见习），应不低于 1 学分（1 周）；
3. 毕业实习（毕业论文），应不低于 16 学分（16 周）；
4. 社会实践（或科技活动实践），应不低于 2 学分（2 周）；
5. 军事技能课训练，应不低于 2 学分（2 周）；

二、药学专业主要课程实验教学环节基本要求

1. 无机化学实验

学分学时：建议最低学分 1，最低学时 32。

基本要求：

掌握：玻璃仪器的洗涤、干燥及正确使用；台秤及电子天平的使用；固体和液体试剂的取用；蒸发和浓缩等基本操作；固体的溶解、结晶与重结晶；复盐的制备原理；H^+ 离子浓度测定的基本操作；常见金属离子、非金属离子的鉴定方法；固液的分离（倾析法、普通过滤、减压过滤、离心分离法）和沉淀的洗涤等基本操作；常规的加热（电加热套、水浴）、冷却、搅拌、陈化等操作；简单无机药物的制备原理和操作方法。

熟悉：化学实验室安全规则、化学实验意外事故的处理、化学实验废液的处理；实验数据的表达与处理；无机药物中无机物杂质限度检查原理；固体和液体的干燥；沉淀完全的检查方法；电极电势和电池电动势的测定方法；

配合物的基本性质。

了解：试剂的级别；铬酸洗液的配制方法与再生；盐类溶解度和温度的关系；酸碱滴定管和比色管等基本操作；微型无机化学实验设计和环保意义；盐桥的制法；产品的限量分析方法；p 区元素重要化合物的主要性质；d 区和 ds 区元素重要化合物的主要性质；无机物分子或基团的空间构型的判断原理；

参考实验项目：

硝酸钾溶解度曲线的绘制；药用氯化钠的制备及杂质限度检查；p 区元素；d 区元素和 ds 区元素；常见金属离子、非金属离子的鉴定；无机样品分析；酸碱平衡和沉淀溶解平衡；氧化还原反应；过氧化氢分解热的测定；化学反应速率和活化能的测定；醋酸电离常数的测定 – 目视比色法、电导率法；硼酸电离常数的测定 – pH 法；硫酸钙溶度积常数的测定 – 离子交换法；卤化银溶度积常数的测定 – 电位法；五水硫酸铜的制备与提纯；十二钨硅酸的制备、萃取分离及表征；镍配合物的制备、组成测定及物性分析；三氯化六氨合钴（Ⅲ）的制备及组成的测定；硫酸亚铁铵的制备；药用葡萄糖酸锌的制备；某些无机物分子或基团的空间构型；配合物的生成和性质；含 Cr（Ⅵ）废液的处理；由铝土矿制备聚碱式氯化铝；银氨配离子配位数的测定；硫酸四氨合铜的制备；酸碱的测定。

2．有机化学实验

学分学时：建议最低学分 2，最低学时 64。

基本要求：

掌握：熔点、沸点的测定原理和方法；液 – 液萃取的原理和方法；液体和固体的干燥原理和方法；加热、冷却、回流、搅拌和滴加等常用反应装置；常压蒸馏、分馏、减压蒸馏和水蒸气蒸馏的原理和方法；过滤、重结晶的原理和方法；常见有机化合物的制备原理和方法。

熟悉：各类有机化合物的化学鉴别方法；采用薄层色谱、柱层色谱对有机化合物进行分析和分离的方法。

了解：有机实验低温技术、常用有机溶剂的纯化技术。

参考实验项目：

熔点的测定；蒸馏及沸点的测定；重结晶；水蒸气蒸馏；减压蒸馏；萃取和洗涤；柱层色谱和薄层色谱分离分析方法；溴乙烷的制备；溴丁烷的制备；乙酰苯胺的制备；叔丁基氯的制备；二苯甲醇的制备；三苯甲醇的制备；1 – 苄基环戊醇的制备；己二酸的制备；苯甲酸的制备；乙酸乙酯的制备；苯

甲酸乙酯的制备；乙酰乙酸乙酯的制备；肉桂酸的制备；2－乙基－2－已烯醛的制备；苯亚甲基苯乙酮的制备；呋喃甲醇和呋喃甲酸的制备；苯甲醇和苯甲酸的制备；甲基橙的制备；甲基红的制备；取代苯甲酸的制备；对氯苯氧乙酸的制备；香豆素－3－羧酸乙酯的制备；脂肪烃、芳香烃和卤代烃的性质；醇、酚、醚的性质；醛、酮的性质；羧酸及其衍生物的性质；胺的性质；糖的性质；用官能团反应鉴别未知有机化合物。

3. 分析化学实验

学分学时：建议最低学分 1.5，最低学时 48。

基本要求：

掌握：分析天平的使用；直接称量法、减重称量法和定重称量法；滴定管、移液管和量瓶的操作技术；标准溶液的配制与标定；酸碱滴定法测定酸或碱性药物的含量与指示剂的正确使用；EDTA 标准溶液的配制和标定方法；金属指示剂的变色原理和使用注意事项；$Na_2S_2O_3$ 标准溶液的配制与标定；碘量瓶使用方法；碘量法中直接碘量法与置换滴定法的原理和操作；沉淀重量法的基本操作，包括沉淀的制备、洗涤、干燥、炽灼、恒重、称量和计算；用 pH 计测定溶液 pH 值的方法；电位滴定法确定终点的方法；可见－紫外分光光度计的使用和定量分析方法；薄层色谱板的制备和薄层色谱定性鉴别方法；气相色谱仪的性能检查和使用方法；气相色谱法色谱条件的选择；归一化法和内标法的气相色谱定量分析方法；高效液相色谱仪的性能检查和使用方法及色谱参数的测量；高效液相色谱法色谱条件的选择；内标法和外标法的高效液相色谱定量方法。

熟悉：比色法的原理及分析条件的选择；含量测定标准曲线法的应用；气相色谱仪的灵敏度和定性、定量误差等主要性能的检查和计算方法。高效液相色谱仪的灵敏度和定性、定量误差等主要性能的检查和计算方法；平面色谱法（包括纸色谱法和薄层色谱法）的操作过程和薄层色谱法测定硅胶或氧化铝活度的基本方法。

了解：分析天平的结构和原理；EDTA 测定法的原理和计算方法；间接碘量法中滴定生成物方法的原理和计算方法；晶形沉淀的条件；气相色谱仪的结构和工作原理；高效液相色谱仪的结构和工作原理；高效液相色谱法在药物含量测定中的应用。

参考实验项目：

分析天平的称量练习和滴定分析基本操作；氢氧化钠标准溶液（0.1mol/

L）的配制和标定及醋酸和混酸的测定；醋酸的含量测定；苯甲酸的含量测定；盐酸标准溶液（0.1mol/L）的配制和标定及硼砂的测定；药用 NaOH 的含量测定；水杨酸钠的含量测定；EDTA 标准溶液（0.05mol/L）的配制和标定及明矾和水的硬度测定；硫代硫酸钠标准溶液（0.1mol/L）的配制和标定及铜盐的测定；维生素 C 含量测定（直接碘量法）；葡萄糖的含量测定（间接碘量法）；硫酸钠的测定；氯化钡结晶水的测定；氯化钠中氯的含量测定（铁铵矾指示剂法）；用 pH 计测定溶液的 pH 和磷酸的电位滴定；氟离子选择电极的性能检验及水样中氟离子的含量测定；磺胺嘧啶的重氮化滴定（永停滴定法）；可见－紫外分光光度计的性能检定及使用方法；维生素 B_{12} 吸收光谱的绘制及其注射液的鉴别和测定；双波长法测定复方磺胺甲噁唑及甲氧苄啶含量；荧光法测定硫酸奎尼丁；荧光法测定维生素 B_2 的含量；校正曲线法测定水中铁（可见－紫外分光光度法）；原料药品吸收系数的测定（可见－紫外分光光度法）；气相色谱仪的性能检查；气相色谱分离条件的选择；气相色谱归一化法测定烷烃混合物；气相色谱内标法测定酒或酊剂中乙醇含量；气相色谱法测定微量水分；程序升温毛细管气相色谱法测定药物有机溶剂残留量；高效液相色谱仪的性能检查和色谱参数的测定；高效液相色谱内标对比法测定对－乙酰氨基酚；高效液相色谱内标对比法测定泼尼松龙的含量；硅胶（粘合板）的活度测定；乙酸曲安奈德的杂质检查（薄层色谱法）；磺胺类药物的分离与鉴定（薄层色谱法）；盐酸苯乙双胍杂质限度检查（纸色谱法下行展开）。

4. 物理化学实验

学分学时：建议最低学分 1.5，最低学时 48。

基本要求：

掌握：恒温槽的使用及其控温效果的评价方法；摩尔气化焓、溶解焓或中和焓测定的基本原理和方法；二元溶液气液平衡相图的原理及其绘制方法；二元简单低共熔体系平衡相图的原理及其绘制方法；三组分体系相图的表示及绘制；冰点下降法测定注射液渗透压的原理和方法；凝固点测定仪的结构，贝克曼温度计的使用及其温度计的校正方法；电导率仪的使用方法；电化学方法测定溶液 pH 值和难溶盐的 Ksp 的原理和方法；一级化学反应速率常数的测定原理和方法及其药物化学稳定性预测；二级化学反应速率常数的测定原理和方法及其药物化学稳定性预测；最大气泡压力法测定溶液表面张力的原理、方法及表面吸附量的测定方法；临界胶束浓度（cmc）的测定原理及方法；固体表面的吸附及其比表面测定原理和方法；黏度和黏均分子量的测定原理和方法；憎液溶胶的制备方法及其光学、电学和动力性质。

熟悉：恒温槽控温原理；简单的压力控制方法和等张仪的使用；氧弹式量热计和其他量热计的结构和使用方法，应用图解法校正温度改变值；差热分析仪的工作原理和使用方法；沸点仪的结构和使用方法；步冷曲线的绘制及其转折点的物理意义；分配系数和表观分配系数的差别；一级反应的特点和即时浓度测定方法；二级反应的特点和数据处理方法；表面张力与吸附量间的关系；临界胶束浓度前后物理量发生变化的原因及其在测定中的意义；朗格缪尔吸附等温式和单分子层吸附；乌氏和奥式黏度计的结构和使用方法，影响黏度的主要因素；各种因素对溶胶性质的影响及其原因，电泳仪的使用；冰点降低值与渗透压的关系和制剂渗透压在临床上的意义；药物的解离度和溶解度在药学中的意义；分配系数在药物研究中的意义。

了解：减小温度波动的手段；真空系统的操作规程；恒压热和恒容热的差别及其相互关系；热分析图谱峰、谷的意义；阿贝折光仪的结构和使用方法；过冷现象及其消除的方法；温度对电动势影响的原因及其在热力学中的意义；物理法测定量与即时浓度的关系；两个反应物的初浓度相同的原因；气泡生成过快对测定准确性的影响；胶束的原理和应用；影响比表面测定的因素；大分子平均分子量和特性黏度的关系；憎液溶胶相对稳定的原因和如何破坏溶胶；影响沉降的因素及粒度分布在药学中的意义。

参考实验项目：

温度控制原理和恒温槽的使用方法及评价；液体饱和蒸气压的测定；熔解热的测定；中和热的测定；燃烧热的测定；差热分析；环己烷－乙醇二元溶液沸点组成图的绘制；苯－乙醇二元溶液沸点组成图的绘制；萘－二苯胺二元低共熔相图的绘制；锡－铅二元低共熔金属相图；冰点下降法测定氯化钠注射液渗透压；凝固点降低法测定分子量；电导法测定磺胺解离常数和难溶盐的溶解度；电导法测定弱电解质的电离常数；电导法测定氯化银的溶度积；盐酸苯胺水解常数和分配系数的测定；电位法测定化学反应的平衡常数和其他热力学函数；硫酸链霉素水解速率常数的测定（一级反应）；蔗糖转化；过氧化氢分解动力学；金霉素水溶液的稳定性及有效期预测；乙酸乙酯皂化速率常数的测定（二级反应）；氯苄与碘离子的交换反应；最大泡压法测定溶液的表面张力；吊板或吊环法测定溶液的表面张力；电导法测定临界胶束浓度；次甲基蓝吸附法测定颗粒活性炭比表面积；黏度法测定右旋糖苷的

平均分子量；大分子溶液的流变学；黏度法测定高聚物的分子量；溶胶的制备及性质；粒度分布；萘-对硝基氯苯二元低共熔相图的绘制；电动势法测溶液的 pH 值和难溶盐的 Ksp；溶胶的制备及性质及电泳；甲苯-乙醇-水三组分体系相图的绘制；变温法测蔗糖水解的活化能；固体自溶液中的吸附。

5. 人体解剖生理学实验

学分学时：建议最低学分 1，最低学时 32。

基本要求：

掌握：人体主要器官的位置、形态及其结构（心脏、肺、肝、肾、脑、脊髓、膀胱、胸腺、脾、胰、甲状腺、卵巢、睾丸）；实验动物的捉拿、处死及基本给药方法；基本实验操作技术和张力、压力换能器、刺激器、记录仪器、显微镜、心电图机等实验仪器与手术器械的使用方法；人体血压、呼吸、心电图记录方法及血型鉴定；实验动物麻醉、手术、气管插管、动脉插管、膀胱插管方法；蟾蜍中枢破坏、坐骨神经腓肠肌标本、离体心脏标本的制备；红细胞渗透脆性及影响血液凝固因素的测试。

熟悉：实验动物解剖及主要脏器辨认；基本组织及血细胞形态观察；微循环的观察；反射弧的组成及破坏方法；离体腹直肌标本的制备；离体肠管标本的制备。

了解：相关实验器材的组装和调试方法；任氏液、台氏液及各种测试样品的配制；麻醉剂的配制。

参考实验项目：

运动系统、循环系统、消化系统、呼吸系统、神经系统、泌尿系统、生殖系统、内分泌系统解剖；基本组织及血细胞形态观察；组织兴奋性的观察；反射弧分析；血-脑屏障观察；心电描记；红细胞渗透脆性观察；血型鉴定；影响血液凝固的因素；动脉血压测定；脑内乙酰胆碱的测定；化学物质对离体心脏和肠管的影响；蟾蜍肠系膜微循环观察；刺激植物神经对呼吸和心、血管活动的影响；蟾蜍心脏起搏点观察；家兔尿生成影响因素；家兔呼吸运动的调节。

6. 生物化学实验

学分学时：建议最低学分 1，最低学时 32。

基本要求：

掌握：常用氨基酸与蛋白质定性及定量检测方法、适用条件及基本原理；蛋白质电泳的操作技术与基本原理；柱色谱方法分离生物大分子的基本原则以及常用方法；核酸提取的基本原理、方法以及核酸含量测定的方法与技术；酶学性质检测实验的基本方法与操作；酶活力测定的基本原理、方法与实验技能；蛋白质或多肽类药物制备的基本思路和测定基本原理。

熟悉：根据具体目的及要求选择合适的蛋白质电泳方法；根据样品的性质及目的选择合适的柱色谱方法；常用的核酸定性定量分析方法；特定酶的酶学性质研究的基本实验原理；某种蛋白质或多肽类药物制备的操作技术以及如何根据待分离样品的具体特点选择可能的纯化路线。

了解：蛋白质电泳中常用凝胶的类型和特性；柱色谱中常用填料的性质及其特点；多糖制备和活性测定方法。

参考实验项目：

茚三酮反应检测蛋白质与氨基酸；双缩脲反应检测蛋白质；Folin – 酚试剂法检测蛋白质；紫外吸收法检测蛋白质；微量凯氏定氮法测定蛋白含量；考马斯亮蓝染料结合比色法；聚丙烯酰胺凝胶圆盘电泳；SDS – 聚丙烯酰胺凝胶电泳；等电点聚焦电泳；葡聚糖凝胶色谱；凝胶色谱法测定蛋白质分子量；离子交换色谱法分离混合氨基酸；利用蛋白 A 亲和色谱填料纯化 IgG；动物组织中 DNA 或 RNA 的提取；植物组织中 DNA 或 RNA 的提取；大肠杆菌中 DNA 或 RNA 的提取；紫外吸收法测定核酸的含量；DNA 琼脂糖凝胶电泳及检测；酶的特异性实验；温度对酶活性的影响；pH 对酶活性的影响；激动剂和抑制剂对酶活性的影响；蔗糖酶 Km 值测定；碱性磷酸酶 Km 值测定；碱性蛋白酶活性测定；蔗糖酶活性测定；溶菌酶活性测定；枯草杆菌蛋白酶活性测定；转氨作用；酮体的生成；细胞色素 C 的制备及测定；透明质酸酶的制备；溶菌酶的制备；羧肽酶 Y 的分离；银耳多糖的制备及测定；微量酶联免疫法测定胰岛素。

7. 微生物学与免疫学实验

学分学时：建议最低学分0.5，最低学时16。

基本要求：

掌握：无菌操作技术；细菌染色方法；显微镜的使用和保养方法；真菌的形态观察；培养基的配制方法；微生物接种技术；环境中微生物分布的测定方法；获得微生物纯培养的分离纯化技术；物理化学因素抑制或杀灭微生物的实验技术；药物抗菌活性测定和抗生素效价测定方法；细菌鉴定的常用实验方法；药品中微生物的检测技术。

熟悉：高压灭菌器的使用方法和注意事项；紫外线消毒技术的特点；细

菌的荚膜、芽孢和鞭毛等特殊结构的形态特征；细菌、放线菌、酵母菌和霉菌等微生物菌落特征。

了解：微生物在空气、人体表面和口腔中的分布规律；体外免疫凝集反应的实验方法和临床意义；常见病原菌的形态特征。

参考实验项目：

细菌单染色法；革兰染色法；芽孢染色法；常见病原菌的形态观察；放线菌的形态观察；酵母菌的形态观察；霉菌的形态观察；牛肉膏蛋白胨培养基的制备；高氏一号合成培养基的制备；沙氏培养基的制备；细菌的生理生化反应培养基的制备；高压灭菌实验；紫外线消毒实验；环境微生物的分布规律、特性及环境条件对微生物生命活动的影响；空气中微生物检查；人体表面及口腔中细菌检查；微生物接种技术；细菌、放线菌、酵母菌和霉菌的菌落特征观察；细菌的生理生化反应；平板划线分离法；稀释平板菌落计数法；土壤中放线菌的分离与纯化；药物的体外抗菌活性测定；抗生素微生物检定法；药物的微生物限度检查；药物的无菌检查；体外免疫凝集反应。

8. 药物化学实验

学分学时：建议最低学分1.5，最低学时48。

基本要求：

掌握：酯类药物的制备原理及两种以上酯的制备方法；成盐反应在化学药物制备中的应用、原理及其各种影响因素；各类单元反应在化学药物制备中的应用及原理；酸碱度、反应温度和含水量等反应条件对产品纯度的影响；化学药物多步骤合成的实验方案设计；化学药物的纯化原理与实验方法。

熟悉：在化学药物制备中常用的卤化反应、氧化反应、还原反应、硝化反应、烃化反应、酰化反应、水解反应、环合反应的原理；化学药物中间体质量控制的意义与实验方法；化学药物成品质量控制的意义与实验方法。

了解：化学药物合成工艺路线的设计和制备方法的选择。

参考实验项目：

盐酸普鲁卡因的制备；苯佐卡因的制备；扑炎痛的制备；苯妥英锌的制备；阿司匹林的制备；贝诺酯的制备；吲哚美辛的制备；磺胺醋酰钠的制备；尼群地平的制备；苯佐卡因合成路线的比较。

9. 药剂学实验

学分学时：建议最低学分1.5，最低学时48。

基本要求：

掌握：混悬型液体制剂的制备方法；乳剂的制备方法；注射剂的制备工艺过程和操作要点，注射剂质量控制标准和检查方法，考察影响不稳定药物注射剂稳定性因素的一般实验方法；湿法制粒压片的制备工艺过程、操作要点及其片剂质量检查方法；缓释片剂的制备及其释放度测定方法；不同类型软膏基质及含药软膏剂的制备方法，软膏中药物释放度测定方法；热熔法制备栓剂的工艺和操作要点；微囊的制备方法；脂质体的制备及药物包封率测定方法；药物体外经皮透过实验方法。

熟悉：制备稳定性良好的混悬剂的方法；沉降容积比的测定方法；乳剂类型的鉴别方法；不同乳化剂和乳化方法对乳剂粒径大小的影响；单冲压片机的使用方法；片剂常用的辅料及其用法；不同基质对软膏剂中药物释放的影响；不同类型栓剂基质的选用方法；脂质体的形成原理及影响药物包封率的因素；药物经皮透过实验中数据处理方法。

了解：液体制剂常用附加剂及其用法；注射剂灌装量的调节要求；片剂常用辅料的流动性、压缩成形性和充填性；粉末直接压片的处方设计；脂质体制备的"主动载药"和"被动载药"方法；经皮透过实验用离体动物皮肤的处理方法。

参考实验项目：

溶液剂的制备（薄荷水、复方碘溶液、甲酚皂溶液等）；混悬剂的制备及其稳定剂的选择方法（氧化锌混悬剂、复方硫磺洗剂等）；乳剂的制备与评价（鱼肝油乳、液体石蜡乳等）；注射剂的制备及质量检查（5%维生素C注射液、2%盐酸普鲁卡因注射液、5%葡萄糖注射液，5%维生素C注射液的稳定性影响因素的考察）；片剂的制备及影响片剂质量因素的考察（维生素C片、阿司匹林片、扑热息痛片）；茶碱缓释制剂（溶蚀性骨架片、亲水凝胶骨架片）的制备及释放度测定；软膏剂的制备及不同基质对药物释放的影响（O/W乳剂型基质、W/O乳剂基质、羧甲基纤维素钠基质、卡波普凝胶基质的制备，不同基质双氯酚酸钾软膏剂的制备及其释放度测定）；栓剂的置换价测定及其制备（阿司匹林栓、甘油栓、洗必泰栓、聚维酮碘栓）；微囊的制备（单凝聚法制备液体石蜡微囊、复凝聚法制备鱼肝油或液体石蜡微囊、吲哚美辛微囊的制备）；含药（盐酸小檗碱）脂质体的制备及包封率的测定；药物（双氯芬酸钾）体外经皮透过实验；药物（磺胺嘧啶）小肠吸收实验。

10. 药理学实验

学分学时：建议最低学分1.5，最低学时48。

基本要求：

掌握：实验设计的基本原则；实验动物的选择、随机分组和编号标记方法；小鼠、大鼠和家兔的捉持及固定方法；小鼠、大鼠和家兔的给药、麻醉及处死方法；给药量的计算方法；实验数据的分析处理及常用统计学方法；测定药物 LD_{50} 的方法；抗惊厥药物的实验方法；离体肠管平滑肌的实验方法；有机磷中毒解救及血清胆碱酯酶活性的测定方法；抗炎药物实验方法（大鼠足肿胀或小鼠耳肿胀法）；利尿药物实验方法（膀胱插管法）；离体心脏的实验方法。

熟悉：生物信号采集处理系统的使用方法；实验动物血液、尿液的采集方法；离体肠管标本的制备方法；豚鼠离体心脏标本的制备方法；离体实验常用营养液的种类及选用。

了解：实验动物的分类；小鼠、大鼠和家兔性别的判定方法；PGE_2 等炎症介质的测定方法；尿中钠、氯离子含量的测定方法；离体心脏的必备条件；所用药物诱导动物模型的机理。

参考实验项目：

药理学实验基础知识及动物实验的基本操作技术；不同给药途径对药物作用的影响；不同剂型对药物作用的影响；强心苷对离体心脏的作用；敌百虫的 LD_{50} 测定；戊巴比妥钠抗中枢兴奋药所致惊厥的作用；苯巴比妥钠、苯妥英钠对尼可刹米致惊厥作用的影响；氢化可的松对角叉菜胶（或蛋清）致大鼠足肿胀的影响；氢化可的松对二甲苯所致小鼠耳廓肿胀的作用；传出神经系统药物对豚鼠离体肠管平滑肌的影响；传出神经系统药物对家兔血压的影响及机制分析；苯海拉明对组胺的竞争性拮抗作用及 pA_2 值测定；子宫兴奋药对离体子宫平滑肌的作用；药物对离体豚鼠心脏冠脉流量的影响；家兔有机磷中毒与解救；呋塞米对麻醉家兔尿量及尿中钠、氯离子含量的影响；乙酰水杨酸和吗啡镇痛作用的比较（热板法）；乙酰水杨酸的镇痛作用（扭体法）；药物对 ADP 致家兔血小板聚集的抑制作用；药物对大鼠血小板聚集的抑制作用。

11. 药物分析实验

学分学时：建议最低学分 1.5，最低学时 48。

基本要求：

掌握：药物鉴别实验的常用方法与操作要点；药物中一般杂质检查的基本方法与操作要点及其注意事项；药物中特殊杂质检查的常用方法与基本操

作；药物滴定分析的常用方法及其基本操作与结果分析；药物光谱分析法的基本操作与结果分析；药物色谱分析法的基本操作与结果分析；药物制剂中多组分定量分析的一般方法与基本操作。

熟悉：药物定量分析方法建立与验证的基本效能指标及其评价方法和要求；各类药物分析项目的样品前处理的一般方法。

了解：药物质量标准制订的基本思路与方法评价；体内药物分析的基本理论及样品前处理方法。

参考实验项目：

苯巴比妥的化学鉴别试验；对乙酰氨基酚的重氮化－偶合鉴别试验；盐酸普萘洛尔的光谱鉴别试验；葡萄糖的一般杂质检查；HPLC 检查阿司匹林中的游离水杨酸；HPLC 检查醋酸泼尼松中的有关物质；分光光度法检查盐酸普萘洛尔中的游离萘酚；薄层色谱法检查苯丙氨酸中的其他氨基酸；旋光法检查硫酸阿托品中的莨菪碱；碘量法测定维生素 C 含量；非水滴定法（电位滴定法）测定盐酸普萘洛尔含量；亚硝酸钠滴定法（永停滴定法）测定盐酸普鲁卡因含量；对乙酰氨基酚片含量紫外分光光度测定法及方法验证；HPLC 测定维生素 AD 软胶丸中维生素 A 含量；气相色谱法测定维生素 E 片含量；气相色谱法测定冰片含量；HPLC 测定异烟肼含量；HPLC 测定盐酸苯海拉明含量；HPLC 测定尼莫地平片含量；HPLC 测定醋酸地塞米松片含量；HPLC 测定左炔诺孕酮炔雌醚片含量；HPLC 测定法的色谱条件优化与系统适用性评价；复方乙酰水杨酸片的含量测定；氧瓶燃烧－间接碘量法测定碘苯酯含量；氧瓶燃烧－汞量法测定氯美扎酮片（芬那露片）含量；凯氏定氮法测定扑米酮含量；凯氏定氮法测定干酵母片含量；HPLC 测定双黄连口服液含量；六味地黄丸中成药的质量检验。

12. 天然药物化学实验

学分学时：建议最低学分 1，最低学时 32。

基本要求：

掌握：天然药物化学成分提取、分离、鉴定实验的一般性操作方法与要点，并能针对化合物的结构和性质，进行实验方法的选择和设计。生物碱类、黄酮类、蒽醌类等化合物提取分离的基本原理、方法及理化鉴别。

熟悉：天然药物化学成分的水解、衍生物制备等；制备衍生物的常用试剂和基本操作；苷类化合物的酸水解方法；纸色谱和化学反应鉴别糖的原理和基本操作。

了解：天然药物化学成分结构鉴定的常用方法；天然药物中各类成分的预试验常用方法。

参考实验项目：

一叶萩碱的提取、分离和鉴定；氧化苦参碱的提取、分离与鉴定；汉防己中汉防己甲素、乙素的提取；洋金花中生物碱的提取、分离和鉴定；碱酸法提取芦丁；金银花苷的提取、分离与鉴定；补骨脂黄酮体的提取、分离和鉴定；大黄中大黄素的提取、分离和鉴定；前胡中香豆素类化合物的提取分离和鉴定。在课时设置允许的条件下可考虑其他类化合物的提取分离与鉴定实验。如柴胡皂苷的提取、分离、鉴定；甘草中甘草次酸的提取分离与鉴定；穿心莲内酯的提取、分离、鉴定等。

13．生药学实验

学分学时：建议最低学分1，最低学时32。

基本要求：

掌握：植物细胞、细胞后含物、各类组织、器官的显微结构观测和简图的绘制技术；生药粉末临时装片及生药徒手切片法；根、根茎、茎、皮、叶、花、果实、种子、全草等各类生药的性状观察和描述方法；根（初生、次生、三生构造）、根茎（次生构造）、茎（木质茎、草质茎的次生构造）、皮、叶（表皮保护组织气孔、毛茸）、花、果实、种子、全草等各类生药永久切片的组织构造观察、粉末的显微特征观察、简图绘制和描述方法；生药中生物碱类、黄酮类、皂苷类、强心苷类、挥发油类成分的理化鉴别方法；生药粉末微量升华法及生药粉末显微化学鉴别法；根、根茎、茎、皮、叶、花、果实、种子、全草等各类生药的性状、显微及理化鉴定方法。

熟悉：生药有效成分或特征性成分的定性、定量分析技术；生药质量标准的主要内容及制订原则与方法。

了解：藻、菌、地衣类生药的原植物特征、性状特征和显微特征；生药的指纹图谱分析鉴定技术。

参考实验项目：

植物细胞、细胞后含物的观察和藻、菌类生药的鉴定（洋葱、马铃薯、天花粉、大黄、半夏、黄柏、海带、昆布、羊栖菜、海蒿子、茯苓、猪苓、冬虫夏草、灵芝、马勃）；植物的组织构造（洋葱根尖纵切片、薄荷茎和叶横切片、薄荷叶和洋地黄叶下表皮、松枝茎和南瓜茎纵切片、肉桂和厚朴粉末、鲜生姜的徒手切片、橙皮的横切片）；根类生药的组织构造及鉴定（细辛根、百部根、芍药根、牛膝根、人参根、甘草根、何首乌根、麦冬根横切面永久切片，人参、甘草、麦冬、黄芩、芍药、桔梗粉末）；茎和根茎类生药的组织构造及鉴定（薄荷茎、石斛茎、绵马贯众根茎、石菖蒲根茎、大黄根茎、黄连根茎、川芎根茎的横切片，大黄、黄莲、半夏、川贝、天麻粉末）；皮类生药的鉴定（厚朴、黄柏、肉桂的横切片及粉末，五加皮、秦皮的粉末）；花类、果实、种子类生药的鉴定（小茴香、马钱子的横切片，洋金花、红花、番红花、金银花、北五味子、苦杏仁粉末）；叶类、全草类生药的鉴定（草麻黄茎、薄荷叶、颠茄叶横切片，草麻黄、大青叶、洋地黄叶粉末）；生药中挥发油的提取及鉴定（白术、苍术）；生药的理化鉴别（苦参、黄芩等）；生药的定量分析（槐米、川芎等）；未知生药材粉末的鉴定；生药金银花质量标准的制订。

参 考 文 献

［1］赵修渝. 美国高等教育专业认证制对我国专业评估的启示［J］. 科技管理研究. 2007
（8）.

［2］新华汉语词典. 北京：商务印书馆. 2004：820.

［3］百度百科. 认证［EB/OL］.［2008－08－09］. http：//baike. baidu. com/view/24399.
html？wtp＝tt.

［4］美国高等教育认证制度及其对我国的启示. http：//gradschool. ustc. edu. cn/ylb/zzjb/
yjsjj/2004_ 1/content/pg1. htm.

［5］张选民. 关于高等教育认证机制的研究［J］. 教育研究. 2005（2）.

［6］OECD. Quality and Recognition in Higher Education：The Cross－border Challenge［EB/
OL］. http：//www. keepeek. com/Digital－Asset－Management/oecd/education/quality－
and－recognition－in－higher－education_ 9789264015104－en, 2004/2009－02－18.

［7］Knowles, Asa S., Ed. International Academic Standards and Accreditation［M］. San
Francisco：Jossey－Bass Publishers. 1978.

［8］Knowles, Asa S., Ed. International Academic Standards and Accreditation［M］. San
Francisco：Jossey－Bass Publishers. 1978.

［9］EI－Khawas, E.. Accreditation in the United States：Origins. Developments and Future
Prospect［EB/OL］. http：//unesdoc. unesco. org/images/0012/001292/129295e. pdf,
2001/2008－12－21.

［10］EI－Khawas, E. Accreditation in the United States：Origins. Developments and Future
Prospect［EB/OL］. http：//unesdoc. unesco. org/images/0012/001292/129295e. pdf,
2001/2008－12－29.

［11］Eaton, J. An Overview of U. S. Accreditation［EB/OL］. http：//www. chea. org/pdf/O-
verview%20of%20US%20Accreditation%2003. 2011. pdf, 2011/2011－01－16.

［12］OECD. Quality and Recognition in Higher Education：The Cross－border Challenge［EB/
OL］. http：//www. keepeek. com/Digital－Asset－Management/oecd/education/quality－
and－recognition－in－higher－education_ 9789264015104－en, 2004/2009－03－05.

［13］夏天阳. 各国高等教育评估［M］. 上海：上海科学技术文献出版社，1997.

［14］Young, K. E., Understanding Accreditation：Contemporary Perspectives on Issues and

Practices in Evaluating Educational Quality［M］，San Francisco：Jossey – Bass Publishers. 1983：26.

［15］ 范爱华. 关于我国高校专业认证的研究综述［J］. 职业教育研究，2008（1）.

［16］ 富学新　杨文轩. 美、英、俄、德高校学科专业设置对我国体育学科体系建设的启示［EB/OL］. http：//www. qiqi8. cn/article/81/84/2009/2009061069688. html，2009，6，10.

［17］ 张又. 美国高等教育专业认证的出现及其背景［J］. 药学教育，2005（1）.

［18］ 王建成. 美国高等教育认证制度研究［M］. 教育科学出版社，2007.

［19］ Council for Higher Education Accreditation. The Condition of Accreditation U. S. Accreditation in 2007［EB/OL］. http：//www. chea. org/pdf/Condition_ of_ accred. pdf，2008/ 2008 – 09 – 14.

［20］ 洪成文. 美国高等教育认证理事会：认可目标、标准和程序［J］. 比较教育研究，2002（9）.

［21］ Eaton，J. An Overview of U. S. Accreditation［EB/OL］. http：//www. chea. org/pdf/Overview%20of%20US%20Accreditation%2003. 2011. pdf，2011/2011 – 01 – 16.

［22］ King's College London，The MPharm Programme［EB/OL］. http：//www. kcl. ac. uk/ schools/biohealth/depts/pharmacy/ug/mpprog. html，2009 – 08 – 07/ 2009 – 09 – 25.

［23］ 邵宏. 美国临床药师培养模式初探［J］. 中国新药杂志，2008，（1）.

［24］ Accreditation Council for Pharmacy Education. Accreditation standards and Guidelines for the Professional Program in Pharmacy Leading to the Doctor of Pharmacy Degree［EB/OL］. https：//www. acpe – accredit. org/pdf/ACPE_ Revised_ PharmD_ Standards_ Adopted_ Jan152006. pdf，2006/2008 – 05 – 17.

［25］ 谢晓慧，史录文，陈欣. 美国药学博士培养标准和指南及其启示［J］. 中国药事，2007（2）.

［26］ Cynthia L. Raehl，AACP Pharmacy Education Assessment Services：Outcomes，Assessment，Accountability，American Journal of Pharmacy Education［J］ Am J Pharm Educ. 2008，72（1）：13.

［27］ 王一兵. 高等教育质量保证机制：国外趋势和中国面临的战略选择［J］. 高等教育究，2001（1）.

［28］ 吴跃. 教育评估中介机构是高等教育质量保障体系的重要依托［J］. 辽宁教育研究，2004（2）.

［29］ 金东海，王爱兰，幕彦瑾. 论我国高等教育评估组织的发展对策［J］. 高等理科教育，2004（6）.

［30］ 庞挺. 中国药学人才需求现状分析［J］. 沈阳药科大学博士论文.

［31］ 国家药品监督管理局. 国家执业药师资格制度 2001 年 – 2005 年工作规划［EB/

OL］．http：//www．sda．gov．cn/webportal，2004 – 08 – 09.

［32］我国执业药师队伍发展战略线路图［R］．中国医药报，2009 – 4 – 13（A08）.

［33］徐晓媛，吴晓明．关于开展药学专业认证的思考［J］．南京大学学报高教研究与探索，2008（4）.

［34］赵居礼．澳大利亚教育体系概述［J］．荆门职业技术学院学报，2008（4）.

［35］朱旭．澳大利亚高等教育质量保证体系述议［J］．理工高教研究，2005（1）.

［36］http：//www．wei．moe．edu．cn/article．asp？articleid = 2094．2009 – 8 – 8.

［37］邵彩玲．澳大利亚新旧高等教育评估体系的比较［J］．高校教育管理，2008（4）.

［38］郑晓齐，亚太地区高等教育质量保障体系研究［M］．北京：北京航空航天大学出版社，2007.

［39］［41］［42］Jennifer L．Marriott．Pharmacy Education in the Context of Australian Practice，Am J Pharm Educ．2008 December 15；72（6）：131．http：//www．pubmedcentral．nih．gov/articlerender．fcgi？artid = 2661177？.

［40］裴丽昆，刘朝杰，DavidLegge．全民医疗保障制度的挑战［M］．北京：人民卫生出版社，2009.

［43］New Zealand and Australian Pharmacy Schools Accreditation Committee，Accreditation of Pharmacy Degree Course in Australia and New Zealand Guidelines and Procedures for Accreditation［EB/OL］，http：//www．copra．org．au，2005 – 12/2007 – 7 – 28.

［44］［47］徐国兴，日本高等教育评价制度研究［M］．合肥：安徽教育出版社，2007.

［45］徐国兴．日本高等教育外部评价制度的多视角解读［J］．中国高等教育．2008（9）.

［46］郑晓奇．亚太地区高等教育质量保障体系研究［M］．北京：北京航空航天大学出版社，2007.

［48］［59］［60］庞挺，吴春福．日本药学人才培养研究［J］．药学教育，2008（1）.

［49］林以宁，瞿融，马世平．日本药学教育改革现状［J］．中国高等医学教育，2009（1）.

［50］薬学部、薬科大学、薬学教育 6 年制，薬学部の進路/就職状况．［EB/OL］．http：//yakugaku．seesaa．net/article/32983135．html，2007 – 02 – 06/2008 – 03 – 29.

［51］薬学部、薬科大学、薬学教育 6 年制，薬剤師国家試験合格率［EB/OL］．http：//yakugaku．seesaa．net/article/38184433．html，2007 – 04 – 08/2008 – 03 – 29.

［52］刘杨，李欣．日本药学教育改革现状及对我们的启示［J］．日本医学介绍，2007，28（10）.

［53］药学教育 6 年制［EB/OL］．［2004 – 12 – 14］http：//www．zkai．co．jp/z – style/eyez/0412_ 3a．asp.

［54］张裙玮，叶桦．日本高等药学教育改革简介及思考［J］．中国药师，2007，10（3）.

［55］井上圭三．第三者评价的意义和今后的课题［J］．药学杂志，2007，127（6）.

［56］井上圭三. 評価機構の発足にあたり［EB/OL］. ［2006 – 12 – 10］http：//www. jabpe. or. jp/about/message. html.

［57］薬事日報（药事日报），薬学教育の "質" 評価へ - 大学人会議が基準案策定（大学人会议为药学教育质量评价制定标准）. ［EB/OL］，http：//www. yakuji. co. jp/entry2415. html? ym070306，2007 – 03 – 05/2008 – 01 – 02.

［58］薬学教育（6 年制）第三者評価 評価基準（平成 19 年度版）. 第三方评价 评价基准（2007 年版）［EB/OL］. http：//www. pharm. or. jp/kyoiku/pdf/dai3_ 0712hyokakijun. pdf，2007 – 12/2009 – 04 – 15.

［61］新浪网新闻中心，2008 年中国 GDP 增长 9%，［EB/OL］. http：//news. sina. com. cn/o/2009 – 01 – 23/045715076901s. shtml，2009 – 01 – 23/2009 – 02 – 09.

［62］新浪财经中心，2009 年中国 GDP 增速保 8 争 9，［EB/OL］. http：//finance. sina. com. cn/g/20081120/11405531431. shtml 2008 – 11 – 20/2008 – 12 – 15.

［63］中国临床药学网［EB/OL］. http：//www. srrsh. com/pharm/infoview. asp? id = 917.

［64］中国人民共和国教育部国际合作与交流司. 国外高等教育调研报告［M］. 首都师范大学出版社，2001.

［65］［73］彭司勋. 中国药学年鉴［M］. 上海：第二军医大学出版社，2007.

［66］吴晓明. 探索药学人才培养模式培养新世纪药学人才［J］. 2004（1）.

［67］张鸣皋，夏霖，郑梁元. 高等药学教育模式［M］. 北京：中国医药科技出版社，1992.

［68］徐晓媛. 以理科基地为龙头，培养基础药学研究型人才［J］. 南京大学学报哲学社科版《高教研究与探索》2005（4）.

［69］郭敏杰，闫爱春，刘俊义. 药学专业六年制学 – 硕连读培养模式探索［J］. 药学教育. 2005（1）.

［70］吴晓明. "新世纪高等教育教学改革工程" 医药类教学改革研究与实践系列报告［M］. 北京：高等教育出版社，2006.

［71］魏德模，胡明，蒲剑. 我国高等药学教育发展存在问题及对策研究［J］. 药学教育 2002，（4）.

［72］徐晓媛，吴晓明. 中国高等药学教育发展史［J］. 南京大学学报哲学社科版《高教研究与探索》2005（4）.

［74］吴晓明. "新世纪高等教育教学改革工程" 医药类教学改革研究与实践系列报告［M］. 北京：高等教育出版社，2006.

［75］Accreditation Council for Pharmacy Education，Accreditation standards and Guidelines for the Professional Program in Pharmacy Leading to the Doctor of Pharmacy Degree［EB/OL］，https：//www. acpe – accredit. org/pdf/S2007Guidelines2. 0 _ ChangesIdentifiedInRed. pdf，2011 – 01 – 23/2011 – 03 – 12.

［76］ 林以宁，瞿融，马世平. 日本药学教育改革现状［J］. 中国高等医学教育，2009（1）.

［77］ 李化树. 中国高等教育评估制度及其发展趋势［J］. 中国高等教育评估，1995（2）.

［78］ 张晓琴. 英、美、荷高等教育专业认证模式比较与借鉴［J］. 广州大学学报（社会科学版），2007（6）.

［79］［83］ 陶西平. 教育评价辞典［M］. 北京：北京师范大学出版社，1998.

［80］ 王建成. 美国高等教育认证制度研究［M］. 北京：教育科学出版社，2007.

［81］ 廖明宏，童志祥. 以专业认证促进教育质量的提高［J］. Computer Education，2008，（13）.

［82］ 续建钺编译. 简明国际教育百科全书 教育测量与评价［M］. 北京：教育科学出版社，1992.

［84］ 裴丽昆. 全民医疗保障制度的挑战—澳大利亚卫生体制的启示［M］. 北京：人民卫生出版社，2009.

［85］ 胡晋红. 美国的高等药学教育［J］. 中国药房，1998（3）.

［86］ Michael Hal Sosabowski，21 st Century Issues in Pharmacy Education in the United Kingdom，［J］，American Journal of Pharmaceutical Education，2003；67（4）：Article122.

［87］［89］ Jean Nappi，E dward H. O'Neil，关于药学教育课程设置的现阶段和理想设置着重点的调研［J］. 药学教育. 2001（3）.

［89］ 施军，叶德泳. 中美高等药学教育的比较研究［J］，药学教育，2002（2）.

［90］ 蒯强. 法国高等药学教育概况［J］，国外医学（医学教育分册），2002（4）.

［91］［92］ JosephT. DiPiro，Is the Quality of Pharmacy Education Keeping up with Pharmacy SchoolExpansion，［J］，American Journal of Pharmaceutical Education，2003；67（1）：Article：48.

［93］ 董秀华. 专业市场准入与高校专业认证制度研究［M］. 上海：上海世纪出版集团，2007.

［94］ 首次全国学位教育工作会议专稿［R］. 学位与研究生教育，2002.

［95］ Liaison Committee on Medical Education，Overview：Accreditation and the LCME［EB/OL］，http：//www. lcme. org/overview. htm，2009 – 04 – 15.

［96］ HeidiM. Anderson，A Review of Education Assessment，［J］，American Journal of Pharmaceutical Education，2005；Vol 69.

［97］ 振芳. 大学教学评价的价值反思［M］. 青岛：中国海洋大学出版社，2006.

［98］ 杨世民. 我国实施执业药师资格制度的现状及其立法研究［J］. 药学服务与研究，2008（6）.

［99］ 吴瑞华. 国内外执业药师制度比较研究［J］. 国际医药卫生导报，2005（7）.

［100］ 田侃. 中外执业药师注册制度比较研究［J］. 中国药师，2003（4）.

［101］ 于明会. 执业药师制度缺陷对我国药学教育的影响［J］. 药学教育，2006（2）.

［102］ 蒋君好. 医疗机构执业药师制度现状与对策［J］. 中国药师，2007（7）.